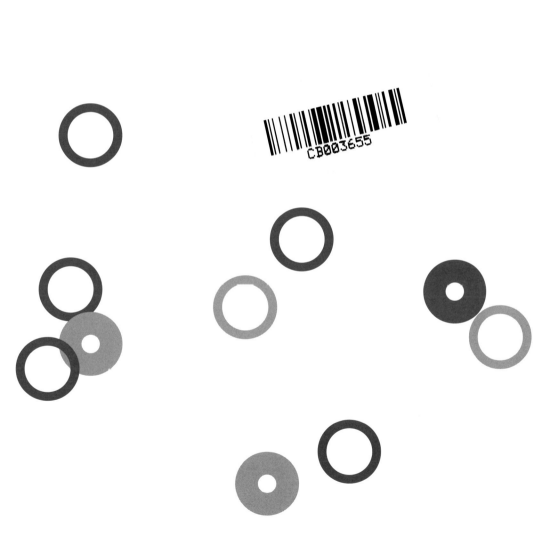

© 2018 Buzz Editora

Publisher ANDERSON CAVALCANTE
Editora SIMONE PAULINO
Assistente editorial SHEYLA SMANIOTO
Projeto gráfico ESTÚDIO GRIFO
Assistentes de design LAIS IKOMA, STEPHANIE Y. SHU
Revisão MARCELO LAIER, JORGE RIBEIRO
Tradução ELISA NAZARIAN

---

Dados Internacionais de Catalogação na Publicação (CIP)
(Câmara Brasileira do Livro, SP, Brasil)

O' Bryan, Tom
*Como tratar doenças autoimunes* / Tom O'Bryan
Tradução: Elisa Nazarian
São Paulo: Buzz Editora, 2018
328 pp.

ISBN 978-85-93156-37-3

1. Doenças autoimunes  2. Doenças autoimunes – Tratamento  3. Doenças crônicas  4. Sistema imunológico  I. Título.

17-10820                                    CDD-616.978

---

Índices para catálogo sistemático:
1. Doenças autoimunes: Medicina 616.978

Todos os direitos reservados à:
Buzz Editora Ltda.
Av. Paulista, 726 – mezanino
CEP: 01310-100 São Paulo, SP

[55 11] 4171 2317
[55 11] 4171 2318
contato@buzzeditora.com.br
www.buzzeditora.com.br

# como tratar doenças autoimunes

Entenda as causas, seus sintomas e tome as decisões adequadas

tom o'bryan

*Para Kelly, Jason e Mia*
*Amo vocês de onde quer que seja.*

11 Prefácio
14 Agradecimentos
16 Introdução

# parte um
# o problema

**33    01**
**O espectro da autoimunidade**

**69    02**
**Responsáveis e causas**
Genética, exposição e
permeabilidade intestinal

**107   03**
**A necessidade absoluta de um
microbioma saudável**

**139   04**
**A determinação do seu lugar
no espectro autoimune**

**163   05**
**A ciência da autoimunidade previsível**

# parte dois
# o tratamento

**197** **06**
**O protocolo de transição**
O que você pode esperar

**215** **07**
**Fase de transição 1**
1–3 semanas

**261** **08**
**Amparando a sua transição**

**297** **09**
**Fase de transição 2**
4–6 semanas

**313** **10**
**Da 7ª semana em diante**
Uma vida com mais saúde

Caro(a) leitor(a)

Primeiramente, quero parabenizá-lo(a) pela aquisição deste livro. Sem dúvida, trata-se de um grande investimento, se considerarmos que você agora tem em mãos uma série de informações extremamente valiosas, capazes de promover um amplo conhecimento sobre prevenção e tratamento de uma das doenças que registra os maiores índices de crescimento nas últimas décadas. Entender o mecanismo de evolução das doenças autoimunes, possibilitando tomar as decisões necessárias para o seu tratamento, é uma oportunidade única para você e seus familiares. E caso você seja um profissional de saúde, o mesmo vale para seus pacientes.

Várias causas – abordadas nas páginas a seguir – revelam os motivos que tornam as doenças autoimunes cada vez mais comuns na sociedade moderna. Infelizmente, a maioria delas ainda é desconhecida por grande parte dos médicos, sendo geralmente tratada com intervenções terapêuticas que resultam em controle dos sintomas, sem, no entanto, abordar e eliminar as causas que as originou.

Autor desta obra, o dr. Tom O'Bryan, em sua terceira visita ao Brasil, retorna ao país com intuito de disseminar essas informações. Todos nós que temos o privilégio de conhecê-lo pessoalmente, e de acompanhar o sucesso e a contribuição de seu trabalho na área da saúde, demonstramos nossa gratidão e entusiasmo por sua capacidade de transmitir conhecimentos tão complexos de forma didática e objetiva.

O fato de conhecê-lo há muitos anos me permite admirar o nível de capacitação médica demonstrado em cada curso ministrado. No caso deste livro, isso não foi diferente. Nele, constam os dados mais atuais relacionados à autoimunidade, assim como orientações práticas sobre como evitar a obesidade, o cansaço e, com isso, um provável diagnóstico dessa doença.

Tão relevante quanto as informações aqui disponíveis é a forma como o dr. O'Bryan elucida os fatos envolvidos nessa questão, agradando tanto o profissional de saúde, ávido por compreender todos os aspectos que correspondem a esse grupo de doenças, quanto o leigo interessado em prevenir ou tratar as doenças autoimunes da melhor forma possível.

Espero que você aproveite cada conhecimento aqui disponível. Afinal, nada melhor do que se manter jovem, e por mais tempo possível! Boa leitura!

**LAIR RIBEIRO**
Cardiologista / Nutrólogo

# prefácio

Nos Estados Unidos, o número de pessoas com problemas crônicos de saúde cresce rapidamente. A previsão é de que, por volta de 2030, quase metade de toda sua população seja diagnosticada com algum tipo de doença crônica. Isto tem muitas implicações. Em primeiro lugar, significa que uma quantidade maior de pessoas vem adoecendo mais jovem; em segundo lugar, estima-se que no ano de 2044 o custo dos sistemas públicos de saúde americanos, Medicare e Medicaid, para o tratamento desses problemas crônicos, seja maior do que todos os impostos recebidos pelo governo. E o que é pior, os problemas crônicos mais comuns estão agrupados como doenças autoimunes nas quais o corpo, num esforço para se proteger, ataca a si mesmo.

De que maneira nós, enquanto comunidade, lidaremos com isso? A resposta é que a saúde não acontece no consultório médico. A saúde acontece onde vivemos, nas cozinhas em que cozinhamos e onde comemos. Acredito firmemente que o garfo seja a nossa ferramenta mais poderosa para a transformação da nossa saúde e sei que meu amigo e colega, dr. Tom O'Bryan, concorda com isso.

Hoje, sabemos que a maioria dos alimentos que aprendemos a gostar ao longo da vida, e muitos de nós continuamos ingerindo diariamente, está, na verdade, deixando-nos doentes. Esses alimentos incluem produtos derivados do trigo, bem como açúcar, laticínios e gorduras processadas comercialmente. Uma vez que você consiga se conscientizar disso, mudará sua relação com os alimentos que ingere e se sentirá melhor. É isso que este livro ensina.

A comunidade médica tradicional é, em parte, responsável pelos problemas de saúde que milhões de nós enfrentamos. Quando sugerimos que a resposta para a luta contra a obesidade fosse uma dieta com baixo teor de gordura, dissemos a nossos pacientes que comessem massas e pães com farinhas integrais e margarina. Contudo, com o passar dos anos, descobrimos que nossa orientação estava na verdade errada, porque aconteceu exatamente o oposto. A dieta com baixo teor de gordura não era a cura para a epidemia de obesidade, e sim a sua causa fundamental. Chamo o resultado de *diabesidade*.

Agora, sabemos que ingerir alimentos com alto teor de gorduras corretas deixa a pessoa mais magra. O açúcar engorda. E os produtos à base de farinha, que o corpo transforma em açúcar, são alguns dos principais desencadeadores da epidemia de diabesidade.

A maneira como processamos a farinha, e como ela é cultivada, produz trigo com um conteúdo muito maior de amido, em comparação com o que comiam nossos antepassados. O pão de trigo integral comum tem mais teor de açúcar do que o próprio açúcar. Se você comer duas fatias de pão de trigo integral, elevará mais a taxa de açúcar no seu sangue do que se comer uma barra de chocolate. Neste livro, você aprenderá que este aumento na taxa de açúcar no sangue, além de levar à obesidade, criará o assassino silencioso da inflamação, base da maioria das doenças crônicas que os médicos tratam diariamente.

Então, se você pensa: "Estou comendo um pão de trigo integral, o que é uma coisa boa, é saudável", o dr. O'Bryan está aqui para esclarecer esta confusão. A maioria das empresas da indústria alimentícia está acrescentando grãos integrais a seus produtos para que pareçam saudáveis, exatamente como colocávamos *baixo teor de gordura* nas etiquetas dos alimentos dez, vinte, trinta anos atrás. O dr. Bryan ensinará a você como tirá-los da sua dieta. A verdade é que qualquer produto que contenha glúten é um problema para a maioria das pessoas.

Ao longo dos anos, atendi mais de quinze mil pacientes no UltraWellness Center, em Lenox, Massachusetts. Não existe ninguém que entre em meu consultório, nem uma única pessoa, que não passe por um teste de sensibilidade ao glúten. Qualquer um que tenha alguma doença crônica, ou algum dos seus sintomas, é considerado "culpado de glúten" até prova em contrário.

Se você for uma dentre os vários milhões de pessoas que sabem que não se sentem muito bem, mas não sabem exatamente o porquê, este livro é para você. As informações que lerá aqui o levarão para longe do sistema tradicional de cuidados com a saúde, que não está fornecendo as respostas que você procura. Em vez disso, você saberá como implementar estratégias para mudar seu comportamento diário, de modo que comece a se sentir melhor, perca o peso que deseja, e recupere sua energia.

Este livro fantástico e inovador poderá ser sua introdução ao mundo da medicina funcional. O dr. O'Bryan e eu, bem como milhares de médicos e profissionais da saúde ao redor do mundo, acreditamos que o futuro da medicina esteja na medicina funcional. Ela procura identificar e abordar as origens da doença e considera o corpo um sistema integrado, não um conjunto de órgãos independentes, divididos por especialidades médicas. Os praticantes da medicina funcional são especialmente treinados para tratar o sistema como um todo, não apenas os sintomas. Sendo assim, podemos cuidar das causas subjacentes da doença, geralmente com os métodos menos invasivos possíveis. Esta linha de pensamento nos leva de volta ao ponto de partida, ao seu garfo.

Ao escolher os alimentos adequados, e evitar os prejudiciais, você pode interromper sua dependência do açúcar e dos carboidratos, diminuir a inflamação e recuperar sua saúde. Você também aprenderá como diagnosticar com precisão os problemas subjacentes que fazem com que caminhe para a trilha de uma saúde frágil, ou o que o dr. O'Bryan chama de espectro autoimune.

Tom e eu estudamos juntos a prática da medicina funcional original há quase vinte anos. Sem dúvida alguma, ele é parte da solução para a atual crise de saúde, ensinando, anualmente, a milhares de profissionais da saúde ao redor do mundo sobre o espectro autoimune. Seu modo de vida livre do glúten e a sua história pessoal são os melhores exemplos a serem seguidos pelo restante de nós. Adaptando suas sugestões, você também se tornará parte da nossa comunidade, será mais saudável e melhorará sua qualidade de vida.

**MARK HYMAN** doutor em medicina, diretor do Cleveland Clinic Center for Functional Medicine, presidente do Institute for Functional Medicine, e autor consagrado pelo *New York Times* dos seguintes livros: *The Blood Sugar Solution*, *The Blood Sugar Solution 10-Day Detox Diet Cookbook*, e *Eat Fat, GetThin*.

# agradecimentos

Este livro é resultado dos meus mais de trinta anos de estudo. Ele teve início com meus mentores e sinto-me honrado em mencioná-los. O dr. George Goodheart ensinou-me que "a linguagem corporal nunca mente" e a sempre perguntar: "Por que o corpo está se comportando desta maneira?" O dr. Jeffrey Bland ensinou-me como investigar "o porquê" e manter em mente a perspectiva mais ampla. O dr. Aristo Vojdani cujo trabalho de uma vida nos dá as ferramentas para avaliar o sistema imune. E o dr. Leonard Faye cuja abordagem sensata ensinou-me como o corpo é uma obra-prima totalmente interconectada e integrada.

Meus avós, Bepe e Assunta Ceschini, chegaram aos Estados Unidos pela Ellis Island em 1922, com 24 e 22 anos respectivamente. Vieram com muito pouco dinheiro, sem falar inglês, sem destino específico, querendo simplesmente uma vida melhor para eles e sua futura família. Sua coragem sempre me serviu de base, quando os tempos ficam difíceis.

Meus pais, Tom e Nellie, que se esforçaram ao máximo para que seus filhos tivessem mais oportunidades. A paciência infinita da minha irmã Karen permite-me estar no meu melhor. Meu irmão Dennis tem uma autenticidade que serve de modelo para todos nós. E a Marzi, minha confidente, cujo apoio incansável alimenta-me o corpo e a alma.

O TheDr.com é o impulso para levar adiante a minha mensagem. Meus agradecimentos sinceros a toda a equipe que mantém as rodas lubrificadas e a máquina funcionando: Karen Cortis, Michelle Ross, Kris Blakeman, Lynn Douglas, Laura Danaher, Melissa Mersch, Gena Stokes, Maria Michelle e Erin Crutcher. Mary Agnes e Tommy Antonopoulos, além de toda a equipe do viralintegrity.com, têm sido meus maiores entusiastas e são responsáveis por divulgar meu conteúdo na internet e nas mídias sociais. Eles ajustam a frequência da minha mensagem e levam-na pelo mundo.

Ao conhecer a equipe editorial da Rodale, percebi que havia chegado em casa. Há trinta e cinco anos a revista publicada pela Rodale, *Prevention*, e os estudos de caso do dr. Jonathan Wright demonstraram que os cuidados com a saúde poderiam ser racionais e efetivos. Agradeço, Rodale! Hoje, considero uma bênção trabalhar com a Rodale Books. Minha editora, Marisa Vigilante, e sua assistente, Isabelle Hughes, têm sido essenciais para o sucesso deste livro.

Minha equipe editorial tem sido extraordinária. Meus agentes, Celeste Fine e John Maas cuja paciência e orientação têm sido exemplares. Agradeço por fornecerem o mapa para todos os aspectos do percurso deste livro. A camaradagem e o apoio de Tom Malterre só perdem para seu profundo conhecimento dos tópicos deste livro. Pamela Liflander, cujo apoio editorial permitiu que minhas ideias corressem soltas, organizando este corpo de conhecimento. Não foi uma tarefa fácil. Obrigado, Pam!

Meus contínuos agradecimentos a meus pacientes, que compartilham suas histórias, vêm em busca de ajuda, confiam nos meus conselhos, e comemoram seus resultados. E por fim, também quero agradecer a você, leitor, por arriscar e investir tempo e dinheiro ao ler este livro. Espero que encontre orientação para um futuro mais saudável tanto para si mesmo quanto para a próxima geração.

# introdução

Uma vez que milhões de pessoas procuram desesperadamente soluções para uma epidemia de problemas misteriosos e debilitantes de saúde, mostrarei a você que a causa subjacente a muitos desses males está relacionada ao seu sistema imunológico: o mecanismo no seu corpo, designado para protegê-lo que, no entanto, anda tão sobrecarregado que, sem querer, está lhe fazendo muito mal.

Quando o corpo ataca a si próprio, o que causa danos aos tecidos e aos órgãos, chamamos este transtorno de *autoimunidade*. Uma pessoa pode passar a vida toda com os primeiros sintomas de autoimunidade – que podem incluir dores nas juntas, aumento de peso, disfunção cognitiva, desequilíbrio intestinal, depressão, variações de humor e cansaço – sem jamais receber o diagnóstico de uma doença. Em vez disso, os médicos, ou familiares e amigos bem-intencionados, dizem que "você está bem, é apenas estresse", ainda que sua voz interior possa estar dizendo que tem algo errado. Os médicos que avaliam esses sintomas são bem-intencionados, mas como o exame de sangue não acusa nada, você pode receber um conselho genérico como "perca peso", "durma mais", "coma alimentos saudáveis" ou "reduza o estresse". Pior ainda, é possível que você saia do consultório com uma receita de ansiolítico para ajudá-lo a "se acalmar". Não é de se estranhar que percamos a esperança à medida que nossas condições pioram, cismando com o que pode haver de errado com a nossa saúde. Afinal, nossos médicos disseram que estamos saudáveis!

A verdade, e o que eu gostaria de compartilhar com você neste livro, é que a autoimunidade ocorre em um espectro. Você não acorda um dia com diabetes, ela se desenvolve lentamente, quase de maneira imperceptível, ao longo do tempo. Você também não acorda com mal de Alzheimer, é um processo longo, com várias etapas de desenvolvimento que levam anos. Agora os cientistas sabem que nas doenças autoimunes, incluindo a diabetes e o mal de Alzheimer, o processo começa muito cedo, na faixa dos vinte ou trinta anos, com fases múltiplas de declínio da saúde ao longo do caminho. No caso do mal de Alzheimer, poderia ter início com a disfunção cognitiva, depois esquecimento, confusão, perda de memória e, finalmente, demência. Para a diabetes, o espectro poderia começar com desejos alimentares, depois desequilíbrio da taxa de açúcar no sangue (hipoglicemia), seguido por síndrome metabólica com ganho de peso, neuropatias (entorpecimento e formigamento que vão e vêm), e finalmente um diagnóstico de diabetes com alto risco de problema cardíaco.

Além do nosso desconforto, o maior problema que enfrentamos é o de haver um diagnóstico médico apenas *depois* de um significativo dano no tecido. A essa altura, o reparo é drástico: toda uma vida de medicamentos, e uma batalha custosa para reverter a doença. Embora a ciência venha fazendo claros progressos no tratamento de muitas das mais de oitenta doenças autoimunes, você não gostaria de saber mais cedo, ao invés de mais tarde, se os seus sintomas estão sendo causados pela autoimunidade?

Os riscos são altos. Atualmente, nos Estados Unidos, a principal causa da morbidade e da mortalidade – o que significa, respectivamente, ficar doente e acabar morrendo de alguma doença – é seu sistema imunológico tentando protegê-lo. Há décadas, médicos e pesquisadores sabem que a principal causa mundial de adoecimento e morte são os problemas cardiovasculares, com o câncer vindo em segundo lugar e as doenças autoimunes (como um todo) em terceiro. No entanto, ocorre uma mudança de paradigma ao se entender o desenvolvimento das doenças cardíacas e do câncer. O que, originalmente, era percebido como um mal decorrente do acúmulo de lipídios (gordura) nas paredes arteriais, aterosclerose, é agora reconhecido como uma doença inflamatória crônica. Desta perspectiva, e com o conhecimento de que o único sistema do corpo que cuida das inflamações é seu sistema imunológico, agora acreditamos que os acionadores do sistema imunológico são o mecanismo número um por trás do adoecimento e da morte.

Eu deveria saber. A autoimunidade e a sensibilidade ao glúten, um dos mecanismos mais comuns para colocar o sistema imunológico em ação, têm sido o meu mundo nos últimos 25 anos. Ensinei a centenas de milhares de pessoas do público em geral, e dezenas de milhares de médicos, enfermeiras e nutricionistas ao redor do mundo, como a escolha dos alimentos, a digestão, a nutrição, e a autoimunidade afetam a saúde em geral. E ainda há mais: minha própria saúde, bem como o ocorrido na minha família, exemplificam o drama do espectro autoimune.

## minha jornada

Não fui um desses homens que sempre souberam que queriam ser médicos, ou foram motivados a se tornar um por causa de uma experiência pessoal com alguma doença crônica. Na verdade, sempre me considerei um garoto saudável. Crescendo nas ruas de Detroit, era apaixonado por artes marciais. No início dos meus vinte anos, conheci o aiquidô, um tipo de arte marcial que tem sido chamado de Zen em movimento. Essa prática ressoou na minha alma, com a sua premissa de remover a resistência, redirecionando uma energia poderosa, deixando o corpo fluir.

Embora atualmente eu seja mundialmente conhecido pelo meu trabalho sobre autoimunidade e sensibilidade ao glúten, no início dos meus vinte anos, acredite se quiser, eu trabalhava como padeiro em um restaurante orgânico em Ann Arbor, Michigan. Por ironia, meu pão era incrível. As pessoas vinham de longe em busca do meu pão orgânico, integral, sem fermento. Eu assava, diariamente, 48 desses filões fabulosos, bons de verdade, feitos manualmente. Quando era jovem, eu estava o tempo todo faminto. Lembro-me de que, com frequência, tirava o pão do forno, fatiava uma das pontas, espalhava manteiga de amendoim sobre ela, depois borrifava mel e colocava fatias de banana em cima. Eu achava que estava sendo muito saudável: era um pão feito com trigo integral, manteiga de amendoim orgânica e mel. As bananas eram naturais. O mel é natural, e com certeza melhor do que o açúcar processado. No entanto, saciar aquela fome desesperada era, provavelmente, a pior coisa que eu poderia fazer para a minha saúde; estava ingerindo uma bomba-relógio de açúcar no sangue. Sentia fome e cansaço o tempo todo por causa da minha crônica baixa taxa de açúcar no sangue, mas aquele lanche estava inundando meu corpo com o equivalente a quatro barras de chocolate Snickers. Sentia-me ótimo por um tempo, mas uma hora depois vinha o inevitável colapso e me sentia totalmente exausto de novo. Você já reparou que se sente cansado e sonolento cerca de uma hora depois da sua última grande refeição? Esse pico e desânimo cria o típico efeito de montanha-russa que muitos de nós notamos. Eu estava apenas tentando levar a vida mais saudável possível, então, comia meu pão orgânico de trigo integral, não percebendo o mal que ele estava causando.

Ao mesmo tempo, sendo um *hippie* cabeludo, "de volta à natureza", em Ann Arbor em 1970, tinha um círculo de amigos que começaram a ler artigos sobre alimentação e nutrição na revista *Prevention*. Lembro-me de reparar nos artigos de Jonathan Wright, doutor em medicina da Universidade de Michigan, onde eu estudava. Seu ponto de vista foi a minha introdução aos cuidados com a saúde ainda que, na época, eu me sentisse mais interessado em seguir nas artes marciais.

Depois de formado, resolvi seguir minha paixão e aprender tudo o que pudesse sobre o aiquidô, essa arte marcial gentil. Mudei-me para o Japão e morei numa escola de artes marciais como *deshi*, aprimorando minha habilidade e limpando os banheiros para o grande mestre. Nunca me senti melhor, fisicamente. Tinha grande energia e resistência e levava uma vida intensa e feliz. Apenas agora me ocorre, ao escrever este livro, que um dos motivos de eu me sentir tão lúcido e tão bem fisicamente era que minha dieta consistia, fundamentalmente, de arroz, que não possui as proteínas tóxicas do glúten, encontradas no trigo. Eu tinha abandonado minha dieta ocidental. No entanto, depois de um tempo, morria de vontade de voltar aos Estados Unidos. Tinha conhecido minha futura esposa antes de partir e sentia falta dela. Assim, voltei e nos casamos em seis meses.

Minha esposa sofria de dor nas costas, derivada de um acidente sofrido aos doze anos. A dor irrompia com tal intensidade que ela precisava ser hospitalizada durante uma semana, submetida a tração. Enquanto eu buscava uma nova carreira e tentava descobrir uma maneira de aliviar sua dor, conheci o dr. Harold Swanson, um quiroprático de 84 anos. Na primeira vez em que entrei em seu consultório, tive que carregar a minha esposa. Contudo, quando ele terminou, ela conseguiu sair andando. Havia algo em relação ao dr. Swanson, e à energia da quiroprática, que me lembrou o aiquidô, cujo significado traduzido do japonês significa "abra espaço e deixe a energia fluir". A premissa da quiroprática vem dessa mesma teoria: o corpo pode curar a si mesmo deixando sua energia fluir. Como a ligação entre as duas disciplinas era notável, então decidi tornar-me um quiroprático.

Levei um tempo para perceber que não estava me sentindo bem depois que voltei à minha rotina normal de alimentação. Estava no meu auge físico depois de treinar com a elite dos praticantes de aiquidô; estava entusiasmado por me casar, e pensando no que me aguardava no futuro. Olhando para trás agora, sei que estava movido a adrenalina. Se não estivesse na melhor forma da minha vida, teria sentido os sintomas mais cedo.

Em 1978, mudamo-nos para Chicago, para que eu pudesse estudar na National University of Health Sciences, a escola quiroprática mais voltada à pesquisa. No meu primeiro final de semana, assisti a um seminário de Kirpal Singh, doutor em medicina, acadêmico visitante de Los Angeles, cuja palestra sobre eletroacupuntura mudou literalmente minhas expectativas sobre o que um médico poderia discernir. Ele contou uma história sobre uma mulher de 42 anos, da qual eu me lembro palavra por palavra.

A mulher viera se consultar com ele porque tinha acabado de ser diagnosticada com diabetes desenvolvida na fase adulta. Depois de seu exame inicial, ele lhe disse: "Acho que, quando criança, você teve um vírus que quase a matou. O vírus instalou-se no seu pâncreas, causando inflamação, e desregulando seu sistema hormonal a ponto de você desenvolver hipoglicemia. Você sofre de hipoglicemia há 35 anos. Agora, ela simplesmente transformou-se em diabetes tipo 2".

O dr. Singh lembrava-se que a mulher tinha ficado chocada, dizendo: "Doutor, o senhor tem razão. Eu tive mesmo hipoglicemia durante muitos e muitos anos, mas nunca fiquei doente quando criança".

Ele respondeu calmamente: "Ficou sim. Se sua mãe for viva, ligue para ela e pergunte".

A mulher telefonou ali do seu consultório, e ele retransmitiu a conversa: "Oi, mãe, estou no consultório de um médico. Está tudo bem, mas ele acabou de me dizer que eu devo ter ficado mortalmente doente quando criança. É verdade?"

A mãe respondeu: "Querida, é verdade. Você era muito pequena, e nosso médico estava fora da cidade. Tentamos tudo, porque você estava com uma febre muito alta, até pusemos bolsas de gelo nos seus pés. Não percebemos na época, mas você quase morreu".

Quando ouvi a história, fiquei ali sentado, intrigado. Como ele sabia?

No final de semana seguinte, a palestra era de Sheldon Deal, médico quiroprático, antigo fisiculturista Mr. Arizona. O dr. Deal falou em um hotel junto ao *campus*, e o palco trazia uma TV colorida ligada, sem som. Ele abriu sua pasta e tirou um imã mais ou menos do tamanho de um *smartphone* de hoje, levantou-o, e foi até a TV. A imagem na tela ficou de cabeça para baixo. Quando ele se afastou, a imagem endireitou-se. Voltando até ela, ficou novamente de cabeça para baixo. Ele disse: "É isso que a energia eletromagnética faz com o seu sistema nervoso". Em 1978, as pessoas estavam começando a usar relógios eletrônicos; era a grande novidade, então as pessoas ficaram preocupadas. Atualmente, as baterias dos celulares ou dos aparelhos Bluetooth são ainda mais preocupantes e podem estar contribuindo para inflamação no cérebro e o desenvolvimento de tumores cerebrais. Essa informação levou-me a perceber que nossas exposições ambientais podem ter um impacto silencioso, mas profundo, na nossa saúde.

Exatamente como na semana anterior, fiquei ali sentado, atônito. Com certeza aquele não era o *status quo* de nenhum ensino médico com o qual eu estivesse familiarizado. Senti-me estimulado a aprender tudo o que pudesse. Percebi que o tratamento quiroprático significava muito mais do que a manipulação de ossos e músculos. Também focava na dieta, na nutrição, no ambiente, e no que mais tarde seria organizado como os princípios da medicina funcional.

No meu último ano da faculdade, minha esposa e eu tentávamos começar uma família, mas estávamos tendo dificuldade em conceber. Peguei o telefone e contatei os sete médicos holísticos mais famosos dos quais ouvira falar, e cada um deles, graciosamente, despendeu tempo e me aconselhou. Cada especialista contribuiu com uma informação que me ajudou a resolver o enigma, inclusive algo radical: abrir mão do glúten. Então, montei um programa baseado em todas as recomendações recebidas, e em seis semanas estávamos grávidos. Um dos componentes críticos que abordamos era a sensibilidade ao glúten e aos laticínios, e nós dois começamos a mudar nossa dieta. Recomecei a correr, e meu tempo de maratona ficou melhor do que nunca, mas jamais associei meu melhor rendimento à minha nova dieta.

Alguns dos nossos amigos rapidamente perguntaram se eu poderia ajudá-los a engravidar. Eles também haviam passado por inseminação artificial e nada havia funcionado. Em três meses, uma segunda mulher estava grávida! Fiquei empolgado ao ver que poderia ajudar pessoas que sofriam de desequilíbrio hormonal e infertilidade, e mal pude esperar para abrir meu consultório. Decidi focar meu trabalho no tratamento de casais com desequilíbrio hormonal e infertilidade.

Ao me formar em 1980, abri meu consultório, já tendo enumerado 33 mulheres como pacientes em potencial. Criei uma abordagem holística abrangente nos cuidados com a saúde. Também assumi papéis de liderança. A certa altura, era presidente da Illinois Chiropractic Society, e também responsável pela iniciação de massagens como terapia reembolsável. No início da década de 1980, formalizei o processo de apresentação de pedido, documentando e padronizando cuidadosamente o valor da massagem para os problemas músculo-esqueléticos.

Com o crescimento do meu consultório, percebi que uma paciente atrás da outra tinha uma sensibilidade alimentar que eu conseguia determinar colocando-as numa dieta livre de glúten. Na verdade, várias das mulheres que atendi com desequilíbrio hormonal tinham problemas com glúten, que se manifestavam como TPM, infertilidade, amenorreia ou ainda abortos inexplicáveis. Testamos cada uma delas para a doença celíaca, e geralmente os resultados davam negativo. Isso era um problema porque, na época, a doença celíaca era a única aceita em associação com uma alergia ou sensibilidade ao trigo. Mas os corpos das pacientes nunca mentiam: seus problemas eram resolvidos ou tinham melhoras significativas, quando elas seguiam meu conselho de evitar o trigo completamente. Naquela época, a ciência não tinha como confirmar isso, mas eu sabia o que via: centenas das minhas pacientes respondiam favoravelmente à dieta livre de glúten. O fato de perceber isso e o protocolo de tratamento que desenvolvi a seguir levaram-me a tratar a sensibilidade ao glúten com ou sem a doença celíaca.

Enquanto isso, minha própria saúde estava abalada, e eu nem ao menos sabia disso. Aos quarenta anos, eu era um corredor de longa distância, com tudo em cima e bom desempenho físico.

Então, fui diagnosticado com catarata, algo muito raro em um quarentão saudável. Levei alguns dias pesquisando o problema e descobri que altos índices de chumbo podem ser um estopim para cataratas, mas quem tem altos índices de chumbo atualmente, ainda mais com a idade que tinha à época? Eu tinha certeza de que não era o meu caso, mas mesmo assim fiz os testes. Você não vai acreditar, mas eu tinha os mais altos níveis de envenenamento por chumbo dentre todas as centenas de pessoas que já havia testado. Revi meu histórico de vida, já que as experiências vividas frequentemente jogam luz em um problema, e me lembrei que durante meus primeiros oito anos minha família morou em Detroit, do outro lado do rio bem em frente à maior montadora da Ford. Na década de 1950, não havia controle de poluição como agora, e o ar era altamente tóxico. Pense nos problemas da água tóxica em Flint, Michigan, atualmente.

Depois que me livrei do chumbo em meu sistema, seguindo um protocolo que incluía saunas infravermelhas, e a nutrição adequada que agia como um imã na extração do chumbo, voltei a correr maratonas e triatlo. Embora eu tivesse um estilo de vida saudável e comesse alimentos de boa qualidade, de vez em quando me sentia como se precisasse de mais calorias, porque a taxa de açúcar no meu sangue ficava baixa por me exercitar com tanta agressividade. Eu sabia como resolver isso: comeria meia dúzia de *doughnuts* de maçã com canela a caminho da corrida de 15 milhas. Afinal de contas, tudo isso seria queimado com a corrida de mais de duas horas. Nada errado com esse tipo de lógica, certo?

Então, fiz um exame usando um protocolo semelhante ao que você aprenderá neste livro, e os resultados que vieram me chocaram: três diferentes níveis elevados de anticorpos, que com o tempo afetariam minha função cerebral. Eu tinha anticorpos elevados para a proteína básica da mielina, que é o mecanismo para o desenvolvimento de esclerose múltipla; tinha anticorpos elevados para peptídeos cerebrais, que são ligados à perda de equilíbrio e de rapidez no processamento cerebral; e tinha uma elevada taxa de anticorpos para gangliosídeos, o que poderia encolher o cérebro e causar declínio cognitivo e demências. Esse exame demonstrou claramente que eu também estava no espectro autoimune.

Para ficar claro: eu tinha todos estes três anticorpos em níveis elevados e, ao mesmo tempo, estava comendo bem e fazendo triatlos. Olhando de fora, ninguém jamais diria que eu estava enfermo. Eu me sentia um cara bem saudável. Não tinha qualquer sintoma, mas não se discute com anticorpos elevados. Os resultados desse exame não eram algo que se podia ignorar ou reagir tomando uma aspirina. Assim sendo, resolvi mudar de atitude e evitar completamente o glúten e os laticínios, recorrendo ao adequado protocolo nutricional que respaldaria meu sistema imunológico para que eu pudesse sarar. Repeti os testes cerca de dois anos depois. Os níveis elevados dos anticorpos haviam sumido; os anticorpos tinham voltado para a faixa normal.

Minhas observações não foram totalmente validadas até 2001, quando meu amigo David Perlmutter, doutor em medicina, fez uma palestra. Ele apresentou um estudo sobre dez homens cujas enxaquecas eram tão desgastantes que eles estavam recebendo indenizações trabalhistas havia oito anos, em média. Durante a palestra, comecei a pensar nas crianças daquelas famílias, e como deveria ser estressante o ambiente de suas casas, ouvindo constantemente: "Fique quieto, shhh, shh, o papai está com dor de cabeça". Aquelas famílias recorreriam às economias de uma vida e a suas aposentadorias apenas tentando sobreviver. O que aconteceu é que todos os dez homens com enxaquecas implacáveis tinham sensibilidade ao glúten, e *não tinham* doença celíaca. Quando o autor do estudo colocou-os em uma dieta livre de glúten, sete dos dez nunca mais tiveram dor de cabeça, dois conseguiram um alívio parcial e o décimo recusou a dieta. A ressonância magnética de todos os dez pacientes mostrou lesões em seus cérebros, causadas por uma inflamação que teve início com a sensibilidade ao glúten.

As peças da história da autoimunidade estavam começando a se encaixar. Percebi, então, que milhões de pessoas sofriam de problemas autoimunes não diagnosticados ou, pior, mal diagnosticados, causando danos ao tecido (como lesões no cérebro), que começariam a produzir sintomas culminando com um diagnóstico de doença. Decidi focar minha atenção na educação nutricional e no novo mundo da medicina funcional, termo cunhado pela primeira vez na década de 1980 por um dos meus mentores, Jeffrey Bland, PhD. Eu queria espalhar minhas descobertas para uma plateia mais ampla, ou seja, que a sensibilidade ao glúten era, por si só, um tremendo problema, independentemente da confirmação de um diagnóstico de doença celíaca. Meu trabalho e o de outros na medicina funcional também confirmavam que se a pessoa tem uma sensibilidade ao glúten ou a outro alimento ou a aspectos ambientais, ela pode se manifestar como uma inflamação que pode ocorrer em *qualquer* tecido do corpo. Tínhamos encontrado o gatilho – a "gasolina no fogo" – que iniciava a cascata de sintomas que levavam às doenças autoimunes. A essa altura, eu vivia completamente livre de glúten, laticínios e açúcar. Aos 52 anos, sentia-me ótimo, e meu rendimento como triatleta era competitivo com a faixa dos trinta anos.

Fiz a minha primeira grande palestra em 2004 para a International and American Academy of Clinical Nutritionists (Academia Internacional e Americana de Nutricionistas Clínicos) e desde então não parei de falar. Minhas palestras continuam sendo recebidas como um momento de espanto para a maioria dos presentes. Não importa em que lugar do mundo eu esteja falando, o bem-intencionado médico comum ou qualquer outro profissional da saúde, simplesmente não entende a extensão e a severidade com que as escolhas de nosso estilo de vida, incluindo os alimentos que comemos e o ambiente que criamos, podem afetar nossa saúde.

Essa mensagem bateu à nossa porta mais uma vez, quando minha mãe de oitenta anos foi encontrada por amigos, sentada em uma cadeira em sua casa, consciente, mas completamente incoerente. No pronto-socorro, os médicos diagnosticaram-na com encefalopatia metabólica tóxica, palavras complexas que se referem a um transtorno neurológico que inclui alucinações e conversas irracionais, causadas por uma toxicidade na corrente sanguínea chamada *sepsis* (a que me refiro como porcaria no sangue). Quando cheguei lá, o médico responsável disse que não havia nada que eu pudesse fazer, além de deixar minha mãe confortável e vê-la partir; sua própria mãe sofria do mesmo mal. Mas eu não estava disposto a aceitar aquele diagnóstico. Naquela época fazia vinte anos que eu praticava medicina funcional, e sabia que os sintomas como os de minha mãe raramente eram o problema, e sim um sinal do organismo de alguma outra questão subjacente. Percebi que, mesmo sabendo tanto a respeito da sensibilidade ao glúten, nunca tinha testado minha mãe. Quando pedi os exames, soubemos que minha mãe tinha doença celíaca jamais diagnosticada. A reação autoimune do seu corpo – exacerbada pela má absorção, má nutrição, e desidratação que geralmente acompanham a celíaca em pacientes idosos – estava causando os sintomas de encefalopatia metabólica tóxica. Levei-a do hospital para casa e coloquei-a em uma dieta sem glúten, laticínios e açúcar, aumentando sua ingestão de água para três litros por dia. Em semanas, ela não apenas se sentia melhor como pedia para voltar a dirigir seu carro.

Em um lado do espectro autoimune estava a minha mãe, que aos oitenta foi diagnosticada com doença celíaca apenas por ter tido um dia realmente péssimo. No decorrer da sua vida, nunca me lembrei de ouvi-la reclamando sobre sua saúde, mas agora tenho certeza de ter havido inúmeros dias em que ela deve ter se sentido desconfortável. A celíaca, assim como qualquer outra doença autoimune, não acontece da noite para o dia. Enquanto isso, estou sentado na outra ponta do espectro. Ainda que eu fosse muito mais novo e parecesse saudável, também tinha uma enfermidade que poderia ter causado uma doença devastadora, se não tivesse sido tratada. Para nós dois, as mudanças no estilo de vida foram o primeiro passo para a cura.

## o que você ganha com isto?

Agora é minha vez de ajudar você. Se você tem cólicas estomacais, estômago estufado, prisão de ventre, dores de cabeça ocasionais ou acne; ou ainda se você se sente cansado mesmo tomando café o dia todo, estou aqui para lhe dizer que isto não é normal. Você não precisa viver assim. Esses sintomas irritantes, sem falar nos mais paralisantes, são uma mensagem do seu corpo de que "tem alguma coisa errada aqui". Neste livro, você aprenderá como escutar as mensagens enviadas pelo seu corpo e conseguirá percebê-las porque compreenderá, em sua totalidade, o mecanismo mais negligenciado que esteja afetando sua saúde diretamente.

A boa notícia é que não é difícil fazer mudanças no seu estilo de vida que determinarão a maneira de transformar a sua vida e a sua saúde em apenas três semanas. O objetivo é diminuir a inflamação, motivo pelo qual você se sente esquecido, doente, gordo ou cansado. Cuidar apenas desses sintomas não funciona, o que o deixa frustrado. Em vez disso, descobriremos o que está causando a inflamação que provoca esses sintomas.

O glúten (a família das proteínas no trigo), os laticínios e o açúcar são os gatilhos mais comuns no desencadeamento de todo o mecanismo da inflamação e da autoimunidade. Existem outros, mas o mundo clínico da medicina funcional considera esses três os mais importantes. Os produtos químicos tóxicos, e os metais pesados encontrados no meio ambiente – como o chumbo que eu portava – também são promotores famosos do mecanismo autoimune. Quando você deixa de "jogar gasolina no fogo", livrando-se desses principais grupos de alimentos que causam inflamação e disparam a autoimunidade, o seu corpo começa a se acalmar e reduz a inflamação. O melhor de tudo, a ciência é clara: você pode, então, conter e por fim reverter o dano de muitas das doenças autoimunes.

Não estou prometendo uma panaceia que curará todas as doenças possíveis em três semanas, mas meu programa o colocará no caminho certo. A execução deste plano criará uma diferença inegável na qualidade de como você se sente. Seu sono ficará melhor, sua energia aumentará e você, finalmente, conseguirá se livrar do peso extra que vem carregando, sem precisar morrer de fome.

Na verdade, alguns dos sintomas que frequentemente o vêm retendo há anos começarão a desaparecer. O tratamento da inflamação é o principal motivo que leva cientistas, pesquisadores, e médicos a compartilharem tantos estudos de casos de sucesso nas publicações médicas, e de você poder ter ouvido testemunhos aparentemente inacreditáveis sobre a reversão da síndrome do déficit de atenção/hiperatividade, da acne em adolescentes, da depressão em adultos, da artrite severa incapacitante, dos tumores oculares (é, é isso mesmo), da artrite reumatoide, da psoríase, do lúpus... e a lista segue. Uma vez que o "breque de emergência" da inflamação, que vem retendo seus corpos, é solto, ao se abordar os alimentos que contribuem para a reação do sistema imunológico, as pessoas sentem-se melhor. É por isso que me sinto seguro ao dizer que, não importa o que a sua saúde atual anuncie, você passará a ter uma boa saúde ao seguir o programa.

Este livro fornece tudo o que você precisa para entender o mecanismo autoimune, verificar como ele se manifesta no seu corpo, reconhecer onde ele começa, e abordar o problema de maneira a poder seguir em frente e viver com ótima saúde. A autoimunidade é um labirinto. Eu lhe mostrarei a saída. E o que é melhor, você ficará tão entusiasmado por recuperar a sua saúde e a sua vitalidade, que permanecer no programa passará a ser uma segunda natureza.

### pare de aceitar uma saúde medíocre

Sempre que eu falo sobre a reversão da autoimunidade, começo a perguntar para a plateia: "Quantos de vocês aqui nesta sala são saudáveis?" Geralmente, quase todos levantam a mão. Então, pergunto: "Quantos de vocês acreditam que têm ótimo bem-estar físico, mental e social, e não apenas ausência de doença ou enfermidade?" Este enunciado é a definição da palavra saúde no *Dorland's Illustrated Medical Dictionary*. A essa altura, as mãos abaixam-se, com exceção de uma pessoa, em meio às trezentas. Sorrio e digo a ela: "É isso aí. Meus parabéns". A verdade é que pensamos ser saudáveis, mas não somos. Aceitamos uma saúde e uma vida medíocres.

Neste livro, estou incitando uma revolução, uma revolução contra a mediocridade. Existem duas estatísticas que colocam minha missão em perspectiva. Primeiro, o sistema americano de assistência à saúde é o mais caro do mundo, mas os relatos indicam, com consistência, que seu desempenho é flagrantemente inferior em relação a outros países altamente industrializados. Pior, de acordo com o *New England Journal of Medicine*, finalmente cruzamos a linha onde, pela primeira vez na história da espécie humana, nossos descendentes terão uma projeção de período de vida mais curto do que seus pais. Nossos filhos adoecerão mais cedo, serão diagnosticados mais cedo com doenças e morrerão mais cedo do que os pais de doenças totalmente evitáveis como a diabetes, a obesidade, as doenças cardiovasculares e o mal de Alzheimer. Mais do que nunca, crianças serão diagnosticadas com diabetes, déficit de atenção/hiperatividade, autismo, e artrite idiopática pediátrica juvenil. Isto é simplesmente inaceitável.

A medíocre assistência à saúde que aceitamos está produzindo um mundo onde nossos filhos morrerão numa idade mais nova do que nós. Eis um exemplo: quando estudei medicina, aprendemos que a diabetes tipo 2 do adulto se tornaria uma iminente epidemia. Agora, não dizemos que é uma diabetes de adulto porque inúmeras crianças apresentam o mesmo problema. É apenas diabetes tipo 2, uma das maiores ameaças à saúde no mundo industrializado. E as previsões estavam corretas: a "iminente epidemia" está aqui, agora.

A perspectiva para os adultos não é muito melhor. Compramos coletivamente a ideia maluca de que as dores, os desconfortos e o cansaço que nos limita são consequência do "fato" de estarmos envelhecendo ou sermos submetidos a um excesso de estresse. Escutamos comerciais ridículos na televisão sobre drogas que podem nos devolver a felicidade, desde que ignoremos os avisos de que possam causar câncer, cegueira, deterioração mental ou mesmo a morte. Bloqueamos os alertas e aceitamos os visuais felizes. Mas a sua vida, especialmente ao envelhecer, não precisa ser uma espiral descendente de depressão e saúde debilitada. Em vez disso, você aprenderá a ciência que explica por que não tem vivido com uma saúde ideal, e descobrirá o que pode fazer de imediato. Aprenderá, também, por que seus sintomas irritantes ocorrem em determinado ponto.

Imagine que o corpo humano seja uma cadeia de órgãos e sistemas interconectados. Sempre que você puxa uma cadeia, ela se romperá no elo mais fraco. Onde quer que seu elo fraco esteja em seu corpo, é ali que a inflamação impactará, causando os sintomas. Esse elo fraco poderia ser o motivo de você ter uma vaga sensação de não se sentir bem. Talvez seja o peso. Talvez seja a memória. Talvez seja a sua tireoide. Talvez sejam as juntas ou seus hormônios. O elo fraco na sua cadeia é onde, ou como, você se sentirá enfermo. Pode ser que você associe esses sintomas ao fato de estar envelhecendo, mas a verdade é que a idade tem muito pouco a ver com sua sensação de bem-estar.

A identificação desse elo fraco fornece-nos uma janela de oportunidade para abordar o mais cedo possível o problema associado. Essa investigação é o terreno do pesquisador da *autoimunidade previsível*; a medicina funcional é o terreno do clínico sobre o que fazer a respeito. Talvez, o conhecimento do que possa estar reservado a você seja a motivação que precisa para dar uma boa olhada no seu histórico familiar, bem como no seu estilo de vida atual, a fim de verificar o que está desequilibrado. Então, poderemos trabalhar juntos para que você volte a se sentir bem.

Temos que parar de seguir em frente às cegas, pensando que estamos "bem". Precisamos acordar sabendo como cuidar do nosso corpo. À medida que você começa a descobrir a história da autoimunidade, aprenderá mais sobre si mesmo do que jamais pensou ser possível. Então, poderá levar esta informação para o seu médico e em vez de tratar ou estabilizar seus sintomas – ou pior, de ouvir mais uma vez que não há nada de errado – poderá, finalmente, tratar da sua saúde como um todo, de maneira mais sustentável. Atualmente, a maioria dos nossos pesquisadores procura maneiras de suprimir a reação imunológica. Acredito que o primeiro passo seja, mais uma vez, parar de atiçar o fogo com gasolina. Então, você terá mais chance de apagar o fogo.

Podemos ter um *status quo* totalmente diferente em termos de nossa saúde coletiva. No entanto, a não ser que possamos lidar com os mecanismos que colocam nosso sistema imunológico no modo de ataque, continuaremos a envelhecer prematuramente e desenvolver doenças mais cedo no decorrer da vida. Não fazer nada para controlar a reação autoimune significa que, mesmo que você tenha os genes para ser vibrante e dinâmico aos noventa, não é provável que chegue lá.

Não confie no que eu digo, a prova está na pesquisa. Nos últimos 25 anos, o sistema imunológico é uma das áreas que têm motivado a maioria das pesquisas e novas descobertas da medicina. De fato, segundo Yehuda Shoenfeld, doutor em medicina (padrinho da autoimunidade previsível, e sobre quem você ouvirá neste livro), se você percorrer os Prêmios Nobel de medicina dos últimos 20, 25 anos, a maioria deles foi dada como reconhecimento de revelações sobre o sistema imunológico.

No entanto, é preciso uma média de 17 anos para que as descobertas das pesquisas cheguem aos médicos que você consulta. O problema é que você não tem 17 anos para desperdiçar. A não ser que seus médicos estejam completamente atualizados com a pesquisa médica, eles podem não estar totalmente a par do que a ciência de ponta sabe a respeito do sistema imunológico. E é muito provável que, a menos que tenham frequentado a faculdade nos últimos dez anos, esta informação não tenha sido abordada durante seus estudos médicos. É por isso que este livro é tão fundamental para a sua saúde: porque seu médico, mesmo com as melhores intenções, pode não o estar tratando baseado na ciência mais atual.

Este livro apresentará a você alguns dos milhares de estudos feitos nas melhores instituições e publicados nos periódicos mais prestigiados. A ciência demonstra, claramente, que a modificação dos seus hábitos alimentares, evitando os alimentos que provocam uma reação imunológica, não significa que você esteja seguindo uma dieta da moda. É a única maneira de tratar da inflamação no seu corpo para que você possa se curar.

# parte um:
# o problema

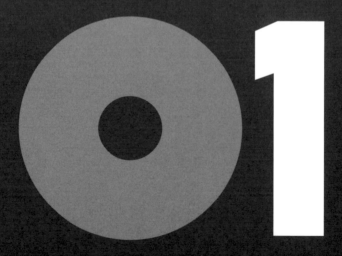

# 01
# o espectro da autoimunidade

Neste capítulo, vamos falar sobre a origem da doença. Aqui está uma pergunta para você: você acha que acorda uma certa manhã com uma doença como a diabetes ou o mal de Alzheimer, ou com vinte quilos a mais? Não. Os cientistas nos contam que elas são resultado de processos de décadas, desenvolvidos numa sequência passo a passo. Mas se você tiver a visão geral da sequência da doença, fica claro que existe uma maneira de "cortar o mal pela raiz" – ou, como dizem os cientistas, impedir o desenvolvimento da doença autoimune – e permanecer saudável por mais tempo, com um período mais curto de deficiência no final da vida.

Meu trabalho no mundo da doença celíaca e da sensibilidade ao trigo fez de mim um dos maiores especialistas nesta área. Como a doença celíaca é a única doença autoimune claramente mapeada – o que o faz vulnerável (genética), qual é o desencadeador (glúten no trigo, centeio, cevada), e qual é a "última gota" antes que ela comece (permeabilidade intestinal) –, ela se torna um bom modelo a ser estudado. Vou me referir a ela ao longo deste capítulo, bem como no restante do livro, como um exemplo clássico do espectro autoimune.

Um espectro é usado para classificar uma ideia ou objeto em termos da sua posição em uma escala entre dois pontos extremos ou opostos. O espectro da autoimunidade é um estado progressivo da doença, que vai da saúde intensa, em uma extremidade, à doença degenerativa, na outra. Entre esses dois pontos existe uma ampla gama de estágios variados, mas relacionados, que se somam uns aos outros, geralmente movendo-se na direção de um agravamento da doença. É assim que sofremos dos malefícios autoimunes bem antes de sermos diagnosticados com uma doença autoimune, e bem antes que os primeiros sintomas ocorram. Repetindo: em uma ponta do espectro não existem sintomas óbvios, a que nos referimos como *autoimunidade benigna*. Na outra ponta há um problema de saúde bem definido: doença, ou enfermidade clínica. O espaço intermediário do espectro contém o processo da doença (a acumulação de malefícios), a que nos referimos como *autoimunidade patogênica*. O benefício no entendimento de tal espectro é tal que podemos conscientemente mudar nossa direção para longe da doença, de volta a uma saúde vibrante. É este o propósito deste livro.

A deterioração da saúde pode ser dimensionada em termos da sua intensidade pelo nível dos anticorpos. Quando existe uma ligeira elevação de anticorpos, algumas pessoas podem apresentar sintomas relevantes, enquanto outras com níveis imensamente altos de anticorpos podem não sofrer de qualquer sintoma. No entanto, ambos os tipos de pessoas estão no espectro e progredirão ao longo dele até serem diagnosticadas com uma doença crônica ou mortal. É por esse motivo que não importa se você nota sintomas ou não. Se tiver anticorpos elevados, eles estão abastecendo a degeneração tecidual.

Sempre que somos expostos a qualquer estopim ambiental (como glúten, amendoins, mofo...), nosso sistema imunológico é ativado para nos proteger. Isto acontece vinte e quatro horas por dia, sete dias por semana, e está projetado para trabalhar nos bastidores, de maneira que não notemos. É o que se chama de *autoimunidade normal*. Você não sente nada. Se o nível de agressão (a quantidade de exposição) aumenta, você poderá experimentar algum tipo de irritação leve como nariz escorrendo, músculos doloridos ou ainda nevoeiro cerebral. Se o nível de exposição continua a aumentar, o sistema imunológico precisará reagir de maneira mais agressiva, o que dá início à inflamação em cascata. O excesso de inflamações além da variação normal causará dano celular. O dano celular contínuo causará dano ao tecido. O dano tecidual contínuo provocará inflamação no órgão. A inflamação contínua no órgão aumentará a intensidade dos sintomas, e você desenvolverá um nível elevado de anticorpos para aquele órgão. A presença contínua destes anticorpos em um órgão leva à lesão desse órgão. Agora você tem sintomas que podem ser identificados como doença autoimune.

Este mecanismo é o percurso básico no desenvolvimento da doença autoimune.

Em 2003, Melissa Arbuckle, doutora em medicina, e seus colegas publicaram um estudo pioneiro no *New England Journal of Medicine* em que descreveu o espectro da doença autoimune.

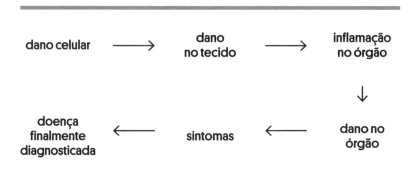

este mecanismo é um percurso básico no desenvolvimento da doença autoimune

Seu estudo mostrou que todos os veteranos de guerra com um diagnóstico positivo para lúpus apresentavam indicadores elevados para sete diferentes anticorpos que causavam lúpus, nos anos em que tiveram o sangue analisado e quando não apresentavam qualquer sintoma. O nível de anticorpos aumentou a cada ano até alcançar um patamar em cujo ponto o dano ao órgão era suficientemente severo para ocorrerem os sintomas. Esse estágio é chamado de autoimunidade patogênica precoce. Ao atingir esse platô, os pacientes estavam doentes o bastante para procurar um médico.

Com o passar do tempo, mais células foram atacadas, a inflamação aumentou, e os sintomas pioraram. Por fim, quando eles se tornaram intoleráveis, os militares, homens e mulheres, foram ao médico e receberam o diagnóstico de lúpus. No entanto, o estudo mostrou que cada um deles estava no espectro autoimune para lúpus pelo menos cinco anos antes. Nos primeiros estágios, não conseguimos sentir quando os anticorpos estão exterminando nossas células, portanto não existe nada para nos alertar em relação ao dano tecidual até que seu progresso atinja o ponto em que a doença clínica fique aparente.

Se fosse este o seu caso, quando você gostaria de saber que estava no espectro da autoimunidade? Você esperaria até ter o órgão suficientemente danificado para que os sintomas fossem perceptíveis ou tentaria descobrir a doença antes que o prejuízo fosse tal que os sintomas exigissem cuidados médicos?

Veja nos gráficos a seguir os sete diferentes anticorpos que podem causar lúpus. Quando os participantes do estudo notaram os sintomas da doença pela primeira vez, vemos que apenas pouco mais de 18% dos que foram finalmente diagnosticados com lúpus, tecnicamente citado como lúpus eritematoso sistêmico (LES), tinham elevados anticorpos anti-Sm cinco anos antes; 28% tinham elevados anticorpos anti-dsDNA; 48% tinham elevados anticorpos ANA; 56% tinham elevados anticorpos anti-LA; 59% tinham elevados anticorpos anti-Ro; e 64% tinham elevados anticorpos aPL.

De modo semelhante, quando os pacientes recebiam o diagnóstico de LES, vemos no gráfico de baixo que todos os sete anticorpos estavam em níveis elevados havia mais de cinco anos. Este é um conceito crítico a ser entendido: os anticorpos estão em níveis elevados, prejudicando assim o tecido-alvo; anos antes existem sintomas relevantes ou é feito um diagnóstico.

A severidade dos sintomas depende do tempo em que a pessoa tem estado no espectro da doença autoimune e da quantidade de dano acumulado no tecido. A "dádiva" de ter sintomas é que eles o obrigarão a tomar consciência e fazer algo para resolver o problema. É a oportunidade para se fazer alguma coisa em relação a esses sintomas, em geral aparentemente desconectados, antes que o dano tecidual seja de tal monta que a pessoa adoece. Seus sintomas recorrentes como cansaço, distensão abdominal, falta de energia e lapsos de memória, ou sintomas aparentemente dissociados que aparecem do nada, podem ser mensageiros do seu sistema imunológico avisando que algo está desequilibrado.

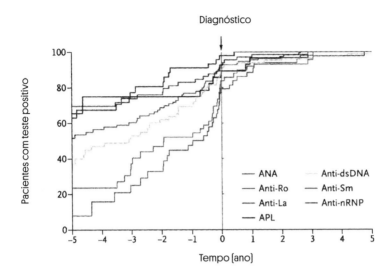

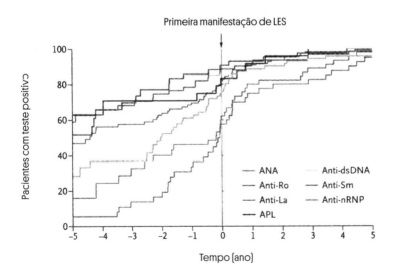

Contudo, sejamos claros: os sintomas não são a primeira manifestação de um problema, são a última gota quando seu corpo já não consegue compensar. Enquanto seu organismo se esforça para compensar seu dano tecidual, tentando manter o equilíbrio, suas habilidades de "adaptação", compensando para manter o equilíbrio (processo conhecido como *alostase*), se exaurem. Agora, o dano acumulado começa a produzir sintomas. Depois que essa bola começa a rolar, a não ser que você a pare, o problema só tende a crescer.

Curiosamente, as condições crônicas de saúde são quase aceitas como partes normais da vida: fadiga, dor, depressão, obesidade, insônia, ansiedade, dores de cabeça e muitas mais. Esses sintomas podem ser comuns, mas não são normais. A diferença é enorme: *comum* significa que muitas pessoas têm; *normal* significa que "é assim que tem que ser". Os sintomas "comuns" (estar doente, gordo, cansado e distraído) não deveriam ser aceitos como "normais"; saber disso deveria ser suficientemente fortalecedor para que todos nós disséssemos a nossos médicos: "Espere um pouco, o que eu estou passando é comum ou normal?" A verdade é que ninguém deveria ter que viver com sintomas, ninguém deveria aceitá-los e ninguém deveria ignorá-los.

As piores coisas que você pode fazer é desconsiderar os seus sintomas ou tomar habitualmente analgésicos para lidar com eles. Embora não haja nada de errado em tomar uma aspirina de vez em quando, um ibuprofeno ou outro anti-inflamatório não esteroide (conhecidos como AINEs), ou até mesmo, ocasionalmente, analgésicos sob prescrição médica, quando você os toma regularmente está se expondo a um novo problema. 65% das pessoas que tomam AINEs durante seis meses ou mais desenvolvem inflamação nos intestinos que podem levar a artrite em qualquer junta do corpo. Os AINEs podem provocar uma reação autoimune secundária que eu chamo de *dano colateral*, sobre o qual você saberá mais à frente.

O segundo problema em confiar em analgésicos é que você nunca aborda o problema subjacente que está causando a dor. Imagine que você esteja dirigindo um carro e apareça uma luz no seu painel. Você encostaria o veículo e procuraria debaixo do painel o fio ligado à luz de alerta, cortaria o fio, voltaria para a estrada e continuaria dirigindo? Acho que não. Somos mais espertos do que isso. Nossos carros não vão durar para sempre e poderiam nos levar a correr riscos, caso ignoremos a luz de alerta. Você acha que seu corpo é diferente? No entanto, fazemos algo semelhante com o nosso corpo, quando tomamos analgésicos sem procurar o que esteja provocando a dor.

Negligenciar ou suprimir sintomas faz com que o desequilíbrio subjacente continue causando mais danos ao tecido. Embora seja perfeitamente normal e esperado que queiramos nos sentir bem de imediato, precisamos abordar o mecanismo que esteja causando desconforto ou a degeneração continuará a ponto de os medicamentos não mais tratarem os sintomas. Por exemplo, enquanto os antibióticos podem realmente tratar a acne, eles trazem apenas um alívio a curto prazo, o que não atinge a raiz do problema. Além disso, ingeri-los traz muitas consequências a longo prazo como prejuízos aos ossos, cicatrizes e hepatite autoimune.

### olhe atentamente o exame de sangue

Quando seu médico analisa com você seu exame de sangue, e algum indicador vem mais alto ou mais baixo do que a faixa de normalidade, e ele diz que seus resultados "estão normais", faça a ele a seguinte pergunta: "Doutor, é comum ou é normal?" Esta pergunta provavelmente estabelecerá uma comunicação quanto ao motivo daquele número estar alto ou baixo porque, com certeza, não é normal.

Se você quiser ter ótima saúde, precisa decifrar o que o seu corpo está tentando lhe dizer. A verdade é que a linguagem corporal nunca mente, só temos que entender o que o corpo está dizendo. Este é o objetivo deste livro: ensinar a você como escutar seu corpo e lhe fazer as perguntas certas. Depois que você entender o básico de como seu sistema imunológico é ativado para protegê-lo de ameaças detectadas e aprender sua linguagem, poderá descobrir a origem ou raiz de seus sintomas e identificar que invasor agressivo coloca-o no espectro autoimune. Em seguida, poderá identificar onde você se situa no espectro que abre uma janela de oportunidade para abordar os anos de mecanismo subjacente, antes que haja um excesso de danos acumulados, comecem os sintomas, e por fim aconteça uma doença diagnosticável. Então, você poderá reverter a dinâmica e rolar a bola de volta para uma saúde ideal através de simples mudanças de hábito.

## conheça seu sistema imunológico

Na grande maioria, estamos caminhando para a extremidade perigosa do espectro autoimune como consequência do nosso sistema imunológico estar tentando nos proteger das elevadas exposições a um ambiente tóxico. O objetivo é levar-nos para a outra ponta do espectro, de volta à imunidade normal. O primeiro passo é ter um panorama amplo de como funciona o sistema imunológico.

Seu sistema imunológico funciona como as forças armadas; ele está lá para protegê-lo e se compõe de diferentes setores que funcionam em conjunto: os metafóricos exército, marinha, aeronáutica, fuzileiros e guarda-costeiros (a que os médicos se referem como anticorpos IgA, IgG, IgE, IgM, e IgD, mas voltaremos a isso mais à frente), cada um dos quais tem uma função distinta que nos protege e nos permite sobreviver e desenvolver no planeta.

Existem, na verdade, quatro diferentes sistemas imunológicos no corpo e cada um deles produz os cinco tipos de reações autoimunes citadas acima. A maior delas é encontrada no trato gastrointestinal (o intestino), onde se encontra de 70 a 85% da nossa imunidade. Há outro sistema imunológico no fígado, formado pelas chamadas células de Kupffer. O terceiro sistema compreende os glóbulos brancos, encontrados na corrente sanguínea. Por fim, temos um sistema no cérebro, constituído de células gliais.

Cada um desses sistemas opera separadamente, mas todos seguem o mesmo manual de instruções e se comunicam entre si. Cada sistema imunológico constitui-se de pelo menos dois braços: o celular, ou *sistema imunológico inato*, que age como armas de proteção, disparando balas químicas, e o humoral, ou *sistema imunológico adaptável*, a artilharia pesada requisitada quando você precisa de reforço.

Quando se depara com um invasor, seja ele feito de células cancerígenas, bactéria, vírus, parasitas, proteínas dietéticas ofensivas e peptídeos, seja de elementos químicos como os remédios, os braços celulares inatos produzem *citocinas*, as balas bioquímicas a que me referi como as primeiras reações. Essas citocinas reconhecem o que quer que considerem ameaçador, e depois o destroem. É produzida uma quantidade de diferentes tipos de citocinas, e o sistema imunológico determina qual delas lançar, dependendo da ameaça. Por exemplo, reforçamos o sistema imunológico com as vacinações e recebemos imunizações distintas para sarampo e caxumba; a cada vez, estamos focando em uma citocina diferente. Se a estratégia defensiva do braço celular não conseguir realizar o trabalho, o sistema imunológico convoca a "artilharia pesada". É aí que entra o sistema imunológico humoral adaptável, com seus soldados que lançam os mísseis direcionados, os chamados *anticorpos*.

Este complexo sistema biológico funciona ininterruptamente, e seu arsenal limitado é tudo o que temos para proteger nossa saúde interna do mundo externo. O sistema imunológico precisa trabalhar muito no mundo atual e pode ficar sobrecarregado facilmente. Às vezes, invasores agressivos passam despercebidos e provocam (1) infecções ou (2) os sintomas irritantes que você pode estar sofrendo, que não evoluem para uma infecção diagnosticável. Cada uma dessas reações pode progredir para doenças mais sérias. Isto é particularmente verdade, quando se trata de crianças e idosos, uma vez que o sistema imunológico demora a amadurecer completamente e geralmente se desgasta à medida que envelhecemos.

Um segundo problema é que, atualmente, nossos corpos são exatamente iguais aos dos nossos antepassados que viveram milhares de anos atrás, mas as ameaças a que estamos expostos são completamente diferentes agora. Como diz meu amigo Mark Houston, doutor em medicina e biólogo vascular (especialista em vasos sanguíneos): "O corpo humano tem um número limitado de sistemas de reação disponíveis para reagir a um número ilimitado de agressões". Nossos ancestrais precisavam de proteção imunológica apenas contra alguns vírus e um punhado de micro-organismos: parasitas, vermes e bactérias. Seu sistema imunológico era projetado para identificá-los e destruí-los. Atualmente, nosso sistema imunológico é exatamente o mesmo; contudo, as ameaças à nossa saúde agora incluem o mesmo punhado de parasitas, vermes, micróbios e bactérias, bem como "um número ilimitado de agressores", incluindo supermicróbios (bactérias que se tornaram resistentes a antibióticos), alimentos hibridizados e geneticamente modificados, dezenas de milhares de produtos químicos tóxicos, incluindo herbicidas e pesticidas, além de metais pesados como chumbo, mercúrio e cádmio. Tudo isso é um resultado da modernização da sociedade. Dizem, por exemplo, que a civilização romana terminou com a construção de aquedutos venenosos revestidos de chumbo, porque os sistemas imunológicos humanos não foram feitos para combater o chumbo. O caso é que nossos corpos continuam a reagir contra todos esses e muitos outros agentes agressivos (que, juntos, são chamados de *antígenos*), como se estivéssemos combatendo um micróbio, um parasita, uma bactéria ou um vírus. Simples assim. Isso é tudo que temos como nosso sistema de reação protetora.

### os anticorpos em níveis elevados são a estratégia de bazuca do sistema imunológico

Quando o sistema imunológico inato não consegue se livrar do invasor ofensivo criando uma inflamação, o sistema imunológico adaptável é convocado para entrar na briga com anticorpos, os assassinos treinados que vão atrás de um alvo específico. Sempre que os anticorpos encontram um invasor, disparam seus mísseis. Se alguma vez você tiver recebido os resultados do seu exame de sangue com as palavras "elevados níveis de anticorpos", ou o anticorpo vier com uma indicação acima do padrão tido como de normalidade, isto se refere ao fato de que a artilharia pesada está fazendo hora extra para conter uma ameaça detectada, e quer você tenha ou não sintomas, o dano tecidual desses anticorpos está se acumulando.

Cada uma das grandes armas solta seu próprio tipo de anticorpos: IgA, IgG, IgE, IgM, e IgD. O IgM é o primeiro anticorpo produzido, quando há suspeita de uma ameaça e a artilharia pesada é convocada. Se ela não conseguir neutralizar a ameaça completamente, produzem-se os outros anticorpos e eles assumem a tarefa. Se você comer alguma coisa que os seus sensores registram com uma ameaça, o IgA é a reação complementar, disparada das superfícies epiteliais (o revestimento dos seus intestinos, pulmões e vasos sanguíneos). O IgG é uma reação sistêmica, ativada quando um agente ofensivo entra no sangue. Sabemos que o IgD existe, mas sua função ainda nos é obscura.

Se uma reação IgE for ativada, o IgE estimula a liberação de moléculas de histamina que podem trazer risco de morte, quando lançadas em excesso, tal como acontece nas alergias a alimentos, como os amendoins, ou na exposição a certos venenos, como as picadas de abelhas. Se você, ou alguém na sua família foi diagnosticado com alergias, pode já estar familiarizado com o teste que imita uma reação do IgE. Trata-se do teste cutâneo que confirma se você tem uma alergia. No entanto, esse não é o único teste que confirma uma sensibilidade a um alimento prejudicial.

Se você disser ao seu médico que todas as vezes que seu filho come muito queijo ele acaba com o nariz cheio de muco, ele o encaminhará a um alergista que realizará um teste IgE para alergia a laticínios. Se o teste der negativo, seu filho deverá continuar comendo queijo? Um alergista poderia dizer que é seguro comer queijo por não constar uma reação alérgica IgE. Mas existem outros segmentos das forças armadas no seu corpo a serem checados. Os testes de anticorpos (IgA, IgG, IgM) poderiam provar que embora seu filho não tenha uma alergia IgE a laticínios, poderia haver uma reação de uma força militar diferente. Pode não ser a força aérea (IgE), mas poderia ser o exército (IgG) ou a marinha (IgA).

Um teste cutâneo é suficientemente abrangente para determinar uma sensibilidade alimentar? Não, não é. É um teste muito bom, mas destaca apenas uma dentre as inúmeras maneiras que seu sistema imunológico poderia reagir a um alimento ofensivo.

Se o seu médico não fizer uma abordagem mais ampla, seu filho poderá continuar se expondo aos laticínios, o que continuará fazendo com que ele se sinta doente.

Seu cérebro pode orientar o sistema imunológico a criar alguém que assuma o comando (um general), cuja função seja assegurar que você estará protegido pelo resto da vida contra aquele alimento prejudicial. Por exemplo, você pode ter o general Glúten, que instrui o sistema imunológico a criar anticorpos contra o glúten e mantém a habilidade de reproduzi-los pelo resto da sua vida. Esses generais são chamados de células de memória B, e sua função é protegê-lo de futuras exposições aos itens tóxicos que seu sistema imunológico já reconheceu como um problema. Por exemplo, quando você era criança, possivelmente foi vacinado contra sarampo. Se eu fosse fazer um exame de sangue em você agora, provavelmente verificaria que você não tem anticorpos contra o sarampo porque não foi recentemente exposto à doença. Mas quando você recebeu a vacina que continha uma pequena quantidade do vírus, seu exame de sangue contaria uma história diferente.

Agora, lembre-se: seu sistema imunológico são as forças armadas, e tem muitos generais à toa, sem nada para fazer. Uma vez que você foi vacinado contra sarampo, o corpo viu-se perante um invasor, e começou a funcionar. O cérebro reage com instruções: "General, agora você vai se chamar general Sarampo, cuide disto". O general Sarampo estabelece uma linha de montagem que começa a produzir soldados de anticorpos treinados para atacar o sarampo, e cada um deles carrega bazucas muito poderosas. Esses anticorpos disparam seus mísseis, enquanto percorrem a corrente sanguínea procurando e destruindo o sarampo onde quer que o encontrem.

Quando os vírus do sarampo introduzidos pela vacina desaparecem, o general Sarampo diz: "Desmanchem a linha de montagem; não preciso mais de soldados por enquanto". Mas como o general Sarampo é uma célula de memória B, se algum dia você for novamente exposto ao sarampo, tudo o que o general Sarampo precisará fazer é apertar o botão para ter a linha de montagem organizada e em ação; ele não precisará refazê-la. É este o propósito de uma vacina de reforço: ela coloca a linha de montagem novamente em operação. Bastam uns dois dias, depois de ativados por um reforço, para se criar anticorpos contra o sarampo, ou quaisquer outros anticorpos, para proteger você. É por isso que, se você viaja para um lugar como a África, precisa se vacinar meses antes contra a febre amarela e a dengue, os vírus potenciais a que poderá se expor em sua viagem. Mas se voltar para a África quinze anos depois, só precisará de um reforço duas semanas antes da viagem, não precisará refazer a linha de montagem. O reforço da vacina despertará o general Febre Amarela ou o general Dengue, e eles organizarão a linha de montagem para que você tenha anticorpos em sua corrente sanguínea, prontos para protegê-lo.

Os anticorpos produzidos para protegê-lo contra febre amarela ou dengue – ou glúten ou laticínios – ficam circulando na corrente sanguínea procurando organismos ou alimentos que eles foram treinados para atacar. Depois que o organismo ou alimento ofensivo são destruídos pelos anticorpos, leva-se um ou dois meses para desligar a linha de montagem. Os anticorpos já produzidos em sua corrente sanguínea têm uma duração de dois a três meses. Assim, altos níveis de anticorpos ficam circulando na corrente sanguínea, trabalhando, atacando, e às vezes causando danos colaterais bem depois de uma exposição (como o glúten). Esse processo pode continuar por um período de três a cinco meses.

Isso significa que basta uma exposição para ativar um general específico, e você terá essa reação protetora perdurando por muito tempo. Se alguma vez você for exposto à febre amarela ou a um pouco de glúten, o mecanismo protetor é reativado, a carga de anticorpos sobe, e seu sistema imunológico irá protegê-lo com força total. É por isso que você não pode comer "só um pouquinho", em se tratando de glúten ou de outros alimentos a que possa ser sensível. Por exemplo, em um estudo pioneiro publicado na *Lancet* em 2001, pacientes celíacos foram acompanhados por mais de vinte anos, e seus padrões alimentares foram registrados. Descobriu-se que aqueles que comiam glúten uma vez por mês, mesmo que não se sentissem mal, sofriam consequências enormes. Eis a citação exata: "A não adesão à dieta sem glúten, definida como a ingestão de glúten uma vez por mês, aumentou em seis vezes o consequente risco de morte". Parece um preço alto a ser pago por um ocasional *cupcake*.

Quando nosso sistema imunológico continua produzindo níveis elevados de anticorpos, a coisa é bem séria sob uma ampla perspectiva, mesmo que muitos médicos ignorem isso, caso você não tenha outros sintomas. Por exemplo, se você apresentou níveis elevados de anticorpos para a sua tireoide, a maioria dos médicos consideraria isso uma descoberta incidental, se você não apresentar sintomas relevantes na tireoide. No entanto, isso não é nada incidental; é uma mensagem do seu sistema imunológico de que você tem um problema. Anticorpos em níveis elevados são um sinal de que seu sistema imunológico está recorrendo a sua última opção para responder a uma ameaça detectada, antes do desenvolvimento da doença. Níveis elevados de anticorpos para o seu próprio tecido causam inflamação e dano tecidual. Ponto. Você não sentirá o dano se acumulando, quando tem níveis elevados de anticorpos, até que seu sistema imunológico destrua tanto tecido que os sintomas aparecem.

Os anticorpos em níveis elevados também podem ocorrer, quando nosso sistema imunológico inato (os "socorristas") fica esgotado e ineficiente. Nosso sistema imunológico desgasta-se só por monitorar a maneira que vivemos nossas vidas frenéticas. Estamos viajando na estrada da vida e nossa caixa de transmissão está gritando em marcha lenta, mas não estamos indo na velocidade que gostaríamos, ainda que estejamos forçando o motor e a transmissão. Alguns médicos poderão aconselhá-lo a ir mais devagar, caso você pareça estressado ou exausto, mas não acredito que essa opção seja realista na sociedade atual. Para mim, eles estão tirando o corpo fora quando dizem para as pessoas "eliminarem o estresse" ou "irem com calma". Não podemos diminuir nossas exigências, sejam elas cuidar das crianças, lidar com o trânsito da hora do *rush*, ou render o máximo possível em nosso desempenho profissional. Nós não vamos, simplesmente, desacelerar na vida. Ninguém vai pegar mais leve e, francamente, você não deveria ter que fazer isso.

Em vez disso, vou ensinar como você pode se deslocar de maneira muito mais rápida e com menos esforço. Assim poderemos atravessar a vida sem uma caixa de transmissão aos berros, queimando menos combustível e apoiando nosso sistema imunológico. Acredito que nascemos com o direito de levar uma vida intensa; só não deveríamos esgotar nossos corpos para fazer isto. Parte do meu credo pessoal, e onde encontro minha alegria, vem de George Bernard Shaw:

> Ser útil a um propósito que você mesmo reconhece como importante.
> Ser uma força da natureza, e não um idiota egoísta e febril, com doenças e queixas, reclamando que o mundo não se dedica a fazê-lo feliz.

Aprender a mudar marchas é muito simples, e você aprenderá a maneira exata neste livro. Quando você ingere alimentos que seu sistema imunológico considera um problema, você cria um estresse metabólico que se manifestará no seu ponto fraco. Em vez disso, ingerindo alimentos energéticos, você poderá reduzir este estresse desnecessário. Neste livro, você aprenderá a parar de comer os alimentos específicos que o deixam doente, gordo, cansado ou desmemoriado. Ao fazer isso, seu corpo terá o desempenho que você deseja.

## a inflamação é a estratégia da fortaleza do sistema imunológico

A inflamação é a resposta natural do sistema imunológico a uma ameaça. Quando o sistema imunológico produz citocinas e anticorpos, esses reagentes atacam o invasor ofensivo num processo que tanto destrói o invasor quanto cria uma barreira entre seu corpo e a infecção, dano ou estresse. Essa barreira, ou estratégia da fortaleza, aumenta o fluxo sanguíneo e envia glóbulos brancos e anticorpos como reforço imunológico às áreas do corpo ou do cérebro que precisam ser curadas. Em alguns casos, como quando você faz um pequeno corte na mão, essa barreira provoca calor e sensibilidade que você pode ver e sentir, já que pode notar a sensibilidade, a vermelhidão e o inchaço. Mas em outros casos, a inflamação é interna e não tão óbvia. Existe sensibilidade, vermelhidão e inchaço, só que você não consegue sentir – como no caso da aterosclerose, que evolui para doença cardíaca. Esta é o que se considera uma condição "dormente"; você não sabe que ela está ocorrendo. Se você não for procurar esse tipo de inflamação através de exames de sangue altamente sensíveis, nem mesmo saberá que ela existe. É muito importante entender que existem dois tipos de inflamação, já que isso é a base da sua capacidade de identificar "o que está fermentando" em seu corpo, enquanto ainda há tempo de reverter o dano.

A inflamação é a ferramenta básica no arsenal do nosso sistema imunológico, na manutenção da sua saúde. É importante lembrar-se disso, porque a inflamação tem uma má fama. A verdade é que a inflamação não é prejudicial a você. A inflamação *excessiva* é que é ruim. Depois que o invasor ofensivo é destruído e o dano ao seu corpo é reparado (como quando o corte no seu dedo sara), a barreira da inflamação é removida. No entanto, normalmente a inflamação continua, quando a ameaça permanece. Isso pode ocorrer, quando a munição da sua reação inflamatória não foi forte o bastante para vencer o invasor, ou quando continuamos nos expondo, como no caso do desconhecimento de sensibilidade a alimentos, visto que continuamos ingerindo alimentos errados, atiçando o fogo com gasolina.

Quando a inflamação sai do controle, você pode sentir sintomas sutis e pensar que talvez esteja "ficando velho". No início, poderá reparar que ganhou alguns quilos, ou que está mais cansado do que o normal. Talvez tenha engordado um quilo e meio no último ano e sua calça tenha ficado mais apertada. Mas se você multiplicar esse ganho de peso por dez anos, agora sua calça ficou um ou dois números maior, e você desenvolveu um pneu extra no abdômen. O tipo de gordura corporal encontrado ali é chamado de *gordura adiposa*, e produz 17 tipos diferentes de hormônios, 15 dos quais fomentam ainda mais inflamação. A gordura corporal adiposa origina-se de hábitos errados no estilo de vida que podem levar ao ganho de peso e a uma inflamação sistêmica pelo corpo. Um simples exame de avaliação para identificar se você carrega níveis perigosos de gordura adiposa é conhecido como *análise da composição corporal*.

A inflamação crônica e contínua está diretamente ligada ao dano tecidual que se acumula e acaba provocando disfunção. A sequência de inflamações excessivas é o ponto de partida para um processo degenerativo levando ao aumento de peso, ao cansaço, à depressão, à dor crônica, à ansiedade, à insônia e às doenças autoimunes. Praticamente toda doença degenerativa está ligada à inflamação excessiva, incluindo o câncer, as doenças cardíacas, a diabetes, o lúpus, a esclerose múltipla, o mal de Parkinson e o de Alzheimer. Os cientistas agora demonstraram que a aterosclerose (o tampão na sua tubulação que provoca doença cardíaca) e o câncer têm componentes autoimunes em seus estágios iniciais e progressivos. No total, estima-se que a autoimunidade afete uma em cinco mulheres americanas, e um em sete homens americanos.

### a inflamação é o elo frágil na sua cadeia

O local onde a inflamação surge pela primeira vez como sintoma é o elo frágil da sua cadeia. Esse local é determinado pela sua genética, pelos seus antecedentes (como você tem levado a vida até então) e pela sua exposição ao ambiente. Os sintomas no espectro autoimune podem ser expressos de várias maneiras, dependendo de onde se situa o elo fraco na cadeia da sua saúde geral. Por exemplo, se uma pessoa tem uma sensibilidade ao glúten, ela poderá se manifestar através do comprometimento de uma função cerebral como dores de cabeça, perda de memória ou convulsões. Em outra pessoa, a mesma sensibilidade pode se manifestar como prisão de ventre. Em outra, pode se manifestar como uma doença no fígado.

A inflamação acentuada força a sua cadeia, e onde quer que esteja o elo frágil na cadeia da sua saúde, é ali que ocorrerá o dano tecidual. Se for na sua tireoide, você poderá notar que sente mais frio ou que tem dificuldade para perder peso; se for no seu fígado, poderá descobrir que o álcool passou a ter um efeito mais forte no seu organismo; se você for mulher, poderá ter TPM; se for no seu cérebro, poderá esquecer coisas simples como o local onde deixou as chaves, ou ter dificuldade com a sua memória em geral; se forem os seus músculos, poderá notar que não está tão forte como antes, ou que tem mais dificuldade para subir escadas.

Pode ser que sejam necessárias várias consultas, ou mesmo vários médicos, até que você consiga o diagnóstico certo. Por exemplo, indivíduos com a doença celíaca, tipicamente requerem uma média de cinco médicos e 11 anos de sintomas até receberem o diagnóstico clínico correto de doença celíaca. No momento em que os seus sintomas passam a perturbar o seu cotidiano, o dano tecidual da inflamação já vem se acumulando há anos. *Anos*. Esses sintomas podem acabar encaminhando você a um médico, que talvez se concentre em tratar os sintomas da inflamação (as dores nas juntas, as dores de cabeça, a alta taxa de açúcar no sangue etc), mas é menos provável que aborde a raiz do problema. É possível que o que quer que esteja forçando a sua cadeia nunca seja abordado, e a inflamação acentuada poderá causar outro problema no seu segundo elo mais fraco. Em medicina, isso é chamado de *comorbidade.*

Por exemplo, a medida do sucesso no tratamento farmacêutico da diabetes é um índice no sangue chamado hemoglobina A1C. O método padrão é aumentar a dose da medicação até que os níveis da hemoglobina A1C atinjam a faixa normal. Se você seguir o conselho do seu médico e tomar seus remédios até que a sua taxa de açúcar no sangue esteja estável, os resultados dos seus exames de laboratório parecerão aceitáveis (você terá uma hemoglobina A1C normal), mas a própria medicação pode estar colocando-o num alto risco de comorbidade como deterioração mental ou ataques cardíacos fatais, porque o mecanismo subjacente da inflamação que, de fato, provocou o aumento de açúcar no sangue não foi tratado com essa medicação. A inflamação continua causando dano tecidual em seus vasos sanguíneos e no seu cérebro. Lamento que seja eu quem lhe diga, mas as pessoas com diabetes 2 têm um período mais curto de vida, um início prematuro de doença cardiovascular, e mais deterioração cerebral (declínio cognitivo) do que a população em geral, e isso ocorre quando você segue as recomendações do seu médico e toma o remédio que estabiliza apenas o sintoma com o qual você se apresentou inicialmente, o excesso de açúcar no sangue. De acordo com uma meta-análise de 2011 (estudo que condensa vários estudos) sobre o uso de medicamentos no tratamento da diabetes, publicado no *New England Journal of Medicine*, os pesquisadores descobriram que, em comparação com a terapia padrão, um aumento nas doses dos medicamentos para abaixar a hemoglobina A1C a uma faixa aceitável reduzia, num período de cinco anos, os ataques cardíacos não fatais em 21%. Isso parece bom demais, não é? Mas é preciso ler todo o estudo para descobrir que isso também aumentava, em cinco anos, a mortalidade (mortes) em mais de 19%.

Estou totalmente de acordo com o uso de medicamentos para tratar os sintomas, mas também precisamos cuidar da inflamação subjacente que esteja causando a doença. Milhares de médicos descobriram que, incluindo uma abordagem anti-inflamatória no trato da saúde, como a que você descobrirá neste livro, você pode interromper, e mesmo, em alguns casos, reverter as doenças degenerativas como a diabetes e outras doenças autoimunes.

## o excesso de tensão oxidativa faz disparar a inflamação

No interior de cada célula existem minúsculas centrais de energia chamadas *mitocôndrias*. Conforme o oxigênio é inserido dentro do corpo, a função da mitocôndria é criar a energia de que necessitamos para manter o organismo funcionando. Durante esse processo, parte do "exaustor" cria moléculas extras de oxigênio chamadas *radicais livres*. Esses radicais livres podem danificar as paredes externas das nossas células, e quando o dano acumulado é suficiente, ele afeta a função dos tecidos e órgãos, o que leva ao início do surgimento dos sintomas. Normalmente, os radicais livres são neutralizados pelas vitaminas antioxidantes e pelos polifenóis que funcionam como esponjas, absorvendo-os.

Obtemos essas vitaminas ao comer frutas e vegetais coloridos, motivo pelo qual, no capítulo 7, recomendo a ingestão diária de vegetais de diversas cores. Cada cor contém uma família diferente de vitaminas e polifenóis, os antioxidantes que são ótimos para você.

No entanto, se em nossa dieta faltar antioxidantes, ou se formos superexpostos a antígenos, os radicais livres podem se sobrepor e criar uma tensão oxidativa que danifica qualquer célula em nosso corpo. Tudo depende de onde se encontra o elo frágil na sua cadeia. A tensão oxidativa é um mecanismo básico na produção de inflamação e seu consequente dano celular, que evolui para dano tecidual. Quando o dano tecidual é considerável, tem início a disfunção do órgão, progredindo, enfim, para a sua doença. É a esta altura que você, normalmente, obtém um diagnóstico.

Você sabia que todas as vezes em que está em um voo, está exposto à radiação excessiva por explosão solar, o que aumenta a sua carga de tensão oxidativa? Por exemplo, quando as explosões solares estão no seu auge, você pode ser exposto ao equivalente à quantidade de radiação de sete raios-X do peito, durante um simples voo de Nova York a Los Angeles. Isto é importante porque a radiação provoca tensão oxidativa. Esta exposição excessiva contribui imensamente para que as comissárias de bordo tenham um dos mais altos registros de desequilíbrio hormonal e complicações na gravidez em comparação a qualquer outra profissão, e o motivo dos pilotos terem um dos mais altos registros de leucemia e linfoma do que qualquer outra profissão. Essas pessoas estão sentadas em uma caixa de alumínio, expostas à radiação que provoca um excesso de tensão oxidativa diariamente. Recomendo a todos os meus pacientes pilotos e comissários de bordo que multipliquem por cinco a ingestão de vitaminas antioxidantes necessárias a todas as outras pessoas. Eles precisam de muitas esponjas para absorver os radicais livres que provocam a tensão oxidativa.

Outra maneira de pensar sobre a tensão oxidativa é um exemplo que aprendi com meu mentor, Jeffrey Bland, PhD, cofundador da medicina funcional. Ele me ensinou que são necessárias 976.000 ratoeiras dispostas lado a lado para encher um campo de futebol. Se você armar cada ratoeira e carregá-la com uma bola de pingue-pongue, o campo de futebol parecerá completamente branco, você só verá as bolas. Se você andar pelas bordas e atirar mais uma bola de pingue-pongue no campo, ela atingirá uma ratoeira que disparará sua própria bola: *Pof*! Agora são duas bolas no ar, a que você jogou e a que a ratoeira acabou de disparar. Essas duas bolas atingem mais duas ratoeiras: *Pof, pof*! Agora são quatro bolas de pingue-pongue no ar – *Pof*! – depois oito, dezesseis, e assim por diante: *Pof, pof, pof, pof, pof, pof, pof, pof*. Você criou uma reação em cascata de bolas disparadas que continua muito depois que a primeira foi atirada.

Exatamente como neste exemplo, depois que o primeiro fator irritante provoca a inflamação, a tensão oxidativa aumenta exponencialmente, como se tivesse vida própria. Você atravessou a fronteira do que a sua carga antioxidante – seus extintores de incêndio – pode debelar. Se continuar alimentando o fogo com gasolina, criando mais inflamação (comendo alimentos aos quais é sensível, por exemplo), a tensão oxidativa continuará a abastecer ainda mais a inflamação, o que, então, provocará mais prejuízos ao tecido, disfunções, culminando com a doença.

Eis um exemplo de como uma simples seleção de alimentos pode reduzir o dano da excessiva tensão oxidativa. De acordo com uma meta-análise de 2004 relatada no *British Medical Journal,* é possível reduzir o risco de doença cardiovascular em 75%, aumentar a expectativa total de vida em 6.6 anos e aumentar a expectativa de vida livre de doença cardiovascular em nove anos, quando se monta um plano de alimentação saudável, rico em antioxidantes (de maneira a ter mais esponjas para absorver os radicais livres e reduzir a tensão antioxidante). Os alimentos benéficos a serem ingeridos diariamente incluem peixes de água fria, chocolate amargo (é, você leu certo, chocolate amargo diariamente), alho, amêndoas, vinho tinto, e pouco menos de meio quilo de frutas e vegetais. Lembre-se, isso é *diariamente*. Mas não basta, simplesmente, comer meio quilo de cenouras, então vá atrás de diversidade. Coma um pouco de cenoura, brócolis, repolho roxo e alguns tomates ou pimentões vermelhos para obter todos os diversos tipos de antioxidantes.

Acompanharemos a história de Samantha ao longo deste livro, a partir da página 54, para que você possa ver como ela foi afetada por cada um dos diferentes componentes que causam o espectro autoimune. Infelizmente, essa parte da sua história é apenas o começo.

## identificando as doenças autoimunes

Existem mais de oitenta doenças autoimunes, e muito mais condições autoimunes. A diferença entre uma doença e uma condição é clara. As *condições* resultam de alguma disfunção. A *doença* autoimune ocorre, quando a disfunção evoluiu para uma lesão no órgão. Se você estiver produzindo anticorpos contra o seu próprio tecido, cada um desses anticorpos representa uma condição diferente. Por exemplo, existem sete anticorpos presentes para o lúpus, e cada um deles representa um mecanismo diferente que

# conheça samantha

Minha paciente, colega e grande amiga Samantha tinha um dos piores casos de lúpus já vistos no mundialmente renomado centro de pesquisa para lúpus da Reumatologia da Universidade da Califórnia, em Los Angeles. Sem exagero, Samantha morreu duas vezes na mesa do pronto atendimento. Como resultado da quimioterapia e da terapia de esteroides necessárias, ela perdeu vinte centímetros de altura devido a uma grave osteoporose, causando inúmeras fraturas no meio das costas. Samantha finalmente saiu do seu pesadelo, dinâmica e saudável. No entanto, sua história é um alerta para todos nós sobre a importância de não apenas dar atenção ao que o seu corpo está tentando lhe dizer, mas também de agir a partir dessa mensagem.

Quinze anos antes de ela ser diagnosticada com lúpus, disseram a Samantha que era "normal" ter prisão de ventre por duas semanas de cada vez. Já aos sete anos, ela se lembrava de ter tido sérias infecções de ouvido, dificuldade em recuperar o fôlego e extrema fadiga. Quando a mãe de Samantha sugeria que saíssem de casa para fazer umas compras, Samantha ficava tipicamente relutante porque estava sempre cansada e não se sentia bem. Contudo, ela se convencia a se levantar e ir, mesmo tendo constantes cólicas estomacais, cansaço e fraqueza muscular.

A intensidade da dor, as dores de ouvido, as alergias e a fadiga variavam, mas a vida seguia em frente. Samantha lembra-se de que, quando criança e na adolescência, nunca se sentia bem depois de comer, mas deduzia que sua indisposição fosse normal. Na adolescência, teve uma acne incontrolável. Seu médico costumeiro receitou-lhe pílulas anticoncepcionais, quando ela estava com 13 anos, para controlar uma menstruação abundante, e quando isso não melhorou a sua pele, sua dermatologista prescreveu isotretinoína (Accutane). Infelizmente, o Accutane fez com que ela se sentisse deprimida e não reverteu a acne.

Ao longo de sua adolescência, o lema de Samantha era: "Só estou atravessando uma fase em que me sinto mal, grande coisa. Meu médico me diz que sou uma menina saudável. Vou começar a ir a festas, vou me divertir. Quero aproveitar a vida". Assim, ela tentou levar uma vida normal de adolescente, mesmo se sentindo mal. Aos vinte anos e com 1,80m, Samantha era tão ativa quanto possível; jogava tênis e dançava balé, até que começou a ter cãibras na panturrilha nas últimas semanas do segundo ano da faculdade. Uma manhã, ela se levantou cedo, e ao ficar em pé caiu de cara no chão. Notou que sua perna estava inchada. Foi até a sua enfermeira clínica que a tirou do Accutane, conhecido por provocar cãibras na perna. Só como precaução, a enfermeira mandou Samantha para o hospital, para que fizesse um ultrassom da perna.

A grande sorte de Samantha foi o ultrassom descobrir um coágulo em sua perna, o que significava que ela teria que começar a tomar anticoagulantes. Em duas semanas, o coágulo da sua panturrilha rompeu-se e foi até o pulmão, provocando uma embolia pulmonar. Este é um problema sério e pode levar à morte. Pensava-se que a embolia havia sido causada pela síndrome antifosfolipídica (síndrome de Hughes), uma disfunção caracterizada por uma elevada tendência à formação de coágulos anormais, que podem levar a derrames cerebrais e abortos inexplicáveis. Esta foi a primeira doença autoimune com a qual Samantha foi diagnosticada. Seu hematologista especializado do USC Medical Center disse a ela: "Se você não tomar Coumadin (varfarina, um anticoagulante) pelo resto da vida, vai ter outro coágulo e vai morrer".

Àquela altura, Samantha foi a um quiroprático especializado exclusivamente no tratamento da espinha. Novamente, ela teve sorte, pois o quiroprático reconheceu que ela precisava de uma ajuda além da sua especialidade. Sugeriu que ela fosse se consultar com seu próprio quiroprático, especialista em medicina funcional.

A experiência de Samantha é clássica. Ela estava no espectro autoimune desde muito nova, mas ninguém pensou em verificar isso. Já aos três anos, tinha fortes infecções no ouvido. Depois, aos sete, tinha dores estomacais, prisão de ventre, e a toxicidade que se desenvolveu daí. Todos esses sintomas eram um enorme sinal de alerta de que estava acontecendo alguma coisa com seu sistema imunológico, contribuindo para a criação do ambiente onde aconteciam infecções recorrentes do ouvido. Ela seguiu a orientação da medicina tradicional, que nunca abordou a causa dos seus sintomas. Portanto, não é de se estranhar que, mesmo ao tomar os remédios como anticoncepcionais, Accutane, anti-histamínicos e inaladores sugeridos pelo médico, nada realmente resolvesse seus sintomas. Seus pais fizeram o possível, e sua atitude positiva manteve-a na ativa, mas por fim a pilha de sintomas de Samantha colocou-a contra a parede e criou um problema de saúde ainda maior.

contribui para a disfunção. É por isso que muitos órgãos ou tecidos diferentes podem ser afetados, quando a pessoa tem lúpus.

The National Institutes of Health (Institutos Nacionais de Saúde) diz que embora muitas doenças autoimunes sejam raras, coletivamente elas afetam cerca de 8% da população dos Estados Unidos, cerca de 24 milhões de pessoas, mais do que as afetadas por câncer (nove milhões) ou doenças cardíacas (22 milhões). Contudo, de acordo com o dr. Jeffrey Bland, provavelmente o número é bem maior, já que esse cálculo reflete apenas os que são corretamente diagnosticados. Estimativas melhores sugerem que mais de 72 milhões de pessoas nos Estados Unidos, ou aproximadamente 22% da população, têm uma doença autoimune. Lembre-se de que, no total, estima-se que a autoimunidade afete uma em cada cinco mulheres americanas, e um em cada sete homens americanos. Você pode ser um deles.

As pessoas que estão no espectro autoimune normalmente têm mais do que uma condição. Por exemplo, mais de 20% das crianças com doença celíaca já apresentam uma leve disfunção cardíaca. A celíaca delas está em uma ponta do espectro com um diagnóstico confirmado, mas a doença cardíaca está na outra ponta do espectro, ainda sem sintomas. Isso significa que se você tiver uma condição autoimune, provavelmente ainda tem outros elos frágeis na sua cadeia, e onde quer que estejam, serão ativados a não ser que você interrompa a cascata de inflamações.

As doenças autoimunes mais comuns são:

- Alopecia (perda de cabelo)
- Artrite reumatoide
- Diabetes
- Doenças inflamatórias do intestino (doença de Crohn e colite)
- Doenças da tireoide
- Esclerose lateral amiotrófica (ELA, também conhecida como doença de Lou Gehrig)
- Esclerose múltipla
- Mal de Alzheimer
- Mal de Parkinson
- Nefropatias (doenças renais)
- Neuropatias (doenças do cérebro e do sistema nervoso)
- Osteoartrite
- Psoríase

Uma lista mais abrangente criada pela American Autoimmune Related Diseases Association (Associação Americana de Doenças Relacionadas à Autoimunidade) inclui o que se segue abaixo. Estou exibindo a lista completa para que você possa ver a quantidade de doenças diferentes que realmente estão no espectro autoimune:

1. Agamaglobulinemia
2. Alopecia areata
3. Alveolite fibrosante
4. Amiloidose
5. Anemia aplástica autoimune
6. Anemia hemolítica
7. Anemia perniciosa
8. Angioedema autoimune
9. Aplasia pura das células vermelhas
10. Arterite de células gigantes (arterite temporal)
11. Arterite de Takayasu
12. Arterite temporal/arterite das células gigantes
13. Artrite reativa
14. Artrite juvenil
15. Artrite psoriática
16. Artrite reumatoide
17. Autoimunidade espermática e testicular
18. Bloqueio cardíaco congênito
19. Cardiomiopatia
20. Cirrose biliar primária
21. Cistite intersticial
22. Colangite esclerosante primária
23. Colite ulcerativa
24. Conjuntivite ligneous
25. Crioglobulinemia essencial mista
26. Degeneração cerebelar paraneoplásica
27. Dermatite herpetiforme
28. Dermatite autoimune à progesterona
29. Dermatose vesicobolhosa
30. Dermatomiosite
31. Dermatose linear por IgA (LABD)
32. Diabetes tipo 1
33. Diabetes juvenil (diabetes tipo 1)
34. Disautonomia autoimune
35. Distrofia simpática reflexa
36. Doença de aglutinina fria
37. Doença autoimune da tireoide
38. Doença autoimune do ouvido interno (AIED)
39. Doença de Baló
40. Doença de Behçet
41. Doença de Castleman
42. Doença Celíaca
43. Doença de Crohn

44. Doença de Devic (neuromielite ótica)
45. Doença esclerosante relacionada a IgG4
46. Doença de Graves
47. Doença indiferenciada do tecido conjuntivo (DITC)
48. Doença de Kawasaki
49. Doença de Lyme crônica
50. Doença mista do tecido conjuntivo (DMTC)
51. Doença de Mucha-Habermann
52. Encefalite de Hashimoto
53. Encefalomielite alérgica experimental
54. Encefalomielite disseminada aguda (EMDA)
55. Encefalomielite perivenosa
56. Encefalopatia necrotizante aguda
57. Endocardite bacteriana subaguda (EBS)
58. Esclerodermia
59. Endometriose
60. Eritema nodoso
61. Esclerite
62. Esclerose múltipla
63. Esofagite eosinofílica
64. Espondilite anquilosante
65. Fascite eosinofílica
66. Febre reumática
67. Fenômeno de Raynaud
68. Fibromialgia
69. Fibrose retroperitoneal
70. Fibrose pulmonar idiopática
71. Granulomatose com poliangeíte (GPA)
72. Granulomatose de Wegener/granulomatose com poliangeíte (GPA)
73. Glomerulonefrite
74. Hemoglobinúria paroxística noturna
75. Hepatite autoimune
76. Herpes gestacional
77. Hiperlipidemia autoimune
78. Hipogamaglobulinemia
79. Imunodeficiência autoimune
80. Lipoproteínas imunorreguladoras
81. Líquen escleroso
82. Líquen plano
83. Lúpus (LES)
84. Lúpus eritematoso discoide
85. Mal de Addison
86. Mal de Chagas
87. Miastenia grave
88. Miocardite autoimune
89. Miocardite de células gigantes
90. Miocardite por vírus Coxsackie B
91. Mielite transversa
92. Miosite
93. Miosite juvenil
94. Miosite por corpos de inclusão
95. Narcolepsia

96. Nefrite anti-GB/anti-TBM
97. Nefropatia por IgA
98. Neurite ótica
99. Neuromielite ótica (síndrome de Devic)
100. Neuropatias axonal e neuronal
101. Neuropatia desmielinizante
102. Neuropatia periférica
103. Neutropenia
104. Oftalmia simpática
105. Ooforite autoimune
106. Osteomielite crônica recorrente multifocal (OCRM)
107. Pancreatite autoimune
108. PANDAS (transtornos neuropsiquiátricos pediátricos autoimunes associados a infecções estreptocócicas)
109. Pars planitis (uveíte periférica)
110. Penfigo
111. Penfigoide bolhoso
112. Penfigoide cicatricial/ Penfigoide mucoso benigno
113. Penfigoide cicatricial ocular
114. Pioderma gangrenoso
115. Poliangeíte microscópica
116. Poliarterite nodosa
117. Policondrite recidivante
118. Polimialgia reumática
119. Polimiosite
120. Polineuropatia desmielinizante inflamatória crônica (PDIC)
121. Psoríase
122. Púrpura de Henoch-Scönlein
123. Púrpura trombocitopênica autoimune (PTI)
124. Púrpura trombocitopênica idiopática
125. Púrpura trombocitopênica trombótica (PTT)
126. Retinopatia autoimune
127. Reumatismo palindrômico
128. Sarcoidose
129. Síndrome antifosfolipídica (SAF)
130. Síndrome de Cogan
131. Síndrome de Churg-Strauss
132. Síndrome de CREST
133. Síndrome de Dressler
134. Síndrome de Evans
135. Síndrome da fadiga crônica
136. Síndrome de Goodpasture
137. Síndrome de Guillain-Barré
138. Síndrome de Lambert-Eaton
139. Síndrome de Ménière
140. Síndrome de Parry-Romberg

141. Síndrome de Parsonage-Turner
142. Síndrome das pernas inquietas
143. Síndrome da pessoa rígida
144. Síndrome de POEMS
145. Síndromes poliglandulares (tipos I, II e III autoimunes)
146. Síndrome pós-infarto do miocárdio
147. Síndrome pós-pericardiotomia
148. Síndrome de Reyter
149. Síndrome de Schmidt
150. Síndrome de Sjögren
151. Síndrome de Susac
152. Síndrome de Tolosa-Hunt
153. Tireoidite de Hashimoto
154. Úlcera de Mooren
155. Urticária autoimune
156. Uveíte
157. Vasculite
158. Vasculite leucocitoclástica
159. Vitiligo

## um foco na doença celíaca e na sensibilidade não-celíaca ao trigo

A doença celíaca é a doença autoimune mais pesquisada e é a única para a qual foi identificado o desencadeador ambiente (glúten no trigo, centeio ou cevada). Trata-se de uma reação autoimune crônica ao glúten, onde são produzidos anticorpos que atacam os intestinos e outros tecidos. Os intestinos são um tubo com cerca de seis a oito metros de comprimento. O interior do tubo é revestido de microvilosidades (página 61), com aspecto muito semelhante a um carpete felpudo. Cada um dos microvilos absorve diferentes nutrientes. A doença celíaca ocorre, quando esses microvilos desgastam-se devido a sua exposição ao glúten, e você fica com uma superfície lisa, muito parecida com um tapete bérbere. Sendo assim, seu intestino já não consegue absorver os nutrientes da forma adequada. Você acaba mal nutrido, não importa quantos nutrientes esteja de fato consumindo. As pessoas com doença celíaca geralmente se sentem doentes, cansadas e deprimidas, e podem reclamar de névoa cerebral. O The University of Chigago Celiac Disease Center (Centro de Doença Celíaca da Universidade de Chicago) identificou mais de trezentos sintomas e condições potencialmente relacionadas. No capítulo 4 você passará por um teste simples para descobrir se os sintomas que vem sentindo estão relacionados à celíaca ou à sensibilidade não celíaca ao glúten.

O tratamento da doença celíaca envolve observar pelo resto da vida uma dieta estritamente livre de glúten. Essa doença nos ensina que, se você conseguir identificar e eliminar o gatilho ambiente, poderá acabar interrompendo o processo do ataque autoimune. No entanto, se reintroduzir o glúten, o "desgaste" acelerado voltará.

Por outro lado, a sensibilidade ao glúten é uma reação ao glúten independente, causada, sobretudo, pelo ramo da imunidade inata. A diferença mais significativa entre a sensibilidade ao glúten e a doença celíaca é que a sensibilidade ao glúten não desgasta os microvilos. Contudo, a inflamação será a mesma, ou ainda maior no caso da sensibilidade ao glúten em relação à doença celíaca. Na verdade, os estudos mais recentes demonstram uma incidência maior de pessoas no espectro autoimune com sensibilidade ao glúten do que com doença celíaca. As pessoas com sensibilidade ao glúten desenvolvem os mesmos tipos de sintomas

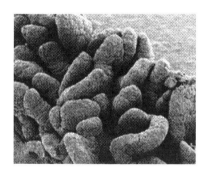

Os microvilos em nosso intestino parecem um carpete felpudo. Absorvemos todos os nossos nutrientes através de cada felpa.

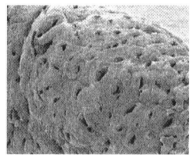

Quando os microvilos desgastam-se, as felpas desaparecem e você fica com um tapete liso ou bérbere.

Reimpresso com a permissão de Macmillan Publishers Ltd: *The American Journal of Gastroentology*, 2004.

das pessoas com doença celíaca, quando expostas ao glúten, incluindo ansiedade, dores de cabeça, nevoeiro cerebral, fadiga crônica, aumento de peso, depressão e perda de bem-estar. Esses sintomas são parte do espectro autoimune e, se não forem tratados, progredirão para as mesmas doenças prejudiciais a que temos nos referido: obesidade, demência, diabetes, doença cardíaca, e por aí vai. Existem muito mais pessoas com sensibilidade não celíaca ao glúten do que com doença celíaca, e elas reagem igualmente bem, quando seguem uma dieta livre de glúten.

A importância de diferenciar a doença celíaca de uma sensibilidade ao glúten ficou clara pela primeira vez em um estudo divulgado em 2009 no prestigiado *Journal of the American Medical Association* (JAMA). Esse estudo analisou 351.000 biópsias de revestimentos intestinais. Os pesquisadores identificaram um total de 46.121 pacientes no espectro celíaco: 29.096 com doença celíaca e 17.025 nos primeiros estágios de um desenvolvimento celíaco, antes que suas felpas tivessem se desgastado completamente. No entanto, o estudo mostrava outras 13.000 pessoas que não apresentavam felpas desgastadas, não tinham resultados positivos no exame de sangue, mas tinham sensibilidade ao glúten e inflamação. Esse é o maior estudo já publicado, ligando a sensibilidade ao glúten à mortalidade. Os celíacos tinham um risco 39% maior de morte prematura. As pessoas com inflamação por causa de uma sensibilidade ao glúten tinham um aumento de 72% no risco de mortalidade prematura. O grupo que vivenciou o maior risco de mortalidade prematura apresentava apenas sintomas de má absorção (osteoporose, anemia, fadiga). O total entendimento do risco que você corre em relação a qualquer tipo de sensibilidade ao glúten é um passo crítico que poucos médicos percebem ou irão investigar. Mas estou dizendo essas verdades porque você precisa saber como é importante escutar seu corpo e levar sua saúde a sério.

A síndrome do intestino irritável (SII) leva mais gente aos gastroenterologistas (20%) do que qualquer outra queixa. A frequência da sensibilidade não celíaca ao glúten é realçada em um artigo de 2014 no *American Journal of Gastroenterology*. O estudo mostrou que a frequência da síndrome acompanhada de doença celíaca é de cerca de 1%. Mas a frequência da síndrome acompanhada de sensibilidade não celíaca ao glúten é de 30%. Os restantes 70% de pacientes com SII não têm uma sensibilidade ao glúten identificável. No entanto, quando a maioria das pessoas com a síndrome segue uma dieta sem glúten os sintomas desaparecem. Infelizmente, a maioria dos gastroenterologistas não incorporou os resultados desses estudos em sua prática.

A maioria das pessoas se refere a uma reação ao glúten, sem uma confirmação de doença celíaca, como uma sensibilidade ao glúten, mas uma descrição mais adequada é uma sensibilidade ao trigo. Enquanto a doença celíaca é uma reação imunológica à má digestão das proteínas encontradas no trigo, no centeio e na cevada, uma sensibilidade não celíaca ao trigo pode ser uma reação a qualquer um dos muitos componentes do trigo. Poderia ser toda a molécula do trigo, não apenas as proteínas do glúten. Poderiam ser as lectinas do trigo, chamadas de aglutininas do germe de trigo, fartamente conhecidas por disparar a formação de coágulos sanguíneos. Poderia ser uma sensibilidade a uma família de carboidratos no trigo, conhecida como FODMAPs, componente categoricamente responsabilizado por gases, distensão abdominal, prisão de ventre e diarreia. Ou poderia ser uma reação à família dos elementos químicos presentes no trigo, chamados de benzodiazepínicos (sim, o trigo contém essas substâncias encontradas em medicamentos receitados para ansiedade, o que é uma das razões de tantas pessoas acharem os carboidratos reconfortantes). Assim sendo, referimo-nos à sensibilidade não celíaca ao trigo como uma expressão genérica, e a sensibilidade ao glúten poderia se inserir nesse contexto.

Curiosamente, o primeiro neurologista no mundo a se especializar no impacto da sensibilidade ao glúten no cérebro, com ou sem doença celíaca, foi Marios Hadjivassiliou, doutor em medicina, que acredita que a sensibilidade ao glúten esteja associada à doença autoimune, e que a celíaca é apenas uma manifestação disso. Ele provou que a sensibilidade ao glúten por si só é uma doença sistêmica autoimune. O dr. Hadjivassiliou é uma autoridade em neurologia no Sheffield Teaching Hospitals NHS Foundation Trust, a primeira clínica mundial a se especializar nas manifestações neurológicas das desordens relacionadas ao glúten, com ou sem doença celíaca. O dr. Hadjivassiliou conduziu uma ampla pesquisa sobre ataxia (quando a pessoa perde a capacidade de andar com facilidade) por glúten, tendo descrito a condição pela primeira vez na década de 1990, depois de observar um número de pacientes com inexplicáveis problemas de equilíbrio e coordenação. A maioria desses pacientes não tinha doença celíaca, mas tinha sensibilidade ao glúten.

Em 2015, em um estudo publicado por três dos centros certificados pelo governo para doenças relacionadas ao glúten, na Itália, a sensibilidade não celíaca ao trigo foi identificada como causadora de doenças autoimunes, no mínimo com a mesma frequência, e em alguns casos com mais frequência que a doença celíaca. A doença identificada com mais frequência foi a tireoidite de Hashimoto. Além disso, e ainda mais chocante, os anticorpos elevados para um gatilho comum para o corpo todo (anticorpos antinucleares, ou anticorpos ANA, que podem se manifestar como lúpus, artrite reumatoide, síndrome de Sjögren, esclerodermia ou polimiosite) apareciam em dobro nos pacientes com sensibilidade não celíaca ao trigo, em comparação com os celíacos.

Essa descoberta sugere que a sensibilidade não celíaca ao trigo não seja uma doença autoimune individual, listada juntamente com a artrite reumatoide ou a psoríase, e sim a origem de muitas doenças sistêmicas autoimunes. Isto não significa que todos os portadores de uma doença sistêmica autoimune tenham uma sensibilidade ao glúten, mas indica uma correlação muito alta. As sensibilidades ao glúten podem se manifestar de inúmeras maneiras diferentes, e podem ser tão severas quanto a doença celíaca, se não mais. Se você continuar a se expor, é bem provável que progrida até o espectro autoimune, e sua condição poderá mudar de apenas uma sensibilidade ao glúten para uma doença autoimune plenamente estabelecida.

Embora isso possa não acontecer todas as vezes que alguém tenha anticorpos em níveis elevados contra o glúten, os anticorpos ANA mostravam-se elevados neste estudo recente, 24% do tempo nos celíacos e 46% nas pessoas com sensibilidade não celíaca ao trigo (sim, você leu corretamente, quase o dobro). Isto significa que os anticorpos em níveis elevados que percorrem a corrente sanguínea podem estar destruindo tecidos onde quer que esteja o seu elo mais fraco (cérebro, rim, fígado, tireoide etc), caso você tenha uma sensibilidade não celíaca ao trigo. Se você foi diagnosticado com doença celíaca, tem dez vezes mais probabilidade de sofrer de outras doenças autoimunes do que alguém que não tenha a doença. Atualmente, estamos começando a ver que com a sensibilidade não celíaca ao trigo você tem a mesma probabilidade, ou mais probabilidade, de ter outras condições autoimunes do que a população em geral. Sem dúvida, a sensibilidade não celíaca ao trigo é o grande *kahuna*. A doença celíaca é apenas uma importante manifestação de uma sensibilidade ao trigo.

O mesmo estudo demonstrou que 50 a 55% daqueles com sensibilidade não celíaca ao trigo carregam o gene que pensávamos ser o "gene celíaco", portado por 93 a 100% daqueles com a doença celíaca (DQ2 ou DQ8). Será que isso sugere que esses genes estão de fato relacionados a muito mais sensibilidades ao trigo além da doença celíaca? Ainda não analisamos a sensibilidade não celíaca ao trigo como um contribuinte de toda doença autoimune. Com mais de 300 condições identificadas com a celíaca, poderiam essas condições também ser correlacionadas com a sensibilidade não celíaca ao trigo? Somente o tempo e os estudos dirão. Mas sabemos agora, com certeza, que uma sensibilidade ao trigo, seja ela às proteínas do glúten, às lectinas, ou a qualquer outro componente do trigo, pode causar estragos em qualquer lugar do seu corpo, culminando com um elevado risco de desenvolver uma doença autoimune.

É importante esclarecer a diferença entre as dietas de moda e a prevalência de problemas relacionados ao glúten e à doença celíaca. As dietas da moda vêm e vão. Elas são métodos altamente incentivados para se perder peso de uma maneira que não chega a ser sustentável. No entanto, as sensibilidades ao trigo, dentre outras sensibilidades alimentares, são condições médicas reais, e podem colocar você no espectro autoimune. Portanto, embora possa estar na moda dispensar o glúten, esta não é a minha intenção. Quero que você fique atento a ele, que descubra se seu sistema imunológico tem algum problema com esses alimentos.

## o glúten pode afetar qualquer coisa

Segundo o University of Chicago Celiac Disease Center (Centro de Doença Celíaca da Universidade de Chicago), mais de trezentas condições diferentes podem ser associadas à sensibilidade ao glúten. Qualquer uma delas pode ser o motivo de você se sentir doente, gordo, esquecido ou cansado.

Eis um exemplo de como uma sensibilidade ao glúten causará osteoporose. Se você tem um carpete bérbere em seu revestimento intestinal por causa da doença celíaca, não consegue absorver cálcio, e corre risco de desenvolver osteoporose. Não estou dizendo que todos que têm osteoporose sofrem de doença celíaca, mas o que eu sei é que muitos sofrem, e os que têm celíaca não receberão os benefícios pretendidos dos medicamentos padrão para osteoporose, como os ácidos alendrônicos (Fosamax). Outros cientistas concordam. Em um estudo no Archives of Internal Medicine foi relatado que "a prevalência de doença celíaca em pacientes com osteoporose é suficientemente alta para justificar uma recomendação de análise de sangue para doença celíaca em todos pacientes com osteoporose". Esse teste beneficiaria os que sofrem de osteoporose porque um remédio de bifosfonato como o Fosamax, que ajuda no aumento do desenvolvimento ósseo, não impede a má absorção de cálcio e de outros nutrientes, que está relacionada com a doença celíaca. O Fosamax estimula o depósito de uma nova matriz óssea, a armação dentro dos ossos, mas se você não estiver absorvendo cálcio, magnésio, vitamina K, estrôncio e boro, a armação não está sustentando nada. Você está formando um novo osso feito com madeira balsa em vez de carvalho. Não é de se estranhar que as mulheres que estão na pós-menopausa, com osteoporose, e que tomam Fosamax, têm tantas fraturas quanto as que não tomam. O medicamento não está tratando suas deficiências nutricionais.

## o que vem a seguir

Existe uma tríade de fatores necessários para o desenvolvimento do espectro autoimune. No próximo capítulo, revisaremos os três principais fatores identificados no desenvolvimento da doença autoimune. Eles incluem os genes (o baralho que lhe foi atribuído em vida, sobre o qual você tem mais influência do que pensa, como verá), exposições ambientais (a mais comum sendo o glúten), e a permeabilidade intestinal (o intestino que vaza).

# 02
# responsáveis e causas
## genética, exposição ambiental e permeabilidade intestinal

Enquanto a inflamação é o mecanismo por trás de praticamente todas as doenças degenerativas, o que atiça as chamas que alimentam o fogo? Por que uma inflamação provoca doença? Não desenvolvemos uma doença simplesmente por comer glúten, laticínios ou qualquer outro alimento a que somos sensíveis; desenvolvemos uma doença por causa dos danos causados por uma inflamação excessiva. Lembre-se, a inflamação não é ruim para você por si só. Ela é o mecanismo com o qual o nosso corpo nos protege de invasores. O que é ruim é a inflamação *excessiva*.

Para que a inflamação continue até um estado crônico, tenha uma vida própria e desperte uma reação imunológica, é preciso que três fatores distintos estejam presentes: uma suscetibilidade genética, a presença de gatilhos ambientais e uma perda da função da barreira intestinal. Todos os três são necessários para o desenvolvimento da maioria das doenças autoimunes. Se apenas um deles for retirado do contexto, seu corpo poderá começar a melhorar.

Neste capítulo, você aprenderá como identificar esses três fatores, e determinar se eles o afetam. Depois, o restante do livro mostrará como modificar e possivelmente eliminar os fatores que você pode controlar. Fazendo isso, você conseguirá redefinir sua reação imunológica e impedir o desenvolvimento do processo autoimune.

Um dos contribuintes despercebidos, mas críticos, para a inflamação crônica é conhecido como *mimetismo molecular*. Entender como funciona esse mecanismo ajudará você a ver como, a longo prazo, até a mínima exposição tóxica pode ter uma abrangência e efeitos negativos na sua saúde.

## alvos móveis: mimetismo molecular

Existem dois tipos de anticorpos que você precisa conhecer: os anticorpos contra as toxinas e os anticorpos contra seu próprio tecido. No capítulo 1, aprendemos sobre os anticorpos contra as toxinas. O segundo tipo de anticorpos é chamado de *autoanticorpos*: anticorpos que são produzidos contra seu próprio tecido.

O corpo vivencia alguns danos celulares diariamente no curso da vida, desde o envelhecimento das células até os hormônios que produzimos ou os elementos químicos a que somos expostos. Na verdade, a cada sete anos produzimos todo um novo corpo de células. Algumas delas são substituídas rapidamente: o revestimento interno do seu intestino é trocado dentro de um período que vai de três a sete dias. Outras células, como as dos seus ossos, têm uma troca muito mais lenta. O corpo, então, precisa se livrar das células velhas e danificadas e abrir espaço para que novas células se desenvolvam.

Uma das maneiras de realizar essa reposição celular é com os autoanticorpos. Todos os dias, o sistema imunológico deve produzir o número exato de autoanticorpos para se livrar de determinadas células danificadas. Existe um autoanticorpo diferente para as células pulmonares, as células suprarrenais, as da bainha de mielina, outras células cerebrais, as da tireoide etc. O processo contínuo pode ser avaliado com um exame de sangue. Quando tudo está funcionando corretamente, seus autoanticorpos são registrados dentro de uma *faixa de referência normal*. Isto significa que seus autoanticorpos estão sendo produzidos na proporção normal – referida como *autoimunidade benigna*. Você está totalmente saudável.

Agora, voltemos aos anticorpos que protegem seu corpo das exposições tóxicas. Quando você é exposto a uma toxina (alimento, mofo, estresse, hormônios, micróbios etc), o ciclo inflamatório começa ativando o sistema imunológico inato (os socorristas), mas se a exposição for maior do que ele consegue dar conta, seu sistema imunológico adaptável (a artilharia pesada) assume. Estes anticorpos contra toxinas são poderosos, mas não são tão precisos quanto os autoanticorpos. Imagine um "exterminador" bioquímico disparando loucamente uma metralhadora pela janela de um carro em movimento. Ele pode atingir os bandidos, mas vai deixar muitos vidros quebrados e detritos. Estes detritos são uma mistura das suas células danificadas bem como os fragmentos remanescentes dos invasores ofensivos que seu sistema imunológico estava dando duro para destruir. Chamo isto de *dano colateral* da reação imunológica.

O dano colateral pode ser uma confusão de proporções épicas, criando inflamações, tensão oxidativa e dano tecidual. Quando o tecido orgânico é danificado, o órgão afetado pelo dano colateral torna-se disfuncional. Isto causa inflamação, que provoca dano tecidual, que causa dano ao órgão, que então começa a produzir sintomas relevantes. Por exemplo, quando você começa a ter dano tecidual na sua tireoide, a tireoide funcionará mal, resultando em sintomas como mãos e pés frios (você usa meias na cama?), incapacidade para perder peso, ou acordar de manha desejando ficar mais vinte minutos na cama. Por fim, você vai sentir um cansaço tão imobilizador que vai querer ir ao médico. A maioria dos médicos verificará os níveis hormonais da tireoide e, se os resultados forem normais, atribuirá o seu cansaço ao estresse. Eles também deveriam ter checado os níveis de anticorpos da sua tireoide.

Agora, vou dizer uma coisa que a maioria dos médicos não aprendeu na faculdade de medicina. Está preparado? *Os anticorpos que produzimos para nos proteger das toxinas podem facilmente se enganar e destruir outras moléculas muito parecidas com as toxinas.* Agentes infecciosos, alimentos ou bactérias podem confundir o sistema imunológico do organismo porque são estruturalmente semelhantes ao tecido humano. Uau.

Simplificando as coisas, vamos chamar a estrutura dos aminoácidos do glúten A-A-B-C-D. Cada uma das letras representa diferentes aminoácidos. Quando as moléculas do glúten entram na corrente sanguínea, seu sistema imunológico começa a produzir anticorpos do glúten A-A-B-C-D. Estes anticorpos percorrem a corrente sanguínea procurando A-A-B-C-D, disparando mísseis sempre que encontram A-A-B-C-D. O problema é que a superfície do seu cérebro, ou a parte da sua tireoide voltada para a corrente sanguínea, também contém uma estrutura semelhante a A-A-B-C-D do glúten. Os anticorpos produzidos para atacar o glúten podem atacar qualquer coisa parecida com A-A--B-C-D, seja no seu cérebro, na sua tireoide ou em qualquer outro tecido onde resida seu elo frágil. Esse mecanismo é chamado de mimetismo molecular, e quando acontece, é um mecanismo preliminar pelo qual a cascata autoimune começa a partir do glúten. O mimetismo molecular aumenta a inflamação no tecido, acabando por danificá-lo, e se continuar não detectado, danificará o órgão. Agora, o corpo começa a produzir autoanticorpos para se livrar das células danificadas do órgão. Isto não é um problema, a não ser que os anticorpos contra toxinas continuem a ser produzidos por causa da exposição frequente. Se for este o caso, eles danificarão os órgãos continuamente, resultando em autoanticorpos para se livrar das células danificadas do órgão até que, por fim, a produção dos autoanticorpos se autoperpetue. Agora, você não apenas desenvolveu os sintomas, como iniciou o mecanismo autoimune.

A cadeia de aminoácidos A-A-B-C-D é um componente comum na maioria dos nossos tecidos. O mimetismo molecular para A-A-B-C-D pode ocorrer em qualquer lugar do corpo, desde os seus rins até a sua vesícula biliar, músculos, ossos, cérebro, coração e até mesmo na conjuntiva do seu olho. É por isso que os sintomas de sensibilidade ao glúten podem se manifestar em qualquer lugar, uma vez que o sistema imunológico está erroneamente atacando seu próprio tecido em uma tentativa de se livrar do glúten. O lugar onde o tecido acaba mais danificado é determinado pelo elo frágil em sua cadeia de saúde, que é definido pela sua genética e seus antecedentes, ou pela maneira como você levou a vida. Existem dois ou três fatores necessários para a ocorrência da doença autoimune.

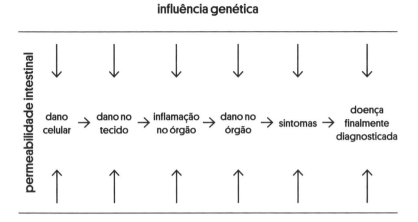

A tríade no Desenvolvimento da Doença Autoimune. Este mecanismo é um percurso fundamental no desenvolvimento da doença autoimune

## fator 1: genética

É bem improvável que você seja a única pessoa da sua família que esteja no espectro autoimune, ou tenha progredido a ponto de ter suficiente dano tecidual para que haja sintomas, talvez até uma doença diagnosticada. Minha suposição é que alguém com quem você tenha parentesco também esteja no espectro autoimune; ele ou ela podem apenas estar num nível diferente. Além disso, os sintomas dessa pessoa ou suas condições podem ser inteiramente diferentes dos seus. A razão de eu ter tanta certeza é que o primeiro fator necessário para que uma inflamação acentuada crie autoimunidade é a sua genética.

Seu código genético afeta a sua saúde de inúmeras maneiras. A primeira é a mais direta: a habilidade de seu sistema imunológico interpretar erradamente antígenos via mimetismo molecular, provocando anticorpos elevados e a destruição do seu tecido.

O modo particular com que seu sistema ataca seu próprio tecido também depende da sua genética específica, ou seja, onde se situa o elo frágil na sua cadeia. Seu histórico familiar de doenças autoimunes pode parecer uma linha reta: seu pai e seu avô tiveram doenças cardíacas. Ou pode se parecer mais com um gráfico de dispersão: seu pai teve doença cardíaca, sua irmã sofre um aborto e um irmão teve um acidente vascular cerebral. Ambos os exemplos refletem uma suscetibilidade genética à doença autoimune. A única diferença é que no modelo do gráfico de dispersão, o elo frágil da cadeia não estava tão claro, pelo menos não no início. Mas quando você faz um exame adequado, como realçaremos no capítulo 5, verá que todos os três casos do segundo exemplo têm sintomas possíveis da síndrome da doença antifosfolipídica.

O motivo de todos na sua família não estarem no espectro autoimune deve-se a dois fatores: o genético, e o que é chamado de antecedentes (como você tem vivido até agora, incluindo escolhas de dietas, exposições a toxinas, estresse etc). Embora você possa compartilhar o mesmo conjunto genético, os genes de uma pessoa poderiam vir expressos, e os de outra não, dependendo de como você tem vivido.

Se você estiver geneticamente predisposto a certa doença autoimune, estará vulnerável a desenvolver elevados níveis de anticorpos para aquele tecido ou órgão. Por exemplo, você poderá desenvolver alergias a alimentos, caso seus genes estejam inclinados a produzir um excesso de anticorpos IgE. Para outras pessoas, a inflamação crônica pode levar a um acidente vascular cerebral, doença cardíaca, diabetes, mal de Alzheimer ou câncer, porque cada uma delas tem certos genes que as torna suscetíveis a essas condições específicas. Outras, ainda poderão desenvolver acne ou outras enfermidades cutâneas.

No entanto, é importante lembrar que os genes raramente provocam doenças. Seus genes podem dizer: "Este é o elo frágil da sua cadeia. Se você forçar muito a cadeia com uma inflamação excessiva, é aqui que ela arrebentará". A doença surge quando você coloca tensão na cadeia, que se quebrará no elo frágil. Se você tiver genes para uma suscetibilidade à doença celíaca, estará altamente vulnerável à doença, caso ocorram os outros elementos necessários para isso: o gatilho ambiental que a dispara (glúten) seja ativado, e exista permeabilidade intestinal. Sem os outros dois moduladores, é muito improvável que você desenvolva a doença celíaca, mesmo que ela faça parte do seu código genético. Esses dois moduladores afetam sua *epigenética*. A epigenética é o estudo da maneira distinta com que seu meio ambiente e estilo de vida afetam a expressão dos seus genes.

A epigenética (boa palavra para palavras cruzadas) é um tópico enorme e complicado, mas a explicação resumida é que ela é o que acontece no ambiente ao redor dos seus genes, não com os próprios genes, que determina seu estado de saúde ou doença.

Eis um exemplo: quando você tenta responder à pergunta "O café te faz bem?", a resposta não é preto no branco, existe uma porção de ciências conflitantes nisso. Alguns estudos mostram que o café é benéfico, enquanto outros mostram que o café faz mal e expõe a pessoa a um risco maior de ataque cardíaco. Como isso é possível? A resposta é: depende dos seus genes.

Existe um gene que nós todos chamamos de CYP1A2. Ele nos ajuda a quebrar as substâncias químicas tóxicas a que somos expostos. Vem em dois tipos, 1A e 1F. Todos nós herdamos dos nossos pais uma das duas versões desse gene. É o maço de cartas que nos foi atribuído em vida. Se você tiver a versão 1A, seu risco de sofrer um ataque cardíaco antes dos cinquenta anos, associado à ingestão de café, é o seguinte:

Menos de uma xícara por dia = nenhum aumento de risco.
Uma xícara por dia = 61% de redução no risco.
De duas a três xícaras por dia = 65% de redução no risco.
Quatro xícaras por dia = 19% de redução no risco.

Você e todos os outros 1As por aí se beneficiariam, se bebessem de uma a três xícaras de café diariamente.

Mas se você tiver a versão 1F deste mesmo gene, seu risco de ter um ataque cardíaco antes dos cinquenta anos, associado à ingestão de café, é o seguinte:

Menos de uma xícara por dia = nenhum aumento de risco.
Uma xícara por dia = 112% de aumento no risco.
De duas a três xícaras por dia = 143% de aumento no risco.
Quatro xícaras por dia = 307% de aumento no risco.

Sendo assim, nada de café para você.

O fator epigenético que consta nesse cenário é o café. O café é o gatilho. Se você tiver a versão 1F do gene CYP1A2 e não for exposto ao café (o gatilho ambiental), não existe evidência de que corra risco de um ataque cardíaco antes dos cinquenta anos. Seus genes são seus genes, eles não determinam que você terá a doença, eles apenas determinam os elos frágeis na sua cadeia. Force a cadeia (tomando café, se você for um CYP1A2[1F]) e você corre o risco da cadeia se partir (um ataque cardíaco antes dos cinquenta anos).

A epigenética nos ensina que, embora os genes influenciem a nossa saúde, eles não determinam o nosso destino. Estudos sobre gêmeos nos dão um grande exemplo de como isso funciona. Se você pegar dois gêmeos idênticos e os mantiver no mesmo ambiente, eles continuarão a parecer idênticos enquanto forem crescendo. Mas se você mudar o ambiente em que estão, inclusive alimentando-os de maneira diferente, e fazendo-os vivenciar estresses diferentes e estilos de vida diferentes, os gêmeos realmente ficarão diferentes, e a saúde deles será diferente. Essas diferenças são causadas pela ativação ou não de certa expressão genética, dependendo desses fatores externos. Mesmo que você tenha genes para a autoimunidade que o coloque em risco, esses genes não irão, necessariamente, se traduzir em doença.

Por exemplo, muitas pessoas com genes para doença celíaca ou sensibilidade não celíaca ao trigo podem passar a vida toda sem jamais desenvolver os sintomas dessas doenças. Para algumas pessoas, os sintomas são imediatamente aparentes, já dentro do primeiro ano de vida. Outras desenvolverão os sintomas mais tarde. Algumas pessoas podem comer alimentos repletos de glúten durante muitos anos e ficarem sem sintomas até mudarem de um estado saudável, de tolerância, para uma perda de tolerância oral, ativando os genes e produzindo anticorpos (agora estão no espectro), levando ao desenvolvimento da doença. Os pesquisadores descobriram que a frequência de confirmação da doença celíaca tem dobrado a cada quinze anos. Era de um em quinhentos na década de 1970, um em 250 na década de 1980, e um em cem na década de 2000.

Isto é, de fato, uma ótima notícia, porque mostra que podemos controlar nossa própria saúde. Se entendermos o mecanismo pelo qual uma doença se desenvolve, temos a oportunidade de reverter a direção para onde estamos indo e partir para um nível melhor de saúde. No último parágrafo do seu excelente livro *Genetic Engineering*, Jeffrey Bland, PhD, diz tudo:

> Ao longo da sua vida, as influências mais profundas na sua saúde, vitalidade e funcionalidade, não são os médicos com quem você se consulta, nem os remédios, as cirurgias ou outro tratamento a que tenha se submetido. As influências mais profundas são os efeitos cumulativos das decisões que você toma sobre sua dieta e estilo de vida, e como essas decisões afetam a expressão dos seus genes.

A maneira como você vive a sua vida é que decide quais genes são ativados, e se você é intensamente saudável ou terrivelmente doente, ou algo no meio do caminho. Os exames confirmarão se você carrega o gene e determinarão onde está seu elo frágil.

Embora não possamos mudar nossos genes, podemos abordar os dois outros fatores da tríade da autoimunidade: a permeabilidade intestinal e as exposições ambientais. Mesmo que você tenha uma predisposição genética para a autoimunidade, poderá manter a inflamação sob controle fazendo as escolhas certas no seu estilo de vida. Você terá essa explicação com mais detalhes, quando chegar ao Protocolo de Transição, no capítulo 6. A genética e as exposições ambientais têm que trabalhar em conjunto para criar o mecanismo que leva você adiante no espectro autoimune.

## fator 2: exposições ambientais

O segundo componente no desenvolvimento da tríade da doença autoimune é atravessar o limite de uma exposição ambiental, a última gota d'água, por assim dizer. Quando a introdução de algum antígeno excede o limite da capacidade do nosso organismo dizer: "Ah, isso é meio que inconveniente, mas tudo bem", quando atravessamos o limite da vulnerabilidade, então os alimentos ou toxinas a que somos expostos provocarão uma inflamação excessiva, causando dor nas juntas, ganho de peso, nevoeiro cerebral, exaustão e muitas outras reações. Esses antígenos iniciam o ciclo da autoimunidade, porque é em reação a eles que as forças armadas que discutimos no capítulo 1 são chamadas para proteger você.

Os sinais de que seu corpo está sendo exposto a antígenos insalubres sob a forma de alimentos nocivos, mofos, pesticidas, conservantes ou aditivos incluem fadiga, dificuldade de concentração, sensação dolorosa e espasmos musculares, bem como erupções cutâneas, distensão abdominal, resfriados crônicos ou infecções cutâneas. Alimentos muito açucarados, laticínios processados e trigo podem ser tão tóxicos para o corpo quanto poluidores ambientais. Assim sendo, sua dieta atual pode, literalmente, estar deixando-o doente.

Seu corpo pode disparar uma reação imunológica a alimentos, causando uma *alergia alimentar* ou uma *sensibilidade alimentar*. Os alérgenos alimentícios estão associados à inflamação sistêmica e podem causar erupção cutânea, urticária, nariz entupido, olhos lacrimejantes, vômito, sufocação, tosse, asma ou inflamação externa (mãos, pés ou lábios inchados). Em casos extremos, você pode desenvolver uma inflamação interna que pode levar à anafilaxia, uma condição mortal, quando a garganta se fecha e o ar não consegue chegar aos pulmões. As alergias a alimentos mais comuns nos Estados Unidos incluem trigo, laticínios, milho, amendoins, soja, moluscos, morangos e ovos.

As sensibilidades alimentares podem parecer completamente diferentes de uma reação alérgica, mas são tão difíceis de lidar quanto; ambas causam inflamação excessiva. Uma sensibilidade alimentar frequentemente é caracterizada por uma reação retardada: o corpo pode não reagir ao alimento problemático por até 72 horas depois que o alimento é consumido. Isto significa que sua reação a um alimento que você comeu hoje pode ocorrer tanto imediatamente quanto daqui a três dias. A reação pode ser em qualquer lugar, desde leves cólicas estomacais até uma enxaqueca paralisante, e tudo o mais entre elas.

Normalmente, as pessoas desenvolvem sensibilidades em relação aos mesmos alimentos que provocam reações alérgicas. O glúten, os laticínios e o açúcar são, em geral, as sensibilidades alimentares mais comuns, embora você possa desenvolver uma sensibilidade alimentar a praticamente qualquer tipo de alimento. Quanto mais tempo uma pessoa passa sem reconhecer uma sensibilidade alimentar, continuando a ingerir o alimento, acumulando inflamação acentuada com o consequente dano tecidual, acabando por danificar o órgão, maior a probabilidade de ela desenvolver uma doença autoimune. Infelizmente, até hoje, os exames não chegam a ser completos, o que leva muitas pessoas a não saberem que têm sensibilidade ao glúten. É por isso que muitas delas que têm sensibilidade ao glúten, mas continuam ingerindo-o, possuem dez vezes mais chance de ter outras doenças autoimunes como artrite reumatoide ou tireoidite de Hashimoto.

No entanto, depois que o alimento que esteja causando problemas é identificado e evitado, o sistema imunológico pode começar a se recuperar e o corpo inicia seu processo de cura. Tenho visto em primeira mão as profundas mudanças que podem ocorrer na saúde de um paciente depois que a pessoa elimina os alimentos prejudiciais da sua dieta. De infertilidade a artrite reumatoide, psoríase, artrite juvenil inflamatória ou enxaqueca com convulsões, não existe condição que não possa ser ajudada removendo-se os alimentos nocivos, acalmando, assim, uma cascata inflamatória.

## o glúten não faz mal para você; o glúten ruim é que é ruim para você

O glúten é uma família de proteínas encontradas em muitos grãos. A família de proteínas do glúten inclui trigo, centeio, cevada, arroz, milho, quinoa e mais. A família de proteínas tóxicas do glúten, encontradas no trigo, no centeio e na cevada, é que nenhum humano consegue digerir completamente. No quadro a seguir, a família de grãos Triticeae são os grãos que contêm o glúten tóxico. O resto pode ser ingerido com segurança, a não ser que você tenha uma sensibilidade a eles. Por exemplo, sabemos que 44% das pessoas com doença celíaca têm sensibilidade ao milho.

O USDA (Departamento de Agricultura dos Estados Unidos), a FDA (Administração Alimentar e de Medicamentos), a American Heart Association (Associação Cardíaca Americana) e American Diabetes Association (Associação Americana de Diabetes) concor-

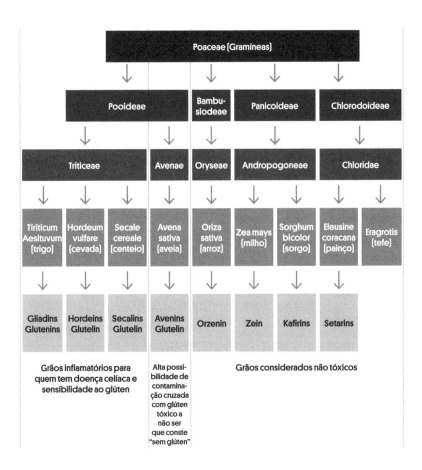

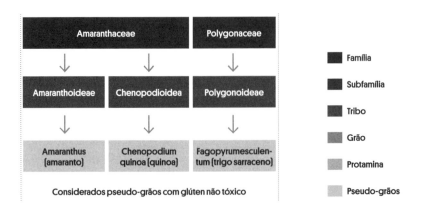

dam que deveríamos ter uma dieta onde prevalecessem os grãos. De fato, 50% de todas as calorias consumidas por humanos no mundo vêm, agora, dos grãos de trigo, milho e arroz. Não concordo com esta recomendação. Meus colegas Mark Hyman, doutor em medicina, David Perlmutter, doutor em medicina, William Davis, doutor em medicina, Jeffrey Bland, doutor em medicina, Deanna Minich, doutora em medicina, Sara Gottfried, doutora em medicina e dezenas de milhares de médicos em todo o mundo também discordam veementemente dessa ênfase nos grãos como a fonte fundamental de calorias. Pessoalmente, acredito que os grãos são bons para a maioria das pessoas, com moderação, mas seu consumo em excesso contribui enormemente para as epidemias de obesidade e diabetes que atualmente acontecem no mundo todo.

Agora, quero deixar clara minha posição em relação ao trigo. O trigo tem salvado milhões de vidas. Se há inanição na África e mandamos navios carregados de trigo para lá, salvamos milhões de vidas. Contudo, como nenhum ser humano tem enzimas para digerir completamente as proteínas do trigo, do centeio e da cevada, esses grãos causarão inflamação e permeabilidade intestinal todas as vezes que forem ingeridos. Meu amigo e colega Alessio Fasano, doutor em medicina, dirigiu uma pesquisa na Universidade de Harvard, e publicou recentemente um estudo mostrando que o glúten presente no trigo causa permeabilidade intestinal em todos os seres humanos. Sua equipe estudou quatro populações: a de celíacos diagnosticados recentemente (portanto, que tenham ingerido glúten recentemente), a de pacientes celíacos em remissão (que não ingeriram glúten há no mínimo 12 meses), pacientes com sensibilidade não celíaca ao glúten, e pacientes sem sensibilidade ao glúten. Em sua conclusão, o dr. Fasano afirma que "O aumento da permeabilidade intestinal depois da exposição à gliadina (uma parcela mal digerida de glúten) acontece em todos os indivíduos".

Nossos corpos produzem enzimas que funcionam como tesouras, destinadas a cortar proteínas em aminoácidos individuais, exatamente como um colar de pérolas. A estranha composição molecular do glúten dificulta esse processo. A sequência dos aminoácidos que constitui o glúten não é reconhecida pela tesoura ao tentar quebrar o glúten; em vez disso, o melhor que ela pode fazer

# conheça molly

Molly tinha três anos de idade, na ocasião em que seus pais notaram um tumor em seu olho direito (A). Seu histórico médico revelava uma interrupção prematura de aleitamento no seio, intolerância a alimentos infantis e distensão abdominal. Aos dois anos, Molly tinha infecções de ouvido recorrentes, tratadas com antibióticos. Seu peso e sua altura estavam bem abaixo do normal para as crianças da sua idade.

O tumor de Molly foi diagnosticado como sarcoma de Kaposi, que frequentemente ocorre em pacientes com HIV, mas o teste de anticorpos de Molly para HIV tinha dado negativo. No entanto, seus exames de sangue mostraram níveis elevados de anticorpos para glúten. Uma endoscopia positiva para a doença celíaca confirmou que seus microvilos (as felpas) estavam desgastados. Os oftalmologistas recomendaram uma biópsia do olho de Molly para verificar o tumor e determinar sua causa, mas os pais dela ficaram nervosos; ela tinha tido uma reação negativa à anestesia geral durante sua endoscopia anterior. Perguntaram se poderiam esperar algumas semanas. Nesse meio tempo, começaram a submeter Molly a uma dieta sem glúten.

Duas semanas depois, ela voltou aos oftalmologistas. O tumor em seu olho estava menor (B). Depois de Molly seguir uma dieta sem glúten por dois meses inteiros, o tumor desapareceu completamente (C).

Os oftalmologistas ficaram chocados com essa reação incomum. Ao publicarem esse estudo de caso, afirmaram: *Concluindo, apresentamos um tumor conjuntival muito incomum numa paciente com doença celíaca, que apresentou uma regressão completa com uma dieta sem glúten. A imediata regressão da lesão conjuntival durante a dieta livre de glúten sugere uma possível relação com a doença celíaca e um processo autoimune.*

Obviamente, o elo frágil na cadeia desta garotinha era seu olho. Provavelmente, essa era sua vulnerabilidade genética, e o gatilho ambiental era o glúten que ela ingeria. O modo como uma sensibilidade ao glúten se manifestará em você é determinado pela sua genética (o elo frágil na sua cadeia) e pelos gatilhos ambientais.

é quebrar os bocados indigestos. Isto significa que, para os seres humanos, o glúten não tem qualquer valor nutricional. É comido e excretado. Podemos passar toda uma vida sem comer glúten e não ter nenhum efeito colateral adverso.

A má digestibilidade do glúten pode simplesmente não ter nenhuma consequência. A grande maioria das pessoas come glúten sem digeri-lo e não tem sintomas. No entanto, algumas pessoas têm consequências que levam a sintomas porque possuem o primeiro fator: suscetibilidade genética. Para que eles ocorram, elas agora têm dois fatores acontecendo: a genética que rejeita o glúten, e a exposição a ele. Para essas pessoas, o glúten é altamente irritante tanto para o intestino quanto para o sistema imunológico. Para muitas pessoas com sensibilidade ao glúten, o cérebro parece ser particularmente vulnerável, provocando lapsos de memória, dificuldade de atenção e de concentração, fadiga e outros sintomas.

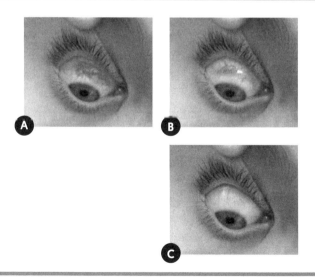

O problema com o glúten parece estar piorando, e você deve ter notado o grande número de fabricantes de alimentos que aderiram à moda do "não contém glúten". Na verdade, com o passar dos anos, o conteúdo de glúten nos grãos aumentou. Durante o processo de "otimização" do uso comercial do trigo nos últimos cinquenta anos, a indústria agrícola dos Estados Unidos aumentou seu conteúdo de glúten através da hibridização. Isto torna a digestibilidade dos grãos atuais muito mais difícil do que a dos grãos que você deve ter comido enquanto crescia. Portando, embora alguns vejam a alimentação sem glúten como uma dieta da moda ou de tendência, para quem tenha sensibilidade ao glúten é absolutamente imperativo eliminar totalmente o glúten da sua alimentação.

Um médico pode realizar uma variedade de exames de sangue para confirmar uma sensibilidade ao glúten, e um diagnóstico positivo para doença celíaca exige uma endoscopia. Contudo, você pode avaliar se é sensível ao glúten seguindo minha dieta de eliminação. Ela foi formulada para determinar se um alimento insuspeito está, na verdade, lhe causando problemas. Nas próximas três semanas, você eliminará da sua dieta diária todos os alimentos que contém glúten e verificará como se sente. Depois, reintroduzirá o glúten e verá se tem uma reação. Se tiver, saberá que tem uma sensibilidade ao glúten.

## o problema com o açúcar

Todos nós sabemos que o açúcar é inserido em refrigerantes, sobremesas e guloseimas, mas é possível que você não perceba que ele está presente em quase todas as nossas refeições. O açúcar tornou-se um dos principais aditivos alimentares – o outro é o sal –, usado para realçar o sabor de todos os alimentos processados. E o que é pior, os açúcares naturais são os componentes básicos de todos os carboidratos, incluindo grãos, frutas e vegetais.

O açúcar que acrescentamos em nossos alimentos pode ser feito de uma variedade de plantas que o produzem como uma maneira de armazenar energia, exatamente como armazenamos energia como gordura corporal. Cerca de 120 milhões de toneladas de açúcar refinado são produzidos anualmente, 70% de cana-de-açúcar e 30% de beterraba.

O açúcar por si só não faz mal, mas o mau açúcar faz. Existem poucos benefícios à saúde e ainda menos valor nutricional no açúcar processado. O açúcar no seu estado mais natural, o da cana-de-açúcar, tem realmente algum valor nutritivo. Nos países em desenvolvimento, as crianças mastigam cana de açúcar diariamente e não possuem cáries. Mas nos Estados Unidos, as que comem muitas balas açucaradas terminam com inúmeras cáries. Quando as crianças mascam cana-de-açúcar, ficam expostas à planta por inteiro, e ingerem muitas outras vitaminas, minerais, polifenóis e antioxidantes, bem como a sucrose, o extrato químico do açúcar de mesa. As crianças americanas, por outro lado, lancham açúcar altamente refinado em seu estado mais potente. O açúcar de beterraba contém hemoglobina, a proteína mais conhecida por transportar oxigênio na corrente sanguínea dos seres humanos. Contudo, quando o açúcar de beterraba passa por um processo de várias etapas de refinamento, o produto acaba sem hemoglobina. Não se deixe enganar pelo açúcar mascavo ou "açúcar bruto" como uma alternativa saudável; ele não passa de açúcar refinado com cor de caramelo ou acréscimo de melaço.

Se você for "viciado em açúcar", já deve ter percebido que cada vez que seu corpo anseia por açúcar, precisa ingerir um pouco mais para conseguir aquela sensação de bem-estar. O motivo de o açúcar processado ser muito mais viciante do que a ingestão de frutas naturalmente doces é por estar altamente concentrado. Eu gosto de tortas sem glúten com sementes de papoulas, e me permito uma a cada três ou quatro meses, mas se tivesse que extrair o ingrediente ativo das sementes de papoula, que contribui para que eu aprecie tanto o seu gosto, estaria comendo heroína pura. Um dos meus programas de televisão favoritos, *MythBusters*, provou certa vez que ingerir apenas dois *bagels* com sementes de papoula é o suficiente para dar um resultado positivo para morfina, um derivado da heroína sintetizada a partir dessa planta. O açúcar branco de mesa é o mesmo tipo de estágio final de extrato da cana de açúcar ou da beterraba que a heroína em relação às sementes de papoula, e tão viciante e letal quanto.

A ingestão de um excesso de açúcar processado, definida como comer mais do que seu corpo consegue digerir por completo, é um combustível básico para o aumento da inflamação sistêmica. No capítulo 1, descrevi como, o tempo todo, temos alguma inflamação em nosso corpo, simplesmente por causa do processo imunológico livrando-se das células velhas e danificadas. O açúcar é um dos dez alimentos mais inflamatórios qualquer que seja a sua quantidade, e comê-lo em excesso é como jogar gasolina no fogo: transforma uma fogueira controlável num tremendo fogaréu. Uma dieta rica em açúcar refinado também é considerada o principal fator no desenvolvimento da obesidade.

A super exposição ao açúcar inibe seu sistema imunológico, tornando-o ineficiente, especialmente quando ele precisa combater infecções. O açúcar, suprime os glóbulos brancos durante cerca de dez minutos depois de consumido. Então, por exemplo, se você ingerir uma grande quantidade de açúcar, quando estiver gripado, levará muito mais dias para ficar curado.

Todos nós ouvimos dizer que ingerir demasiado açúcar é um gatilho para o desenvolvimento da diabetes. Agora sabemos que existem três tipos de diabetes. A tipo 1 sempre foi conhecida como uma doença autoimune, e ocorre quando os anticorpos destruíram células do pâncreas em número suficiente para que ele não consiga produzir insulina o bastante. A tipo 2 está relacionada a anos de uma ingestão excessiva de açúcar, desgastando nosso sistema regulador de açúcar. As pessoas com diabetes tipo 2 não precisam de insulina extra; o que elas precisam são medicamentos que ajudem a levar a insulina da corrente sanguínea para dentro das suas células. Isso é chamado de *resistência insulínica*, um mecanismo autoimune. Agora, sabemos que também a diabetes tipo 2 tem um fortíssimo componente autoimune. A resistência insulínica está associada a um único perfil de anticorpos IgG, que está associado a uma inflamação crescente, que produz um excesso de tecido adiposo visceral (TAV). O TAV é o estepe que você deve estar carregando em torno da sua cintura, resultado de outro mecanismo autoimune. Em 2005, pesquisadores descobriram um terceiro tipo de diabetes, o tipo 3. Trata-se de uma resistência insulínica cerebral, que provoca demência.

Os pesquisadores estão, agora, ligando a diabetes tipo 3 ao mal de Alzheimer. Nos últimos dois cenários, o excesso de exposição ao açúcar desgasta a habilidade cerebral e corporal de manejar os níveis de insulina. Você tem bastante insulina, ela só não está sendo usada adequadamente.

Dentre as muitas complicações resultantes do excesso de açúcar, aqui estão alguns dos impactos fisiológicos para o desenvolvimento de doença autoimune, que está relacionada a um aumento de inflamação que afeta negativamente o sistema imunológico:

- O açúcar perturba as relações minerais em seu organismo. Provoca deficiências de cromo e cobre e interfere na absorção de cálcio e magnésio. Esses minerais, particularmente o cromo, são essenciais na produção de anticorpos.
- O açúcar alimenta as células cancerígenas e tem sido ligado ao desenvolvimento do câncer no seio, nos ovários, na próstata, no reto, no pâncreas, no trato biliar, no pulmão, na vesícula biliar e no estômago. O esgotamento na produção de anticorpos para lidar com esses cânceres consome nossa função imunológica.
- O açúcar pode causar muitos problemas no trato gastrointestinal, incluindo um trato digestivo ácido, indigestão, má absorção em pacientes com doença funcional intestinal, e maior risco de ter doenças autoimunes, a saber, doença de Crohn e colite ulcerativa.
- O açúcar pode causar envelhecimento precoce. São necessários mais anticorpos para descartar células envelhecidas.
- O açúcar pode causar doenças autoimunes como artrite, asma e esclerose múltipla.
- O açúcar pode causar uma diminuição na sua sensibilidade insulínica, provocando, assim, taxas anormalmente altas de insulina levando à diabetes, frequentemente uma doença autoimune.
- O açúcar pode abaixar seus níveis de vitamina E, o que pode dar início ao processo autoimune.

- O excesso de ingestão de açúcar aumenta os produtos finais de glicação avançada (AGEs: moléculas do açúcar que se ligam às proteínas do organismo, danificando-as.)
- O açúcar causa alergias alimentícias.
- O açúcar pode causar toxemia durante a gravidez e pode contribuir para o eczema em crianças.
- O açúcar pode causar aterosclerose e doença cardiovascular.
- O açúcar pode prejudicar a estrutura do seu DNA.
- O açúcar pode mudar a estrutura proteica e causar uma alteração permanente na maneira como as proteínas atuam no seu corpo.
- O açúcar pode envelhecer a sua pele, alterando a estrutura do colágeno.
- O açúcar pode provocar enfisema.
- O açúcar abaixa a capacidade funcional das enzimas.
- A ingestão de açúcar é maior nas pessoas com mal de Parkinson.
- O açúcar pode aumentar o tamanho do rim e produzir alterações patológicas no órgão, tais como a formação de pedras.
- O açúcar pode danificar o seu pâncreas e comprometer o revestimento dos seus vasos capilares.
- O açúcar pode provocar dores de cabeça, inclusive enxaquecas.
- O açúcar pode aumentar seu risco de gota.
- O açúcar pode aumentar seu risco de mal de Alzheimer.
- Dietas fartas em açúcar aumentam os radicais livres e a tensão oxidativa.
- O açúcar afeta negativamente a composição eletrolítica urinária.
- O açúcar pode retardar a capacidade funcional das suas glândulas suprarrenais.
- O açúcar tem o potencial de induzir processos metabólicos anormais num indivíduo normalmente saudável, e de promover doenças crônicas degenerativas.
- A alta ingestão de açúcar pode provocar convulsões epilépticas.

- O açúcar causa pressão alta em pessoas obesas.
- O açúcar pode estimular a morte celular.
- O açúcar pode causar gengivite.

Quando você come uma refeição com muito açúcar, sente inicialmente uma explosão de energia, porque sua taxa de açúcar no sangue sobe. Se for o tipo de açúcar que entra com muita rapidez na corrente sanguínea, e o corpo não conseguir se adaptar com rapidez suficiente, sua taxa de açúcar subirá, chegará ao máximo e começará a despencar. Quando isto acontece, você pode se sentir cansado, irritado, desconcentrado ou com névoa cerebral.

Um dos objetivos do meu programa é livrá-lo dessa montanha-russa do açúcar. Sem o açúcar processado, seu cérebro e seu corpo podem ter uma chance de se recalibrar. Você poderá descobrir que muitos dos seus problemas emocionais, incluindo ansiedade, depressão e irritabilidade poderão se dissipar durante a fase de três semanas do Protocolo de Transição. Ao dar início ao plano de três semanas, você evitará todas as formas de açúcar processado e aprenderá como equilibrar sua ingestão total de açúcar ao longo do dia. Embora você possa ter ouvido que as pessoas sentem-se irritadas no período de adaptação a uma dieta com pouco açúcar, garanto a você que levei isto em consideração, e o esquema que você seguirá é mais completo do que os outros, que são simplesmente de "baixo carboidrato". No meu plano, vamos nos concentrar em manter a taxa de açúcar no sangue em um nível constante ao longo do dia, razão pela qual você não terá uma reação adversa.

Embora os substitutos do açúcar não acrescentem calorias à sua dieta, eles podem causar enormes problemas a longo prazo, pois são tão perigosos quanto ingerir açúcar processado em excesso. Por exemplo, os adoçantes artificiais aspartame, sacarina e sucralose elevam a taxa de açúcar no sangue significativamente mais do que o açúcar refinado. Isso acontece porque os adoçantes artificiais não calóricos alteram as bactérias no intestino. Falaremos mais sobre o trato digestivo e suas bactérias no capítulo 3, mas saiba agora que este aumento de taxa de açúcar no sangue leva não apenas à diabetes, mas a um excesso de ganho de peso.

Uma maneira de monitorar sua ingestão de açúcar é consultando um índice glicêmico (veja à página 92), que quantifica a rapidez com que um determinado alimento elevará a sua taxa de açúcar no sangue. O número básico para o índice é dado pela glicose pura, com um valor de 100; todos os outros carboidratos recebem valores em relação à glicose, dependendo da rapidez com que penetram no seu sangue. Quanto menor o índice, mais tempo leva e mais estável permanece sua taxa de açúcar. Já quanto maior o índice, maior a probabilidade de você se sentir numa montanha-russa de picos e quedas de açúcar no sangue.

Os alimentos que possuem um índice alto (maior do que 100), incluem sorvete, pães e todos os outros produtos com farinha branca, batatas brancas, bananas, uvas passas, batata chips, bebidas alcoólicas e arroz branco. Na verdade, segundo o dr. William Davis, autor do consagrado *Wheat Belly*, o índice glicêmico dos produtos de trigo está entre os mais altos de todos os alimentos. Os alimentos com baixo índice glicêmico (menos de 45) são considerados mais nutritivos. Não é de se surpreender que eles incluam a maioria das frutas, vegetais e legumes.

Esse índice glicêmico pode realmente ajudá-lo a fazer melhores escolhas alimentícias, além de indicar várias discrepâncias nas chamadas opções saudáveis. Por exemplo, apenas uma fatia de pão de trigo integral é considerada alta no índice glicêmico, aparecendo com 69; é de fato mais alta do que uma barra de chocolate Snickers, que tem um índice glicêmico de apenas 41, graças aos amendoins presentes nessa guloseima.

A única desvantagem do índice glicêmico é que ele se limita a ajudá-lo a calcular uma refeição por vez. Minha amiga e consagrada autora JJ Virgin observa em seu livro, *JJ Virgin's Sugar Impact Diet*, que é muito mais importante saber o efeito combinado de todo o açúcar que você ingere durante o dia do que o índice glicêmico de cada alimento. Mesmo quantidades aparentemente pequenas de açúcar de diferentes alimentos consumidos no decorrer de um dia podem se somar e ter um enorme impacto na sua saúde. Ela recomenda, assim como eu, que você elimine o açúcar processado da sua dieta. Por exemplo, o vinagrete balsâmico de champanhe é realmente doce, mesmo que pareça saudável. Se você anda pondo isso na sua salada, está acrescentando um açúcar com alto índice glicêmico em uma refeição que, se não fosse por isso, seria saudável. Pode ser que isso não seja um problema em si, já que não é um grande volume de açúcar, mas se você também come um pãozinho, depois um prato de macarrão, e divide uma sobremesa por estar tentando se manter saudável, o impacto de todo o açúcar ingerido pode ser devastador para seu sistema regulador de açúcar no sangue. Este é o mecanismo que acaba causando resistência insulínica. Assim sendo, embora nenhuma dessas escolhas fosse horrível por si só, quando são combinadas elas podem afetar enormemente a sua saúde.

Se você tiver sido diagnosticado com diabetes, já sabe que tem um problema no processamento do excesso de açúcares. Mas se estiver no espectro autoimune, pode não perceber o quanto o açúcar esteja afetando a sua saúde. Uma maneira de testar isto é com o Modelo de Avaliação de Homeostase (HOMA), um exame de sangue sensível aos desequilíbrios de açúcar no sangue bem antes do desenvolvimento da diabetes ou de algum outro problema de açúcar no sangue. Você também pode pôr na conta do excesso de consumo de açúcar os cinco quilos extras que está carregando ao redor da cintura. Embora esta não seja a única causa, o açúcar é um provável responsável. Se a sua urina tem cheiro doce, este é outro indicativo de que você está ingerindo açúcar em excesso.

# índice glicêmico

### cereais
All-bran  51
Aveia, velho estilo  48
Cheerios  74
Cornflakes
Musli natural  54
Nutri-Grain  56
Sucrilhos  55

### frutas
Abacaxi  66
Ameixas  39
Ameixas pretas  15
Bananas  56
Cerejas  22
Damasco  57
Kiwi  52
Laranja  43
Maçã  38
Manga  55
Melancia  72
Melão cantaloupe  65
Papaia  58
Pera  58
Pêssego  42
Uvas  46
Uvas passas  64
Tâmaras  103
Toranja  25

### lanches
Balas jujuba  80
Barra de chocolate  49
Barras de proteína  58
Barra de Snickers  41
Batata chips  66
Biscoito de aveia  57
Biscoitos água e sal  74
Croissant  67
Geleia de morango  51
Milho chips  72
Pipoca de micro-ondas, light  55
Pizza Hut, supreme  33
Pizza de queijo e tomate  60
Sopa de ervilha  83

### crackers
Biscoitos de arroz  80

### cereais em grãos

Arroz branco Basmati  58
Cevada  25
Cuscuz  65
Farinha de milho  68
Painço  71
Triguilho  48

### açúcares

Açúcar de mesa  64
Frutose  22
Maltose  105
Mel  62

### massas

Espaguete, 5 min. fervido  33
Espaguete, 15 min. fervido  44
Espaguete, c/ proteína  28
Fetuccine  32
Linguine  50
Rigatoni  46
Tortellini c/queijo  50
Vermicelli  35

### sopas/vegetais

Batata branca, purê  70
Batata branca cozida  63
Batata-doce  52
Batatas fritas  75
Batata vermelha, assada  93
Beterrabas em lata  64
Cenouras frescas, cozidas  49
Chirívia  97
Ervilhas frescas cozidas  48
Ervilhas congeladas  47
Ervilhas, sopa de  66
Favas congeladas  32
Inhame  54
Milho doce  56
Sopa ervilha seca c/presunto  66
Sopa de feijão preto  64
Sopa de tomate  38

### produtos do leite

Chocolate  35
Creme inglês  43
Gelado de baunilha só c/leite  50
Iogurte natural  14
Iogurte com frutas  36
Leite desnatado  32
Leite integral  30
Leite de soja  31
Sorvete de creme c/baunilha  60
Tofu, sobremesa gelada de  115

### Leguminosas

Favas cozidas  33
Feijão branco  38
Feijão cannellini  31
Feijão carioca  39
Feijão de lima cozido  32
Feijão preto cozido  30
Feijão roxo cozido  29
Feijão roxo enlatado  52
Grão-de-bico cozido  34
Lentilhas, verdes e marrons  30
Lentilhas vermelhas  24
Soja cozida  16

### Pães e muffins

Bagel puro  72
Baguete francesa  95
Croissant  67
Muffin de aveia e passas  54
Muffin de maçã  44
Muffin de mirtilo  59
Pão de centeio  64
Pão de centeio escuro  76
Pão de fermentação natural  54
Pão francês  70
Pão de hambúrguer  61
Pão pita  57
Pão de trigo integral  68
Pizza, queijo  60
Pumpernickel  49

### Bebidas

Gatorade  78
Refrigerantes  65
Suco de abacaxi  46
Suco de laranja  46
Suco de maçã  40
Suco de toranja  48

## a dificuldade dos laticínios

A maioria dos produtos lácteos que você vai encontrar num supermercado é altamente refinada. A fim de prolongar a vida dos laticínios na prateleira, são feitas duas coisas: pasteurização e homogeneização.

A pasteurização é um processo de aquecimento do leite a temperaturas extremamente altas para eliminação das bactérias. Mas, durante o processo, as enzimas e vitaminas do leite também são destruídas. Esta é uma das razões de ser improvável que os iogurtes comerciais contenham a quantidade de bactérias boas descritas na embalagem, pois elas não se desenvolvem em leite pasteurizado.

O processo de homogeneização confere ao leite uma consistência cremosa. Ele muda o tamanho e a forma da gordura do leite, deixando-a mais provável de entrar na corrente sanguínea e criar inflamação no corpo. As moléculas menores da gordura do leite também aderem às paredes arteriais. O corpo, então, protege a área, produzindo uma camada de colesterol, associado à doença cardíaca.

Muitas fazendas de laticínios em larga escala nos Estados Unidos injetam hormônios nas vacas leiteiras, inclusive rbGH (hormônio de crescimento bovino geneticamente projetado), usado para aumentar a produção de leite. Na Europa e no Canadá, o rbGH está banido por causa da preocupação de que esses hormônios estejam associados a um maior risco de cânceres relacionados com estrógeno nos seres humanos, como o câncer de mama.

A sensibilidade a laticínios mais conhecida é chamada de intolerância à lactose. O revestimento dos microvilos (as felpas) produz lactase, uma enzima digestiva. Quando seus intestinos têm uma inflamação acentuada por algum motivo, como ingerir glúten quando existe uma sensibilidade ao glúten, a quantidade da enzima lactase se reduz dramaticamente. Sem essa enzima, desenvolvemos uma intolerância à lactose. Cerca de 50% das pessoas com doença celíaca também têm uma intolerância à lactose, o que pode contribuir para sintomas persistentes, mesmo quando elas seguem uma dieta sem glúten. Se continuarem ingerindo laticínios, enquanto seguem uma dieta sem glúten, continuarão a produzir anticorpos contra o glúten. Isto é chamado de *reatividade cruzada*. Contudo, se mantiverem uma dieta sem glúten durante um ano, a inflamação regride e a produção de lactase aumenta naturalmente. Quando isto acontece, a lactose pode ser quebrada e a intolerância desaparece.

Oitenta por cento das proteínas no leite bovino e de 20 a 45% das proteínas no leite humano vêm da *caseína*. A caseína é uma proteína difícil de ser digerida. É por isso que os fisiculturistas tomam *shakes* de caseína à noite, antes de dormir. Levam-se horas para que a caseína se quebre em seus intestinos, o que permite que eles enviem para os seus músculos, ao longo da noite, pequenas quantidades de aminoácidos de crescimento da sua massa muscular.

O sistema imunológico reage aos laticínios de diferentes maneiras, dependendo de qual componente do laticínio o seu corpo vê como irritante. Por exemplo, um dos componentes de difícil digestão dos laticínios são moléculas chamadas *casomorfinas*. Esses peptídeos aderem a receptores de opiáceos no cérebro e são associados a: síndrome da morte súbita do lactente (SMSL), liberação de histamina em alergias alimentícias, estimulação de ingestão de alimentos com alto teor de gordura, e disfunção cognitiva que varia de déficit de atenção/hiperatividade (TDAH) a autismo. Quando seu sistema imunológico decide que as casomorfinas são um problema, você fabricará anticorpos chamados anticorpos de casomorfina. A caseína também é acrescentada como conservante em algumas alternativas aos laticínios, como o leite de arroz. A exposição a altos níveis de caseína pode levar a uma reação imunológica inflamatória semelhante à reação do sistema imunológico ao glúten.

Os laticínios podem contribuir para muitos sintomas e condições autoimunes, e empurrá-lo mais à frente no espectro autoimune. Alguns consideram isso uma reação imunológica silenciosa porque, para o indivíduo comum, é difícil ligar os pontos entre consumo de laticínios e sintomas. No entanto, o consumo de laticínios está ligado a condições autoimunes como acne, tireoidite de Hashimoto, lúpus e diabetes. Por exemplo, é bastante sabido que, no caso de bebês com alto risco de diabetes tipo 1 (pelo histórico familiar), aconselha-se aos pais que evitem alimentá-los com qualquer produto oriundo de leite bovino no primeiro ano de vida, porque isso aumentaria o risco de o bebê desenvolver a doença.

Juntamente com o glúten e o açúcar, recomendo que você elimine os laticínios de suas escolhas alimentícias no programa de três semanas, porque inúmeras pessoas têm intolerância a eles. Contudo, se você puder reintroduzir os laticínios, com segurança, em sua dieta, de acordo com o Protocolo de Transição, escolha produtos que estejam claramente rotulados como orgânicos e "Sem rbGH".

## lipopolissacarídeos (lps): o gatilho silencioso que vive dentro de nós

Dá para você imaginar que exista uma condição nos Estados Unidos que mata, anualmente, mais pessoas do que as doenças cardiovasculares, mas que você nunca ouviu falar nela? Ao contrário das exposições ambientais que andamos discutindo, originárias dos alimentos que ingerimos, existe uma exposição tóxica já presente no nosso corpo. Os lipopolissacarídeos (LPS) são componentes de bactérias encontrados principalmente no trato gastrointestinal. As moléculas LPS podem ser encontradas, inicialmente, nas paredes das células de certos tipos de bactérias infecciosas. Quando as bactérias infecciosas são destruídas pelas bactérias boas e protetoras que residem nos intestinos, os remanescentes daquela bactéria ruim ficam flutuando livremente nos intestinos. Se permanecerem ali, geralmente não há problema. Se os LPS penetrarem na parede epitelial, entram na corrente sanguínea e então você tem um problema.

As endotoxinas são venenos produzidos dentro do corpo. O lipopolissacarídeo é um tipo de endotoxina, mas por ser muito prevalente, muitos autores, e mesmo alguns dicionários, dizem que os dois são uma única coisa. Quando você aprender mais sobre desintoxicação e como criar um ambiente mais saudável dentro do seu corpo, ouvirá a palavra *endotoxina*. Não fique confuso com ela; ela quase sempre se refere a altas concentrações de LPS.

Uma dieta rica em gorduras, incluindo, mas não se restringindo a um alto consumo de óleos de milho e azeite de dendê, facilita o deslocamento dos LPS para dentro da corrente sanguínea, literalmente nas costas dessas moléculas de gordura alimentar. Isso se chama *transcitose de balsa lipídica* (como um barco). Por que o organismo permite que isso aconteça? Bom, acontece que pequenas quantidades de LPS na corrente sanguínea desencadeiam a produção de um hormônio anti-inflamatório chamado adiponectina, o hormônio da antiobesidade. Contudo, grandes quantidades provocam muito mais inflamação do que o corpo consegue lidar, e então surge a cascata inflamatória. Uma das maneiras de impedir o acúmulo de LPS é através da escolha de bons alimentos, inclusive as gorduras saudáveis propostas em nosso programa, que evitarão esse mecanismo.

Existem dois componentes básicos, entre outros, conhecidos por causar permeabilidade intestinal (ou seja, o vazamento intestinal sobre o qual falaremos a seguir): o glúten e o LPS. Quando os LPS entram na corrente sanguínea, eles vão a qualquer lugar. Se eles se depositarem no cérebro, desencadeiam uma inflamação cerebral (infelizmente, foi isso que matou a minha mãe: encefalopatia metabólica tóxica). Se eles se depositarem nas juntas, provocam uma inflamação nas juntas (artrite e artrite reumatoide). Não existe órgão ou tecido imune aos efeitos dos LPS, e eles têm sido associados a muitos sintomas crônicos. Onde está seu elo frágil? Lembre-se, a linguagem corporal nunca mente. Você consegue escutar seu corpo dizendo onde está seu elo frágil?

Em pequenas quantidades, os LPS podem provocar febre, alteração na resistência a infecção bacteriana, e leucopenia (baixa contagem de glóbulos brancos), dentre outros sintomas. Os Centers for Disease Control and Prevention (Centros para Controle e Prevenção de Doenças – CDC) dizem que, em grandes quantidades, os LPS reduzem o fluxo sanguíneo em qualquer tecido, causando entre 175.000 e 200.000 mortes anualmente. O CDC observa que talvez meio milhão de pessoas seja afetado anualmente por esse mecanismo, mas ninguém toca nesse assunto. Isso acontece porque não há vantagem em abordar os LPS; não existe medicamento para cuidar deles.

Os LPS exemplificam o espectro autoimune. Quando permanecem no seu trato gastrointestinal, eles não afetam grandemente a sua saúde. Mas no momento em que entram na corrente sanguínea desencadeiam o processo inflamatório. Como você pode ver por este gráfico, os LPS podem afetar, prejudicialmente, muitos processos de doenças, dentro de um mesmo padrão. Conforme os níveis de LPS aumentam, a inflamação aumenta e os sintomas tornam-se mais severos. Se não for diagnosticado, pode ser fatal. No capítulo 5, você aprenderá como testar seus níveis atuais de LPS. Depois, aprenderá as mudanças de estilo de vida que poderá fazer para desativar esse mecanismo.

| |
|---|
| Morte |
| Disfunção múltipla orgânica levando a choque |
| Início da disfunção orgânica |
| Síndrome da reação inflamatória sistêmica |
| Início da reação imunológica aos LPS no sangue (inflamação) |
| O LPS entra na corrente sanguínea |
| Permanência de LPS nos intestinos (Normal) |

Colunas: trauma, doença cerebral, doença cardíaca, doença hepática (fígado), doença do sistema digestivo, doença respiratória, doença renal (rim), câncer, doença autoimune, infecções, queimações

Para cada uma dessas condições, os LPS nos intestinos não ameaçam a sua saúde. Conforme a concentração de LPS aumenta na corrente sanguínea, maior o grau de inflamação, dano tecidual/disfunção e por fim morte.

# conheça nancy

Nancy nunca saía de casa sem um maço de lenços de papel. Sofria de alergias crônicas, mas não conseguia perceber exatamente ao que ela era alérgica. Lutava constantemente contra a depressão, e embora não se visse como alguém com problemas digestivos, sempre se sentia estufada. À atração reconfortante de uma caixa de *doughnuts*, uma embalagem de sorvete, uma tigela de *noodles* ou, quando as coisas estavam mesmo ruins, um rolo de massa de *cookie* crua, era geralmente muito difícil de resistir e parecia acalmar sua ansiedade. Ela se vestia de maneira a esconder seu ganho de peso em público, esperando passar invisível pela vida. Nem mesmo considerava a possibilidade de um namoro. Tinha perdido o interesse em homens, apesar de ter somente 28 anos.

Para o médico padrão, Nancy era um caso clássico de paciente depressivo, que precisava de uma receita de antidepressivos, talvez algum medicamento contra ansiedade, e um bom esquema para perder peso e se exercitar. Mas veja o que a maioria dos médicos deixa escapar em pessoas como Nancy. Sua depressão, sua ansiedade e seu ganho de peso eram, na verdade, resultado de respostas imunológicas que estavam causando uma inflamação crônica. Como inúmeras mulheres, Nancy tinha uma constelação de sintomas, todos apontando para um único responsável: uma cascata inflamatória sistêmica.

Quando Nancy veio ao meu consultório, fiz um exame de anticorpos para determinar a causa dos seus problemas. Descobri que os responsáveis por sua reação imunológica era uma sensibilidade ao glúten e aos laticínios, além de elevados níveis de LPS em seu sangue. Essas moléculas estavam ativando seu sistema imunológico. Mas como essas moléculas penetraram na sua corrente sanguínea? A resposta foi o terceiro fator, permeabilidade intestinal.

Com os exames e tratamentos adequados, uma dieta livre de glúten e de laticínios, além da nutrição adequada para curar sua permeabilidade intestinal, a carga de anticorpos de Nancy contra o LPS diminuiu em seis meses. Ela parou de jogar gasolina no fogo (removendo glúten e laticínios), e seus sintomas começaram a desaparecer nas duas primeiras semanas, enquanto a inflamação regredia. Em seis meses, ela estava usando vestidos dois tamanhos menores, e voltou para me ver vibrando com a vida.

## fator 3: permeabilidade intestinal (ou seja, síndrome do intestino permeável)

O estado de saúde ou o estado de doença é a combinação entre o que somos – significando o que geneticamente nos faz da maneira como fomos projetados – e o meio que nos circunda. O intestino é o ponto de entrada onde esses dois elementos se encontram.
**ALESSIO FASANO**, doutor em medicina

O sistema digestivo tem dois propósitos intimamente relacionados. Primeiro, uma digestão saudável processa o alimento de maneira que os nutrientes benéficos, revitalizantes, possam penetrar na corrente sanguínea e circular pelo corpo. Ao mesmo tempo, o sistema digestivo filtra as toxinas, ou substâncias irritantes, impedindo que elas sejam absorvidas pelo sangue. Um intestino permeável, contudo, permite que certo material não totalmente digerido e toxinas como os LPS entrem na corrente sanguínea. Quais materiais exatamente "infiltram-se" na corrente sanguínea depende do grau de permeabilidade do intestino da pessoa.

Para entender o intestino permeável, é preciso entender a anatomia do intestino delgado, que é onde ocorre o verdadeiro trabalho de digestão. No intestino delgado, o alimento é quebrado em moléculas que ou passarão pelo trato digestivo para serem eliminadas do corpo, ou passarão pelo revestimento do intestino delgado para entrar na corrente sanguínea. O revestimento epitelial dos intestinos tem apenas uma célula de espessura. Ele funciona como uma gaze, apenas moléculas pequenas devem atravessar e entrar na corrente sanguínea. Um dos motivos do intestino delgado ter no mínimo seis metros de comprimento é que alguns alimentos são mais difíceis de digerir e de serem quebrados em partículas suficientemente pequenas para passar por essa "gaze". No entanto, quando a gaze se rompe devido a inflamação, moléculas maiores, chamadas *macromoléculas*, podem atravessá-la e entrar na corrente sanguínea antes que tenham sido completamente decompostas no material bruto que reconstruirá nossos corpos.

Quando essas macromoléculas entram na corrente sanguínea, o sistema imunológico diz: "Uau, o que é isto? Não reconheço essa coisa grande como um nutriente que eu possa usar para produzir novas células ósseas ou musculares. É melhor combater isto". Então seu corpo fabrica anticorpos contra essas macromoléculas. Se forem tomates, agora você tem anticorpos elevados contra tomates. Se for glúten, você produz anticorpos contra A-A-B-C-D, e agora estamos de volta ao conceito de mimetismo molecular. Sua corrente sanguínea transformou-se num rio de toxicidade. Seu sistema imunológico, mais uma vez, num esforço para protegê-lo, irá criar um dano colateral onde quer que esteja o seu elo frágil. Existem pessoas que se submetem a um teste para alergia alimentícia e saem com resultados positivos para 15 alimentos dizendo: "Deus do céu, isso é tudo o que eu como". Claro que é. Seu sistema imunológico está tentando protegê-lo das macromoléculas tóxicas que entraram na corrente sanguínea cedo demais, antes que fossem completamente digeridas.

Agora, com esses três fatores, suscetibilidade genética, exposição ambiental e intestino permeável, você se defronta com uma enxurrada de inflamações, dando início ao espectro autoimune. A permeabilidade acentuada parece preceder todos os casos de doença autoimune.

O dr. Alessio Fasano, catedrático de gastroenterologia pediátrica no Massachusetts General Hospital, que treina todo gastroenterologista que se forma na Harvard Medical School, compartilhou comigo a seguinte analogia, que descreve perfeitamente esse mecanismo: imagine que a Grande Muralha da China seja feita de uma única camada de células. A Grande Muralha foi construída para manter o inimigo fora, mas a cada cem metros há postos de controle onde as pessoas vêm e vão sob estrita vigilância. Esses postos de controle no intestino são chamados de junções de oclusão. Quando os postos de controle são bem mantidos, você não terá uma invasão inimiga. Mas uma vez que algo dá errado e se abre uma brecha nesse posto de controle, pode haver uma descontrolada passagem de instigadores e uma consequente criação de dano.

Quando você ingere constantemente alimentos que não consegue digerir adequadamente, como o glúten, você aumenta a fogueira inflamatória no seu trato digestivo. Isto reduz as bactérias benéficas que há nele e encoraja o crescimento de bactérias nocivas e leveduras indesejáveis. O ambiente de flora desequilibrada nos intestinos é chamado de *disbiose*. Essas mudanças bacterianas causam fermentação alimentícia nos intestinos, que em vez de serem digeridas, criam gases e distensão abdominal. Pior, as novas bactérias e leveduras são reconhecidas pelo sistema imunológico como outro invasor ofensivo, criando uma nova reação inflamatória no trato digestivo. O dano tecidual causa mais aberturas na gaze, aumentando a permeabilidade intestinal, provocando maior reação na corrente sanguínea, mais inflamações pelo corpo e um maior desenvolvimento de sintomas no seu elo frágil.

Enquanto persistir a permeabilidade intestinal, você terá inflamações e sintomas. Febre baixa, cansaço geral e dor intermitente no intestino são reclamações comuns da síndrome do intestino permeável. Sem motivo aparente, você agora está mais suscetível a alergias sazonais, erupções cutâneas ou mesmo doenças autoimunes como artrite reumatoide, lúpus eritematoso sistêmico e tireoidite de Hashimoto. Qualquer uma delas, e muitas outras, pode ser seu elo frágil.

Dos muitos fatores que podem contribuir para a permeabilidade intestinal, os que foram identificados como combustíveis consistentes para esse fogo são o estresse, o glúten e o excesso de lipopolissacarídeos (LPS). Em um estudo de 2015, publicado no periódico *Nutrients*, pesquisadores descobriram que todos os seres humanos desenvolvem permeabilidade intestinal sempre que são expostos ao glúten, tenham ou não doença celíaca ou sensibilidade ao glúten. O glúten desencadeará uma permeabilidade temporária num espaço de cinco horas depois de ingerido. Normalmente, o intestino restabelece-se por si só, mas para quem tem doença celíaca ou sensibilidade ao glúten, num período de 36 horas o dano não desaparecerá por si só. As células que mais crescem no corpo são as mesmas células epiteliais do intestino (sua gaze). Essa gaze está constantemente se reparando a ponto de o seu corpo criar um revestimento totalmente novo num espaço de três a sete dias. Então, quando você come torrada no café da manhã, você rompe a sua gaze, mas ela se recupera. Você come

# a história de samantha parte 2

Apresentei minha paciente Samantha a você no primeiro capítulo deste livro. Eu a conheci depois de ela ter sido diagnosticada com síndrome antifosfolipídica e lúpus, que apareceu três anos depois. Ela tinha 31 anos, quando comecei a trabalhar com ela. Uma das primeiras coisas que fiz foi inteirar-me do seu histórico familiar. Procurava descobrir, especificamente, se ela tinha um componente genético para a sua autoimunidade. Samantha contou-me que não havia em sua família um histórico de coágulos ou lúpus, embora seus pais tivessem outros sintomas e condições que se enquadravam no espectro autoimune. Na verdade, pai e mãe tinham evidências de distúrbios relacionados ao glúten, manifestando-se com sintomas diversos dos que ela vivenciava.

Não me surpreendi, já que sei que cada um tem um elo frágil diferente, uma expressão genética que pode ser diferente dos outros membros da mesma família. É aí que entra a epigenética, a maneira como o ambiente desencadeia a expressão do DNA. Embora Samantha e cada um dos seus pais compartilhassem DNA semelhantes, os pais não eram afetados pelo ambiente da mesma maneira que ela, porque ou seus genes eram desligados, quando os dela eram ativados, ou os dela eram ativados, enquanto os deles permaneciam desligados, o que permitia a expressão da doença de diferentes maneiras. Você se lembra do exemplo que dei antes sobre os gêmeos idênticos? O mecanismo é o mesmo.

Perguntei a Samantha suas próprias sensibilidades alimentícias. Descobrimos que eram múltiplas, sendo que o glúten era especialmente debilitante. Samantha contou-me que antes de dispensar o glúten, tinha uma prisão de ventre severa e distensão abdominal (lembre-se, quando criança haviam dito a ela que os movimentos intestinais uma vez por semana eram "normais"). Ela cresceu comendo glúten diariamente, praticamente em todas as refeições. Mas depois que a deixamos sem glúten, emagreceu a tal ponto que o que ela pensava ser seu "ganho atlético" revelou-se, na verdade, um "ganho por glúten". Ela também notou que tinha mais energia e mais acuidade mental, quando dispensava o glúten, e quando acidentalmente se expunha ao glúten por contaminação cruzada, os sintomas afetavam, sobretudo, seu raciocínio. Samantha contou-me que agora tem névoa cerebral ou se sente como se estivesse bêbada, quando se expõe ao glúten por causa de uma contaminação cruzada.

Descobri que ela já andava evitando produtos derivados do leite bovino e achava que estava fazendo o certo, quando bebia leite de cabra ou de ovelha. Com um teste adequado de diagnóstico, consegui determinar que ela tinha uma reação inflamatória sistêmica à caseína, presente em todo leite animal. Quando ela deixou de ingerir esses laticínios não bovinos se sentiu muito melhor.

Recomendei a Samantha que evitasse o açúcar, mas ela me contou que já o tinha eliminado da sua dieta desde 2012. Disse que sempre que comia algo com açúcar, inclusive frutas, dois ou três dias depois lhe sobrevinha uma infecção da bexiga ou uma candidíase. Observei que isso era comum nas pessoas com candidíases crônicas, onde uma porção de fruta podia ser a gota d'água, produzindo sintomas. Recomendei que continuasse atenta à sua escolha de alimentos.

Por fim, avaliei sua permeabilidade intestinal. Ela me contou sobre as cólicas estomacais que sempre tinha quando criança, ainda que aquilo nunca tivesse sido diagnosticado como síndrome do intestino permeável. Garanti que quando ela deixasse de lado o leite animal veria que suas dores de estômago diminuiriam. O fato é que a proteína do leite de cabra tem seis vezes o tamanho da proteína do leite humano, e é muito difícil de ser digerida. Embora não tenha uma digestão tão difícil quanto o leite bovino, ainda assim pode ser muito difícil, especialmente para os indivíduos sensíveis.

Também garanti a Samantha que sua saúde em geral melhoraria porque finalmente ela havia encontrado um médico que entendia o espectro autoimune. A recomendação que ela havia recebido no passado, embora bem-intencionada, simplesmente não era bem informada. Lembre-se, como já informei, são necessários 17 anos para que a última pesquisa chegue até a prática clínica. Todos os dias surge uma nova pesquisa sobre o espectro autoimune, mas a maioria dos médicos simplesmente não tem tempo para lê-la. Minha função é levar essa pesquisa até eles, e finalmente até você. Portanto, assim como Samantha, você está em boas mãos. Você nasceu com o direito a uma saúde plena.

um sanduíche no almoço, rompe a sua gaze, mas ela se recupera. No jantar, você come macarrão, rompe a gaze, mas ela se recupera. Os *croutons* da sua salada rompem a gaze, mas ela se recupera. Todos os dias. Nos Estados Unidos, o consumo médio anual de trigo é de sessenta quilos por pessoa. Bom, eu não como nem um grama. Isso significa que você está comendo 120 quilos, a cada mordida sua gaze é rompida, mas ela se recupera. Até que um dia, você pode ter dois anos, 22 ou 62, e sua gaze deixa de se recuperar.

O que aconteceu? Por que seu organismo abandonou-o? Os pesquisadores referem-se a esse momento como *perda de tolerância oral*. Seu corpo já não pode acomodar o grau de toxinas a que você se expõe, seja por alimentos, substâncias químicas tóxicas, metais pesados ou estresse. Agora, você tem uma *permeabilidade intestinal patogênica*, o intestino permeável, e agora o espectro autoimune começará a afetar onde quer que seu elo frágil esteja.

A boa notícia é que a permeabilidade intestinal é completamente reversível.

Você não precisa sofrer com os sintomas de um intestino permeável, ou das complicações sistêmicas que ele possa causar. Seguindo o meu esquema, você vai eliminar as exposições ambientais mais comuns, o que reduzirá a inflamação no seu intestino e permitirá que seu revestimento epitelial se recupere. Repito, você pode interromper o desenvolvimento da doença autoimune, curando um intestino permeável.

## próximos passos

A permeabilidade intestinal é um dos dois fatores que nos ajuda a perceber por que precisamos nos concentrar na saúde do nosso trato digestivo, a fim de evitar ou reverter a autoimunidade. O segundo fator, possivelmente de igual importância, é o estado do nosso microbioma, a mistura de bactérias benéficas e nocivas que vivem em nossos intestinos. No próximo capítulo, exploraremos esta nova fronteira e veremos o que o estudo mais recente mostra com referência à conexão entre o seu microbioma e a maneira como você se apresenta, se sente e pensa.

# 03
# a necessidade absoluta de um microbioma humano saudável

Imagine, por um instante, que você seja um médico bem respeitado. Você tem praticado medicina tempo o suficiente para ter visto muitas das crianças, que acompanhou durante a vida, crescerem e se tornar adultos, e viu os pais delas envelhecerem. Você acha que conhece todos os prós e contras do corpo humano porque tratou de cada doença. No entanto, um dia você comparece a um seminário para completar os créditos de sua pós-graduação e de repente se depara com uma nova e surpreendente informação: os pesquisadores acabaram de descobrir um novo órgão no corpo humano e ele controla todos os aspectos da sua saúde.

Esta exata revelação está acontecendo nos consultórios médicos de todos os Estados Unidos, à medida que os cientistas vão aumentando seu conhecimento a respeito do microbioma humano. O microbioma humano é a comunidade de bactérias, fungos e vírus que vive, sobretudo, nos intestinos. Nos últimos dez anos, ele começou a ser reconhecido como um fator essencial na saúde em geral. Graças aos avanços da ciência e da tecnologia, os pesquisadores descobriram que o microbioma é crítico para algo mais do que a digestão dos alimentos: ele é o centro de controle de todo o corpo. Por mais inacreditável que isso pareça, é a pura verdade.

O microbioma humano está ligado à produção de vitaminas, à regularização do metabolismo e da taxa de açúcar, e influencia tanto a expressão genética quanto a química cerebral. Para cada mensagem que o cérebro envia ao intestino, há nove mensagens do intestino para o cérebro. Essas mensagens controlam a reação cerebral ao estresse, a produção hormonal cerebral, a ativação do próprio sistema imunológico do cérebro, o crescimento de novas células cerebrais (neurogênese), e a adaptabilidade de aprendizagem dessas novas células (neuroplasticidade), além de outras funções.

O microbioma humano é o tópico mais excitante da pesquisa médica atual. Em 2007 foram publicados 396 estudos sobre o assunto. Em 2015 esse número subiu para 5512 estudos. São 5512 equipes de pesquisadores que passaram meses e meses estudando esse tópico, escrevendo ensaios, submetendo-os à publicação, e depois sendo publicados. Se você der um Google em "microbioma humano" hoje, verá uma lista de mais de 19.000 estudos recentes, e cada ano há novas descobertas. Por exemplo, agora sabemos que cada um de nós hospeda um microbioma totalmente singular, que compreende trilhões de bactérias de várias centenas de espécies. Acredita-se que a grande maioria de micróbios abrigados em nosso trato gastrointestinal tem efeitos benéficos, e embora existam inúmeros tipos diferentes de bactérias, elas se enquadram fundamentalmente em dois grandes grupos. As Bacteroidetes parecem ser o grupo dominante que hospedamos. O segundo grupo são as Firmicutes, e não nos sentimos tão felizes em tê-las como hóspedes dominantes. Individualmente, essas Firmicutes não são perigosas, mas em grandes concentrações elas subjugam as Bacteroidetes e assumem o controle, e o desequilíbrio que criam causa problemas de saúde tais como o de ser um contribuinte básico para a obesidade resistente.

Seu microbioma pode pesar até pouco mais de dois quilos, quase duas vezes o peso do cérebro, e cada bactéria que ele hospeda é um organismo vivo, feito de células e genes. Veja só: existem de 100 a 150 vezes mais genes no seu microbioma do que os 23.000 genes encontrados no seu DNA. Por causa disso, muitos estudiosos começam a considerar o microbioma menos como um órgão adicional no corpo, e mais como todo um outro organismo com vida própria. Esta é uma conversa que tenho frequentemente com meus colegas, depois que começamos a ensinar sobre a autoimunidade. Começamos a imaginar: "Será que nós, seres humanos, estamos hospedando uma grande quantidade de bactérias, ou seremos nós bactérias tendo uma experiência humana?" Reconhecemos que estamos vivendo com uma civilização paralela dentro de nós, cada uma ajudando a outra.

Existem dez vezes mais células de bactérias em nosso intestino do que todas as células juntas no restante do corpo. Sabemos disto por causa do formato dos nossos intestinos. Lembre-se, os intestinos são um tubo de seis a quase oito metros, revestidos de microvilos em sua extensão, o carpete felpudo que ajuda na digestão. Se você pudesse nivelar os microvilos, a superfície dos nossos intestinos seria do tamanho de uma quadra de tênis. Precisamos de toda essa superfície no intestino porque a atividade que ali ocorre é intensa. E cobrindo cada centímetro dessa superfície estão as bactérias, aglomeradas entre cada uma das felpas.

Se você tiver nascido de parto normal, herdou seu microbioma da sua mãe. No último mês de gravidez, o organismo materno começa a colonizar o trato vaginal com altas concentrações da bactéria do gênero *Prevotella*, que recobre o bebê durante o parto. Essas bactérias levam uma mensagem até o trato digestivo da criança, preparando-a para criar as enzimas digestivas que quebram o leite materno e o usam com eficiência.

Se você tiver nascido via cesariana, tudo se torna imprevisível. Em vez da boa bactéria *Prevotella* da mãe, você foi instantaneamente exposto a uma abundância de bactérias estranhas que estavam na pele dela e no ar da sala de parto, o que consequentemente aumentou seu risco a doenças ao longo da vida, e a provavelmente um QI mais baixo.

No maior e mais recente estudo feito até agora, que revê as informações sobre o parto de 750.569 crianças nascidas de cesariana, tanto as nascidas por uma cesariana necessária (a que leva em conta a saúde do bebê e/ou da mãe) quanto por uma cesariana eletiva, tinham um risco mais elevado de asma, laringite e gastroenterite (inflamação dos intestinos). As crianças nascidas por uma cesariana necessária tinham um risco mais elevado de colite ulcerativa e doença celíaca, enquanto as nascidas por uma cesariana eletiva tinham um risco aumentado de infecção no trato respiratório inferior e artrite idiopática juvenil. O efeito das cesarianas eletivas era mais acentuado do que o efeito das cesarianas necessárias quanto ao risco de asma. Estive com alguns ginecologistas-obstetras que me disseram que, na necessidade de fazer uma cesariana, esfregam o canal vaginal da mãe com algo semelhante a um cotonete, e depois esfregam o mesmo cotonete na boca do recém-nascido, na tentativa de conseguir colocar, da maneira que for possível, um pouco da microbiota protetora e informativa (como a *Prevotella*) no bebê na hora do parto. Embora não tenha havido estudos a longo prazo sobre essa técnica da qual estou ciente, é racional deduzir que ela realmente reduz o risco futuro de inúmeras doenças para os bebês de cesariana, inclusive as autoimunes. É claro que se, clinicamente, for necessária uma cesariana, é muito mais importante proteger as vidas do bebê e da mãe do que se preocupar com potenciais riscos futuros à saúde.

O microbioma humano é um componente básico do sistema imunológico no intestino. Setenta por cento de todo nosso sistema imunológico reside no intestino e o microbioma humano compreende a maioria desse sistema. É o modulador, ou o controlador, de como o sistema imunológico opera no intestino. Exatamente como uma guarda nacional faz parte de uma força policial, mas trabalha à sua própria maneira, o microbioma humano é parte de um sistema imunológico, mas opera à sua própria maneira.

Assim como o sistema imunológico, o microbioma humano é um conjunto de células que funciona em uníssono com as células imunológicas do intestino designadas para promover a saúde, mas quando ele se desequilibra, isso pode dar início a uma doença. Sabemos que cada um de nós tem um microbioma diferenciado, influenciado pela genética, pelo nosso ambiente e pelas nossas escolhas alimentares. Existe uma íntima relação e uma troca de informações entre as bactérias do intestino e nossas células imunológicas, situadas na mesma parede intestinal. Esse é o início do nosso arsenal que está no controle de invasores ofensivos.

Seus antecedentes – a maneira como levou sua vida até agora – têm um efeito profundo na composição e diversidade do seu microbioma, assim como afeta seu sistema imunológico. Embora muitos possam lhe dizer que o envelhecimento está correlacionado com um mau desempenho e doenças, não é necessário que seja assim. Os cuidados com o microbioma humano são uma maneira importante de se perceber reversões em muitas das doenças relacionadas com a deterioração, inclusive aterosclerose, cânceres colorretais, atrofias de órgãos e infecções graves.

## quando acontece o desequilíbrio bacteriano

Há milhares de anos, Hipócrates afirmou o seguinte: "Todas as doenças começam no intestino". Atualmente, somos capazes de confirmar o quanto ele estava certo. A composição do microbioma pode configurar uma reação imunológica saudável ou predispô-lo à doença. Quando seu microbioma é mal alimentado e mal cuidado, as bactérias nocivas e os fungos tomam conta, deixando-o mais suscetível a doenças crônicas. Quando os exames de sangue identificam que você está no espectro autoimune, isso indica uma falha catastrófica do microbioma, que permite uma quantidade excessiva de bactérias patogênicas (as do mal) que ativam os genes para inflamação e permeabilidade intestinal.

Alessio Fasano, doutor em medicina, acredita, assim como eu, que a origem dos invasores ofensivos que acionam a reação autoimune é o desequilíbrio de bactérias que vivem dentro de nós, aumentando nosso risco para doenças cardíacas, câncer, acidente vascular cerebral, mal de Alzheimer, diabetes e outras doenças autoimunes que colocam a vida em risco. Abrigar um microbioma desequilibrado também pode levar à depressão, ansiedade, perda de memória, névoa cerebral e mudanças de humor.

Como aprendemos no último capítulo, os genes não predizem doenças. Eles identificam os elos frágeis na sua cadeia, onde a doença possa se desenvolver (dependendo do quanto você força a cadeia). Os genes bacterianos do microbioma influenciam a nossa própria expressão genética através da epigenética, que foi discutida no último capítulo. Por exemplo, a bactéria no microbioma ajuda a digerir os aminoácidos dos alimentos e os converte em diferentes hormônios cerebrais chamados *neurotransmissores*. Esses neurotransmissores controlam tudo, da velocidade cerebral ao humor, ao metabolismo, que é como podemos associar a saúde do microbioma à obesidade. A disponibilidade de tipos específicos de bactérias é um dos critérios básicos a ser examinado, quando a pessoa não consegue perder peso, mesmo sob dietas que restringem calorias. Se você tentou honestamente contar calorias, ou seguiu fielmente programas específicos para perda de peso, sem conseguir os resultados desejados, é bem provável que as bactérias nocivas do seu microbioma estejam agindo como freio de emergência, segurando seu corpo contra a perda de peso.

Um microbioma humano desequilibrado força a sua cadeia de modo que, onde quer que seu elo frágil esteja, é ali que ele se quebrará, deixando-o vulnerável ao desenvolvimento de problemas de saúde. É isso que significa uma vulnerabilidade genética, não que você esteja destinado a ter esta ou aquela doença, e sim que, se uma inflamação excessiva forçar demais a cadeia, seu elo genético frágil se manifestará. Além disso, um microbioma humano desequilibrado cria um ambiente inflamatório que acabará sendo a gota d'água, criando permeabilidade intestinal (o intestino permeável), que permite que as macromoléculas alimentícias (como o glúten) infiltrem-se na corrente sanguínea através do vazamento intestinal, o que dispara uma resposta imunológica contra aquela molécula alimentícia. Um microbioma humano anormal criará inflamação e pode causar permeabilidade intestinal por si só, mesmo com uma dieta irrepreensível. Este é um motivo importante pelo qual algumas pessoas que evitam os alimentos aos quais são sensíveis possam não se sentir bem de imediato; elas ainda têm uma cascata inflamatória em curso nos intestinos, criada pelo microbioma desequilibrado. O microbioma desequilibrado é o gatilho ambiental que força a sua cadeia. No entanto, seu microbioma pode começar a mudar em apenas três dias, assim que você muda o que come.

Aprendemos no capítulo 2 que a epigenética controla como nossos genes se expressam. O fator mais importante da expressão epigenética é o microbioma humano. Ele é o maior meio ambiente com o qual lidamos diariamente. Acho interessante que os humanos sejam a espécie dominante no planeta e, no entanto, nossa estrutura genética seja tão simples. Por exemplo, os humanos são constituídos de cerca de 23.000 genes. Compare-nos com um verme, que tem 90.000 genes. Eles são muito mais complicados do que nós. Contudo, acredito que não caiba muita discussão quanto aos diferentes níveis de sofisticação entre os vermes e os humanos, em termos do que são capazes de fazer.

Então, de onde vem nossa sofisticação? Vem do fato de que realmente somos feitos de dois genomas. O genoma humano é fixo e rudimentar, não se pode mudar isto. Aí temos o microbioma, que contém de 100 a 150 vezes mais genes do que o genoma humano. Os genes controlam a função. Isso significa que o microbioma tem de 100 a 150 vezes mais influência na nossa função diária do que o genoma humano.

## conheça os índios pima

Os índios Pima, americanos nativos, que historicamente viviam no sudoeste americano, perto do México, apresentam uma questão interessante sobre microbioma humano e seu impacto na saúde. Esses povos indígenas têm vivido nessa parte árida do país há centenas e centenas de anos. Dirigindo pela região, atualmente, ainda pode-se ver que não há nada no deserto para comer, mas essas pessoas sobreviveram. Uma das explicações para a sua sobrevivência é conhecida como a *teoria do gene frugal*: os Pima evoluíram para uma grande eficiência com sua ingestão alimentar e conseguiram otimizar suas calorias. Usavam cada caloria do alimento ingerido ou a armazenavam para ser usada mais tarde. Quando não há muito o que comer, ou você se adapta e obtém o melhor custo-benefício em relação a seus esforços para conseguir alimento, ou fica mal nutrido e fraco, com uma dificuldade bem maior para sobreviver. Os que sobreviveram tiveram filhos com os genes fortes dos pais. Os que não eram muito bons na utilização das calorias não conseguiram se aclimatar a seu ambiente hostil.

A grande diferença entre os Pima bem-sucedidos e os que não sobreviveram foi seu microbioma. Sua sobrevivência dependia do desenvolvimento de um microbioma farto em Firmicutes, o grupo de bactérias que reserva calorias. Com o tempo, essas Firmicutes influenciaram o DNA dos Pima, de maneira que seus filhos também carregaram altos níveis de Firmicutes. Neste exemplo, o termo "gene frugal" não se aplica ao DNA dos Pima, mas ao DNA das bactérias.

Agora, avancemos para hoje, quando os Pima já não se alimentam da sua dieta ancestral, comendo, em vez disso, a dieta padrão americana: eles vivem de alimentos prontos industrializados, alimentos de baixo valor nutritivo, poucos vegetais, açúcar em excesso e gordura nociva etc. O resultado é que continuam armazenando calorias, e aos 35 anos, 50% dos adultos Pima têm diabetes; sendo que 95% destes diabéticos estão acima do peso e com um risco maior de doença cardiovascular, pressão alta e demência. Ainda que a comida já não seja escassa, seus genes frugais em seu microbioma continuam mandando mensagens para armazenar calorias de uma maneira mais eficiente do que o restante de nós. É por isso que taxa de diabetes entre eles é muito mais alta do que a média nos Estados Unidos. Desta vez, seu "gene frugal" e o microbioma estão trabalhando contra eles.

### a origem da disbiose

Quando os intestinos apresentam um equilíbrio correto entre as bactérias boas e as nocivas, diz-se que estão em estado de *simbiose*. Um desequilíbrio no microbioma humano é chamado de *disbiose* e é uma causa básica de inflamação no trato digestivo e por todo o seu corpo. A disbiose pode resultar de uma deficiência de bactérias benéficas ou de um crescimento exagerado dos organismos nocivos, incluindo bactérias hostis, fungos (cândida) e protozoários. A composição do microbioma humano é altamente influenciada por nosso ambiente. Em primeiro lugar, e acima de tudo, ela é afetada por escolhas alimentares, porque essas bactérias alimentam-se das nossas sobras.

A maioria de nós tem microbiomas anormais por aderir à dieta padrão americana de alimentos com baixos nutrientes e levar um estilo de vida sedentário. Os alimentos que você ingere influenciam profundamente os tipos de flora intestinal que você carrega e o comportamento delas. Isso, por sua vez, afeta a maneira como você queima e armazena calorias e produz energia, e determina o número e quantidade de neurotransmissores (hormônios cerebrais) que você produz, o que, por consequência, controla os seus humores e comportamento, bem como seu risco para doenças. Por exemplo, considera-se que alimentos que contenham glúten, caseína (uma proteína encontrada nos laticínios), e o próprio milho produzem efeitos semelhantes a endotoxinas, o que pode contribuir para a disbiose. Além disso, cerca de 75% dos alimentos na dieta média ocidental são de benefício limitado ou nenhum para o microbioma, especialmente para as bactérias encontradas na porção inferior do trato digestivo. A maioria deles, composta especificamente de carboidratos refinados, já é absorvida no trato gastrointestinal superior, e o que acaba chegando ao intestino grosso é de valor limitado, já que contém apenas pequenas quantidades de minerais, vitaminas e outros nutrientes necessários à manutenção da microbiota.

Toda célula do seu corpo reproduz-se sozinha. Como já aprendemos, temos um corpo inteiramente novo a cada sete anos. Algumas células reproduzem-se rapidamente, outras são bem lentas. As células de crescimento mais rápido no seu corpo são encontradas no revestimento dos intestinos. Você tem um revestimento completamente novo num período de três a sete dias. É como se fosse uma cobra trocando de pele; células novas substituem as velhas rapidamente. O combustível para essas células se reproduzirem chama-se ácido butírico.

O butirato é um subproduto da digestão, envolvendo bactérias boas que se alimentam de fibras vegetais. Se você não estiver ingerindo vegetais suficientes, ou se não tiver o microbioma correto, não produzirá butirato suficiente. Esta é uma das razões mais importantes para se comer uma variedade de vegetais, fornecer os amidos necessários para alimentar nossas "bactérias boas" e produzir butirato.

Se você não tiver suficiente ácido butírico, suas células ainda irão se reproduzir, mas você estará construindo sua casa com palha, não com tijolos. Você ainda produzirá novas células diariamente, mas se não tiver suficiente material residual adequado suas células serão fracas. Contudo, a quantidade certa de butirato pode (1) produzir células do cólon fortes e saudáveis, com uma chance muito maior de funcionar normalmente; (2) permitir que tanto as células das paredes intestinais quanto as células imunológicas intestinais acalmem-se e permaneçam num estado de "prontidão para proteger, se necessário" e (3) reduzir a inflamação, gatilho fundamental no desenvolvimento da obesidade. Muitos estudos estabelecem uma correlação entre construir sua casa com palha e não com tijolos e uma vulnerabilidade no desenvolvimento do câncer de cólon. A quantidade adequada de butirato protege contra o desenvolvimento desse tipo de câncer.

Você se lembra da tríade de desenvolvimento para doença autoimune, que inclui a permeabilidade intestinal? É exatamente aqui que a escolha alimentar passa a ser importante. Os alimentos que você come desempenham um papel importante na constatação de se o butirato que você tem é suficiente. Se você tiver butirato suficiente, isso ajudará na cura da permeabilidade intestinal, porta de entrada para o desenvolvimento da doença autoimune.

A doença autoimune é particularmente prevalente no mundo ocidental porque nossa dieta prejudicou significativamente nossos microbiomas. Em um estudo italiano de 2010, os pesquisadores compararam amostras de fezes de crianças de tribos africanas com crianças que vivem na Europa, e encontraram diferenças dramáticas. As crianças das tribos africanas, que ainda se alimentam como seus ancestrais, não acabam com muitas das nossas condições autoimunes mais comuns, como alergias, asma, eczema, acne, artrite reumatoide, psoríase ou esclerose múltipla. A diferença é o microbioma.

As crianças africanas têm uma taxa muito mais alta de bactérias boas e uma quantidade limitada de bactérias nocivas, assim como uma abundância ímpar de bactérias benéficas, totalmente ausentes nas crianças europeias. A hipótese dos pesquisadores é que o microbioma das crianças africanas permitiu que elas maximizassem a ingestão de energia vinda dos alimentos de plantas fibrosas (produzindo níveis muito maiores de butirato), enquanto as protegia de inflamações.

No diagrama da página ao lado, as crianças europeias têm um aumento quatro vezes maior no armazenamento de calorias da família Firmicutes de bactérias. As crianças africanas têm maiores concentrações da família de Bacteroidetes, componente fundamental de um microbioma saudável, com baixa vulnerabilidade ao desenvolvimento de doenças autoimunes. Assim, enquanto nós no mundo ocidental podemos ter avançado no conhecimento

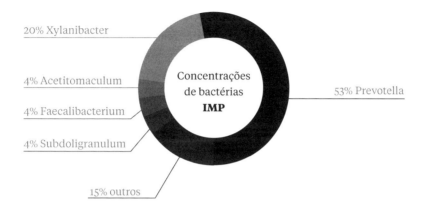

Crianças de aldeia africana

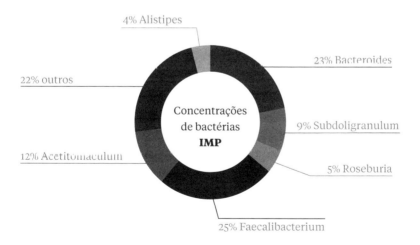

Crianças da União Europeia

dos confortos e da segurança de vida, estamos apenas começando a aprender que o equilíbrio do microbioma é a chave para um corpo saudável, esbelto e resistente a doenças.

## sintomas da disbiose:

Quando o sistema digestivo está desequilibrado, podem ocorrer os seguintes sintomas:

- Acne pós-adolescência ou irritações da pele (inclusive rosácea)
- Amenorreia (ausência de menstruação)
- Capilaridade dilatada nas faces e no nariz dos não alcoólicos
- Coceira anal
- Deficiência de ferro
- Estufamento, arrotos, queimação e flatulência após as refeições
- Fadiga
- Fezes com alimentos não digeridos
- Fezes gordurosas
- Indigestão, diarreia, prisão de ventre
- Infecções intestinais crônicas, parasitas, candidíase, bactérias nocivas
- Náusea ou diarreia após a ingestão de suplementos
- Pele com facilidade para contusões
- Reações sistêmicas após comer
- Sensação de saturação depois de comer
- Unhas fracas ou rachadas
- Vaginite crônica (irritação vaginal)

## disbiose e antibióticos

A disbiose também pode ser causada por medicamentos, principalmente pelo uso e abuso de antibióticos. Curiosamente, a epidemia de doenças autoimunes coincide com a introdução de antibióticos. A ingestão de antibióticos equivale a jogar uma bomba em seu microbioma; a droga danifica ou destrói tudo à sua passagem, inclusive as bactérias boas e as nocivas. Com o tempo, as bactérias nocivas tornam-se resistentes aos antibióticos, desenvolvem-se e criam um desequilíbrio em nossos intestinos, provocando inflamações que se tornam sistêmicas. Em uma meta-análise de 4.373 ensaios, os pesquisadores concluíram que os indivíduos a quem foi receitado um antibiótico para infecção respiratória ou urinária desenvolveram uma resistência bacteriana a esse antibiótico. O efeito é mais gritante no mês imediatamente após o tratamento, mas pode persistir por até 12 meses. Portanto, se você sofre de recorrentes infecções de ouvido, dos seios nasais (sinusite) ou dos pulmões, elas podem estar sendo causadas pelo fato de o seu corpo já não reagir ao medicamento prescrito pelo seu médico.

Os antibióticos certamente têm seu lugar na medicina, são eficientes no tratamento das infecções bacterianas, mas quando são usados em demasia, ou se seu sistema imunológico estiver ocupado combatendo outros invasores nocivos, podem causar mais problemas, porque matam todas as bactérias, tanto benéficas quanto nocivas.

Infelizmente, nas últimas três décadas temos presenciado um abuso no emprego de antibióticos, tanto na comunidade médica quanto na agricultura convencional. Isso resultou numa diminuição sistemática das bactérias boas nos nossos intestinos. Setenta por cento do nosso sistema imunológico situam-se nos intestinos e a nossa principal proteção contra resfriados, gripes, vírus, células cancerosas e outros mais deve vir das bactérias benéficas que surgem naturalmente em nosso trato digestivo. Quando as bactérias boas são depois reduzidas por uma dose de antibióticos, a inflamação aumenta, a permeabilidade intestinal aumenta, o que nos leva a correr um risco maior de infecções e doenças.

Frequentemente, os antibióticos são receitados para tratar doenças para as quais não foram feitos. Os antibióticos não podem tratar um resfriado ou uma candidíase. Na verdade, o motivo de tantas crianças não solucionarem suas infecções de ouvido com antibióticos é porque de 14 a 28% dessas infecções são causadas por fungo ou leveduras, e não por bactérias.

Todos nós somos expostos a antibióticos, receitados ou não. Os agricultores vaporizam seus vegetais com antibióticos, e animais como vacas e galinhas recebem antibióticos para ficarem mais fortes. Os resíduos dos antibióticos permanecem nos produtos de carne bovina e de galináceos, nos vegetais e na água que nos é fornecida. É extremamente difícil entender como as agências governamentais, que deveriam nos proteger, permitem o uso indiscriminado dessas drogas poderosas em tantas situações onde não são necessárias. Não existe motivo algum para que nossas culturas de vegetais sejam vaporizadas com antibióticos, gotejando, assim, gasolina no fogo da inflamação todas as vezes que são ingeridos. Esta é uma outra razão para que os alimentos supostamente saudáveis tenham se tornado nocivos para nós. Qualquer parte da nossa cadeia alimentar tratada com antibiótico resulta num alimento com potencial inflamatório.

Outro problema com os antibióticos é que eles estimulam a produção de biofilmes, uma espécie de polímero (plástico duro) que as bactérias produzem para se proteger. É como um campo de força criado para proteger as bactérias. Os biofilmes impedem que os antibióticos alcancem as bactérias. Segundo um parecer do CDC de 2013, as bactérias resistentes aos antibióticos causam mais de 23.000 mortes anuais só nos Estados Unidos. Esta é uma das maneiras pelas quais são criados os supermicróbios, ou bactérias resistentes aos antibióticos (sendo a segunda uma falta de competição por recursos no trato digestivo). O National Institutes of Health diz que, agora, a dose padrão de antibiótico para matar uma bactéria pode chegar a ser até cem vezes maior, caso ela tenha um biofilme resistente. É por isso que você pode estar tomando mais antibióticos do que antes para vencer uma infecção. Quanto mais tempo tivermos em nossos corpos baixos níveis de bactérias que não deveriam estar lá, mais provável será o desenvolvimento de biofilmes.

### disbiose e estresse

Por fim, a disbiose pode ser causada por estresse, indo de exposições ambientais como poluição, produtos químicos, radiação e alimentos de baixa qualidade com pouco valor nutritivo a estresses da nossa vida cotidiana, inclusive ter que lidar com o fato de não se sentir bem. O estresse tornou-se uma parte tão arraigada no nosso cotidiano que não é de se admirar que nossos microbiomas estejam um caos.

# conheça paul

Depois de uma cirurgia odontológica, meu amigo Paul foi receitado com um antibiótico para evitar potenciais infecções. Logo depois, Paul notou algumas mudanças desagradáveis em sua saúde. Começou a se sentir estufado a maioria das vezes e se sentia como se fosse ficar resfriado a cada quatro ou seis semanas. O cansaço que se seguiu foi ficando cada vez mais difícil de ser vencido.

O declínio da saúde de Paul acabou com sua motivação para se exercitar, e ele ganhou cerca de cinco quilos. Quando as juntas do seu corpo começaram a ficar doloridas o tempo todo, ele deduziu que fosse pela falta de atividade. O que ele mais queria fazer diariamente era ficar em casa e ver TV. Quando não conseguiu deixar o sofá por dois dias seguidos, sua esposa mandou-o ao meu consultório.

Paul descreveu o que estava acontecendo, e percebi de imediato que seu estado dolorido vinha da inflamação em suas juntas, causada pela infiltração de LPS através da permeabilidade intestinal provocada pelos antibióticos. Paul não percebia que os antibióticos que havia tomado tinham desencadeado uma crise interna em seu corpo (disbiose), e que seu microbioma estava enviando uma mensagem de crise. Ele sinalizava o sistema imunológico para criar inflamação, causando permeabilidade intestinal, permitindo que os LPS entrassem em sua corrente sanguínea e se depositassem em seu elo frágil, as juntas.

Com os exames, confirmamos que os níveis de LPS de Paul estavam bem elevados. Ainda que ele não se julgasse sensível a laticínios ou glúten, pedi que evitasse os dois tipos de alimentos por um período de três semanas, só para conferir. Para sua surpresa, mesmo antes do término desse prazo sua dor nas juntas diminuiu, e ele voltou a se exercitar enquanto seguia minha dieta livre de glúten, laticínios e açúcar. Em seis semanas, Paul havia perdido o peso adicional. Ele me disse: "dr. O'Bryan, finalmente me sinto eu mesmo de novo. Entendo o que o senhor dizia, quando me disse para escutar o meu corpo".

Nossa compreensão do estresse e de como ele afeta o corpo foi notada primeiramente por Hans Selye, doutor em medicina, um médico húngaro, também PhD em química orgânica. Nas décadas de 1950 e 1960, o dr. Seyle explorou, de início, o conceito crítico das glândulas suprarrenais como nossa primeira linha de defesa contra o estresse. Quer estejamos enfrentando o estresse químico, emocional ou físico, nossas glândulas suprarrenais permitem que possamos reagir de maneira saudável. Elas estão encarregadas de determinar quando ativar a famosa reação "lute, fuja ou se assuste".

O dr. Selye e outros cientistas da época já sabiam que existem dois sistemas nervosos diferentes em nosso corpo: o sistema nervoso parassimpático e o sistema nervoso simpático. Quando você está estressado, a reação lute, fuja ou se assuste começa a funcionar, e seu sistema nervoso simpático é ativado. O dr. Selye ressaltou que o modelo dos nossos corpos é exatamente como o de nossos antepassados, retrocedendo dezenas de milhares de anos, quando vivíamos nas savanas africanas, o que significa que reagimos às pressões da vida exatamente como nossos ancestrais. Eis um exemplo: uma das manifestações fisiológicas de lutar, fugir ou se assustar é uma redução do fluxo sanguíneo para a pele. Quando nossos antepassados viam-se numa situação estressante (caçando, lutando com um animal) e, naquele momento, o sistema nervoso simpático era o sistema dominante em funcionamento, havia uma redução no fluxo sanguíneo para a pele. Por quê? Para que não sangrássemos excessivamente, quando estivéssemos lutando por nossas vidas. Avancemos para nossas vidas estressantes de hoje em dia. Quando estamos num estado simpático dominante, o que acontece na maior parte das vezes, temos uma redução do fluxo sanguíneo para a nossa pele. Como isso pode se manifestar? Acne, psoríase ou vitiligo (perda de pigmentação resultando em manchas brancas na pele). Poderíamos percorrer todos os sistemas no corpo e demonstrar respostas protetoras e emergenciais parecidas, que acontecem num estado simpático dominante. Mas não é para vivermos assim o tempo todo.

Com que frequência nossos ancestrais eram expostos a um estresse extremo, que precisasse de uma reação lute, fuja ou se assuste? Não com muita frequência. Podemos imaginar que, ocasionalmente, suas vidas correriam perigo, ou que eles precisassem ficar superalertas. No entanto, viviam em climas tropicais, onde o ano todo tinham alimentos orgânicos à disposição. É por isso que temos uma reação estressante a alimentos impregnados de substâncias químicas e, muitas vezes, geneticamente modificados. Nossos antepassados não precisavam de casacos para mantê-los aquecidos no inverno. É por isso que quando sentimos frio nosso sistema fica estressado, ativando uma reação suprarrenal.

Sabemos que deveríamos levar uma vida relativamente suave e raramente ativar nossas glândulas supra-renais porque, na verdade, elas são muito pequenas. Em um par de suprarrenais saudável, cada glândula é do tamanho de uma noz. Se fosse para ficarmos estressados o tempo todo, o órgão não deveria ser maior, como por exemplo o coração?

No entanto, na maneira alucinada que vivemos hoje, estamos sob imenso estresse, operando quase sempre num estado simpático dominante, sobrecarregando nosso corpo e criando uma reação contínua ao estresse. Nas autópsias de pessoas mortas por doença, descobriu-se que as glândulas suprarrenais foram completamente esgotadas, encolhendo até o tamanho de um amendoim. Mas nas autópsias de pessoas da mesma faixa etária, mortas por trauma (como um acidente de carro) e não por doença, as glândulas suprarrenais eram do tamanho de uma noz. Como é que glândulas encolhidas até o tamanho de um amendoim poderiam suportar nossa vida maluca? Não podem. É por isso que não reagimos bem ao estresse; esgotamos o sistema de resposta ao estresse, e o preço mostra onde está o elo frágil da nossa cadeia.

Enquanto estudante de medicina, o dr. Selye observou que os pacientes que sofriam de diferentes doenças frequentemente exibiam sinais e sintomas idênticos. Segundo ele, estavam "estressados". Os sinais de estresse suprarrenal agudo incluem tontura ao se levantar rápido demais, necessidade do uso de óculos escuros (mesmo em dias nublados), pulsação acelerada, respiração curta, rápida e tensão muscular recorrente.

Mais tarde, ele descobriu a síndrome da adaptação geral, uma resposta do corpo às exigências que lhe são apresentadas. O dr. Selye foi o primeiro a observar que o estresse induz reações hormonais autônomas. Com o tempo, essas alterações hormonais, se excessivas, podem levar a manifestações físicas. Ele foi o primeiro a identificar que o estresse em excesso exaure o corpo e provoca doenças. Sua definição de estresse era qualquer coisa que ative uma resposta do sistema nervoso simpático, seja química, física ou emocional.

Em um artigo de 1955 na publicação médica *Science*, o dr. Selye mostrou como a artrite, o acidente vascular cerebral e as doenças cardíacas são afetados pelas glândulas suprarrenais sobrecarregadas por causa do estresse. Sua pesquisa foi realizada em camundongos, e ele conseguiu demonstrar como a mudança do ambiente em que estavam, com o acréscimo de um estresse recorrente, poderia alterá-los fisicamente. A um dos camundongos foi permitido levar uma vida normal no laboratório. O outro foi excessivamente exigido, sendo colocado constantemente em uma roda com hamsters, ou mergulhado num recipiente com água que não dava pé, tendo que nadar à exaustão. O resultado foi que o camundongo adulto relaxado era duas vezes maior do que o camundongo estressado. Sua pelagem era bonita, enquanto a do camundongo estressado tinha metade do tamanho e parecia dura. Ele ficou doente e morreu antes.

O dr. Selye identificou os estágios da função suprarrenal. A resposta normal suprarrenal é chamada de *dominância simpática*. Quando a reação lute, fuja ou se assuste ocorre constantemente, nossas suprarrenais entram num estado de fadiga e sua resposta é menos completa. Quando a reação lute, fuja ou se assuste continua, passamos da fadiga suprarrenal para a exaustão suprarrenal, e fica difícil escolher uma resposta adequada. Quando a mesma reação persiste ainda mais, entramos num estado de esgotamento e somos incapazes de reagir. Agora, o estresse a que estamos sendo expostos não pode ser tratado ou dispersado pelos nossos hormônios do estresse e atinge nosso corpo com força total. Isto significa que quando você leva uma vida estressante e exauriu suas glândulas suprarrenais, outro órgão terá que lidar com cada estresse em particular. Em algumas pessoas, a tireoide assume este papel, mas aí você começa a sobrecarregá-la, principalmente, se ela for o elo frágil na sua cadeia de saúde. Se você já não puder produzir quantidades adequadas dos hormônios suprarrenais que lidam com a ingestão de açúcar, conhecidos como *glicocorticoides*, o sistema regulador do açúcar no sangue que precisa se encarregar do assunto é o pâncreas, que reage ao estresse produzindo mais insulina. Com o tempo, você desenvolve uma resistência à insulina. Então vem a diabetes, e você está no espectro autoimune.

O esperado é vivermos num estado onde o sistema nervoso parassimpático seja dominante. Por causa do nosso estilo de vida atual, estamos vivendo o tempo todo sob a prevalência do sistema nervoso simpático. Estamos constantemente em estado de alerta em nosso cotidiano, a tal ponto que a maioria das pessoas, especialmente as que foram diagnosticadas com doença autoimune, passaram da fadiga suprarrenal para a exaustão suprarrenal e esgotamento suprarrenal. O resultado é que o estresse atinge você com mais força e mais frequência. Se você se sente exausto é porque *está* exausto, e o mesmo acontece com a habilidade do seu corpo em ser resiliente. Sem o mecanismo para voltar ao estado parassimpático como dominante, você se torna extremamente vulnerável ao desenvolvimento de qualquer doença, dependendo do seu elo frágil.

Qual é o órgão que controla toda a relação de como nossos corpos reagem ao estresse da vida? Por esta discussão, você poderia pensar que são as glândulas suprarrenais. Os médicos costumavam acreditar nisso até apenas cinco anos atrás. Agora, sabemos que o microbioma é o computador central que dirige o eixo microbiota-intestino-cérebro. O mocrobioma envia mensagens químicas para o cérebro ao longo da medula espinhal, e pela corrente sanguínea. Essas mensagens instruem o hipotálamo a como responder ao estresse percebido. O hipotálamo diz para as glândulas pituitárias que fatores estressantes são prioritários, as quais, então, mandam mensagens dizendo aos órgãos que hormônios produzir.

Eis um exemplo: é final de abril. Você não preencheu seu formulário de imposto de renda e tem uma sensação ruim no estômago. Acorda suando. Pode ser que note que seu pulso está acelerado, enquanto tenta imaginar uma estratégia para fazer o que é preciso. Dentro do seu corpo, uma microbiota saudável começa a assumir o controle. Manda uma mensagem para o hipotálamo, que manda uma mensagem para as glândulas pituitárias, que mandam uma mensagem para as glândulas suprrarenais para produzirem mais glicocorticoides. Você precisa deles porque um aumento nos glicocorticoides deixa você mais alerta, de modo que tenha maior capacidade intelectual para ficar acordado até tarde e acabe de preencher seu imposto. Quando você está no meio do formulário nota que sua sensação ruim foi embora. Sua microbiota já não manda uma mensagem de estresse porque você está mergulhado na reação ao estresse e agindo de acordo.

No entanto, se sua microbiota estiver desequilibrada, a ansiedade com a qual você acordou não irá embora, podendo até aumentar enquanto você preenche a papelada. Você não tem o apoio necessário em seu intestino para manter o cérebro calmo. Na verdade, quando você não tem o microbioma adequado, a severidade da resposta ao estresse é 2.8 vezes maior, produzindo hormônios de estresse.

Você pode diminuir a permeabilidade intestinal, baixando seus níveis de estresse. Como aprendemos no capítulo 2, a ativação do sistema nervoso aumenta a permeabilidade intestinal.

Os hormônios do estresse enfraquecem e danificam o revestimento intestinal, levando ao intestino poroso. Quando você tem permeabilidade intestinal, os lipopolissacarídeos do intestino rompem a parede da célula e entram na circulação geral, estimulando mais células imunológicas as quais, por sua vez, mandam uma mensagem de volta para o cérebro, que cria mais estresse, ativando a reação imunológica e produzindo mais inflamação. A permeabilidade intestinal mantém o ciclo, mas o estresse excessivo nas nossas vidas desencadeará a permeabilidade intestinal por si só. Nossos corpos foram projetados para funcionar com a maciez de um Rolls-Royce, mas nosso estilo de vida faz com que eles funcionem como os Ramblers.

Todo médico diz a seus pacientes para reduzirem o estresse. Realisticamente, não podemos eliminar o estresse das nossas vidas da noite para o dia. Temos filhos, trabalho e um estilo de vida a que estamos presos. Podemos reduzir o estresse com o tempo, se tivermos um plano para fazê-lo. No entanto, a maneira como o corpo lida fisicamente com o estresse, enquanto estamos em transição para uma vida menos estressante, é onde podemos causar um impacto agora. Podemos reforçar o microbioma de modo que, quando ocorrerem situações estressantes, tenhamos mais resiliência para lidar melhor com a situação. Se você puder deixar seu corpo mais saudável, ele permitirá que você lide com o seu estresse de maneira mais eficiente.

Por exemplo, nunca tive um sono bom. O normal era eu dormir por cerca de cinco horas. Uma das minhas principais preocupações sob uma perspectiva saudável tem sido o meu sono, porque sei a importância crítica que ele tem para a regeneração celular. Você sara quando dorme, de maneira que, se não dormir, não terá uma boa recuperação. Mas depois que equilibrei meu microbioma meu sono melhorou. Agora, posso dormir de seis a sete horas profundamente, sem fazer nenhuma outra mudança no meu estilo de vida. E como estou mais descansado, meu corpo recupera-se mais rapidamente e posso lidar muito melhor com o estresse diário.

## o papel dos microbiomas em dominar os LPS

Como vimos no capítulo 2, o microbioma protege-nos dos lipopolissacarídeos (LPS), que são prejudiciais à saúde do sistema imunológico. Os LPS são um dos aspectos mais estudados e mais destrutivos de um microbioma insalubre. Uma das principais tarefas do microbioma é controlar os LPS. Eis o problema com o LPS e por que eles causam tantos danos. Quando perdemos a dominância protetora das boas bactérias no microbioma (o que quase todos nós perdemos), a quantidade de LPS produzida é devastadora para o corpo e, como aprendemos no capítulo anterior, causa inflamação.

Uma das características essenciais de um microbioma saudável é sua produção de *bacteriocidinas*, enzimas que destroem bactérias nocivas. Com o desenvolvimento de um microbioma insalubre por causa de escolhas alimentares nocivas ou de antibióticos, nossa capacidade protetora diminui e os LPS florescem. Agora você tem um caos no intestino, e os LPS penetram em suas paredes, desencadeando a cascata sistêmica inflamatória. Como podemos impedir isso? Restabelecendo um microbioma saudável.

## apoiando um microbioma saudável

Recentemente, fizeram-me a seguinte pergunta, durante uma entrevista: "Que coisa você faria, acima de tudo, se fosse se concentrar na sua saúde?"

Minha recomendação é focar na criação de um microbioma mais saudável. Todos os pequenos passos fáceis de implementar se somarão para que se obtenha um microbioma vigorosamente saudável. Nada é mais importante para o funcionamento do seu corpo. Nada tem mais controle. Nada impacta mais os seus tecidos e órgãos do que o microbioma. Ela é o grande *kahuna*.

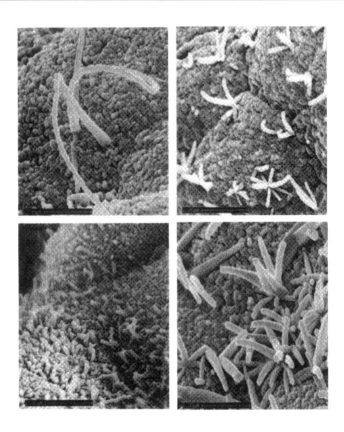

As bactérias em formato de bastão destas fotografias eram desconhecidas anteriormente, mas ocorrem com frequência em mais de um terço das crianças com doença celíaca. Reimpresso com permissão da Macmillan Publishers Ltd: *The American Jornal of Gastroentology*, 2004

Felizmente, é muito fácil reequilibrar o microbioma. Em apenas um ou dois dias de mudança da sua dieta, você pode começar a mudar e reduzir a disbiose. Em primeiro lugar, evite os alimentos aos quais possa ser sensível. Quando você tem sensibilidade alimentar, o sistema imunológico responde com uma cascata inflamatória no intestino. Cada garfada pode ter um efeito prejudicial no seu microbioma, ainda que você não se sinta mal ao comê-la. A cascata inflamatória destrói as bactérias boas, e as bactérias patogênicas começam a prosperar, criando um ambiente desequilibrado no trato digestivo. Por exemplo, em um estudo de crianças celíacas, 39% tinham um crescimento bacteriano anormal em seus intestinos, e muitas dessas bactérias nunca haviam sido identificadas em seres humanos. Quando o glúten ofensivo foi retirado de suas dietas por dois anos, as bactérias desconhecidas desapareceram em 81% das crianças. Isto demonstra que, quando você remove os alimentos contra os quais reage, começando pelo glúten, pelos laticínios e pelo açúcar, pode afetar positivamente o seu microbioma.

## tratamento 1:
## alimentos que reforçam um microbioma saudável

Meu Protocolo de Transição inclui uma seleção melhor de alimentos, probióticos e prebióticos para ajudar na restauração de um microbioma saudável. Os alimentos que reforçam o microbioma estão agrupados em quatro categorias.

**1. Escolha alimentos ricos em polifenóis – frutas e vegetais coloridos, bem fibrosos**. Os polifenóis são micronutrientes encontrados nas cores vivas das frutas e vegetais, e têm um efeito tremendamente benéfico no microbioma. Você deve ter ouvido falar no resveratrol, encontrado no vinho tinto, e nos benefícios do chocolate amargo ou do chá verde. São os polifenóis desses alimentos que fornecem muitos dos benefícios à saúde. Eles ocorrem em uma classe diversificada de plantas e estão associados a frutas e vegetais de cores vivas (como as *berries* e os tomates vermelhos). As frutas e vegetais ricos em polifenóis apresentam a mesma cor escura por completo. Embora a berinjela tenha uma casca agradável e escura, sua carne é branca; portanto, essa não é uma escolha rica em polifenóis. Uma escolha melhor seria uma folhagem verde-escura como o espinafre ou a couve.

A informação mais empolgante sobre os polifenóis é que estudos mostraram que a interação entre polifenóis e o microbioma é bidirecional: os micróbios do intestino influenciam a absorção dos polifenóis, o que, então, tem um efeito no crescimento das bactérias, o que, por sua vez, provoca uma redução de 75% na doença cardiovascular. Em 2003, o *British Medical Journal* publicou um estudo intitulado "A Strategy to Reduce Cardiovascular Disease by More than 80%" (Uma Estratégia para Reduzir Doenças Cardiovasculares em mais de 80%). Os autores do estudo fizeram uma meta-análise na qual reuniram os benefícios de drogas diferentes. Usando esta lógica, concluíram que uma "polipílula", feita de uma estatina para reduzir colesterol, três medicamentos para pressão sanguínea, uma aspirina infantil e ácido fólico, reduziria o risco de doença cardiovascular em mais de 80%. Isto foi publicado na primeira página da maioria dos jornais do país. Curiosamente, os autores haviam patenteado essa polipílula. Oito meses depois, um segundo estudo surgiu no mesmo *British Medical Journal*, intitulado "The Polymeal: A More Natural, Safer, and Probably Tastier (Than the Polypill) Strategy to Reduce Cardiovascular Disease by More Than 75%" (A Polirrefeição: uma Estratégia mais Natural, mais Segura, e Provavelmente mais Saborosa (do que a Polipílula) para Reduzir Doenças Cardiovasculares em mais de 75%). Usando a mesma análise lógica, os pesquisadores demonstraram que comer peixe de água fria quatro vezes por semana, bem como ingerir diariamente alimentos ricos em polifenóis, como chocolate amargo, alho, amêndoas, meio quilo de vegetais, e vinho tinto reduz o risco de doença cardiovascular em cerca de 75%. A expectativa estimada de vida, livre de doença cardiovascular, aumentava em nove anos para homens e 8,9 anos para mulheres.

No capítulo 7, você receberá instruções completas de como adicionar polifenóis em sua dieta diariamente, inclusive saladas cheias de vegetais verdes, crucíferos, crocantes e coloridos. A fibra insolúvel desses vegetais, onde as bactérias prosperam, é que

## vá em frente, coma chocolate todos os dias

Coma um pouco de chocolate amargo todos os dias para aumentar sua ingestão de polifenóis e prebióticos. Pegue um quadrado do melhor chocolate amargo (no mínimo 70% de cacau) que você conseguir, e o coloque em cima ou debaixo da língua. Não deixe que ele toque os seus dentes. Deixe-o ali, sem mastigar, para que se dissolva lentamente em sua boca. Desta maneira, você satura suas papilas gustativas para enviar a mensagem "chegou chocolate" para o seu cérebro, através do trato oral talâmico, que vai da boca direto para o cérebro. O chocolate estimula a produção de endorfinas e encefalinas, que são duzentas vezes mais poderosas do que a morfina na maneira como estimulam os sensores do prazer no seu cérebro.

Se você comer aquele quadrado de chocolate todos os dias, e deixar que ele derreta na sua boca por dois minutos, é bem provável que se sinta muito satisfeito. Se quiser mais, vá em frente e pegue mais um pedaço. Nunca, jamais, tive um paciente que quisesse mais de dois quadrados, seguindo este método. Desta maneira, você pode comer chocolate amargo todos os dias e não engordar nem desequilibrar sua taxa de açúcar no sangue.

---

ajuda a pessoa a ficar magra e saudável. Outros alimentos ricos em polifenóis podem ser ingeridos diariamente, mas com moderação, incluindo alho fresco, amêndoas cruas frescas, e chocolate amargo com 70% de cacau ou mais. O cacau é conhecido por influir no microbioma concedendo-lhe um perfil que contribua mais para a saúde, aumentando a relativa abundância de bactérias benéficas. Além disso, acredita-se que o chocolate modifica o status imunológico intestinal, abaixando a expressão de anticorpos IgA.

**2. Escolha os carboidratos corretos, evite carboidratos processados que alimentam as bactérias nocivas:** salgadinhos, batatas fritas, pães, arroz branco, biscoitos, bolachas, sobremesas e açúcares. Esses alimentos deixam seu corpo cronicamente faminto, com o metabolismo avariado e acumulando gordura. Ao comê-los, você aumenta seu risco de permeabilidade intestinal, e pode alterar a composição do seu microbioma, perturbando o equilíbrio entre as bactérias "amigas" e "inimigas".

No entanto, ingerir carboidratos bons pode, realmente, reduzir a obesidade, ao aumentar as bactérias benéficas. Em 2006, o microbiologista Liping Zhao, PhD, conduziu um experimento em si mesmo para replicar descobertas que mostravam uma associação entre obesidade e o microbioma em camundongos. Na época, o dr. Zhao estava acima do peso e com a saúde abalada. Adotou uma dieta que incluía grãos integrais (arroz integral) juntamente com dois alimentos medicinais da tradição chinesa: o inhame chinês e o melão amargo. Ambos contêm um tipo específico de carboidrato indigesto (um prebiótico que encoraja o desenvolvimento de um tipo de bactéria boa, *Faecalibacterium prausnitzii*). Ele monitorou sua perda de peso, bem como seu microbioma. Dois anos depois, tinha perdido um total de vinte quilos, restaurando suas bactérias boas. Em um estudo de 2016 do Department of Twin Research and Genetic Epidemiology do King's College de Londres, descobriu-se que as bactérias produzidas ao se ingerir esses mesmos alimentos (*Faecalibacterium*) são significativamente associadas com a redução da fraqueza. Isto é importante porque a fraqueza é um indicador útil de um déficit na saúde geral, descrevendo uma perda fisiológica da capacidade de reserva e resistência reduzida ao estresse.

Os carboidratos que contêm adoçantes artificiais promovem uma bactéria insalubre no intestino que causa obesidade. Um estudo demonstrou que a sacarina, em substituição ao açúcar, altera a função de 115 reações no intestino por causa do microbioma que controla a tolerância à glicose, levando à obesidade. As bactérias que ajudam na digestão da sacarina viram a chave para que a energia seja armazenada como gordura corporal, e alteram o microbioma do intestino.

**3. Coma carne vermelha que se alimente em pastagens e gorduras saudáveis.** Quando você come gorduras saudáveis, incluindo as encontradas em abacates, azeite de oliva, óleo de coco, nozes, peixe, aves caipiras e carne alimentada em pastagens, não há evidência de transcitose de balsa lipídica (discutida no capítulo 2), responsável por levar os LPS para a corrente sanguínea. No capítulo 7, você saberá mais como escolher as melhores gorduras para este programa.

**4. Coma uma garfada de alimentos fermentados todos os dias.** Há cem anos, as pessoas acreditavam que o iogurte fosse saudável, mas não sabiam exatamente o motivo. Agora sabemos que é por causa da fermentação das bactérias no leite. Todas as vezes que você come iogurte, recebe uma dose de bactérias boas. No entanto, como muitas pessoas têm uma sensibilidade a laticínios, e como a qualidade da maioria dos iogurtes pasteurizados encontrados à venda é muito ruim e chega à sua mesa com poucas bactérias benéficas, vamos nos concentrar em ingerir vegetais fermentados, e bebidas como kefir (um leite fermentado/cultivado), KeVita (uma água de coco fermentada/cultivada) e kombucha (um chá fermentado) para incentivar o crescimento de bactérias boas no seu trato digestivo.

Alimentos fermentados são aqueles que cultivam bactérias internamente ou sobre eles. Eles estão entre os melhores agentes desintoxicantes disponíveis. As bactérias benéficas desses alimentos são capazes de extrair uma ampla gama de toxinas e metais pesados. O antigo método de fermentação libera os nutrientes dos alimentos, quebra alguns dos amidos e acrescenta bactérias e enzimas benéficas a cada mordida. Os alimentos fermentados são uma escolha melhor do que suplementos probióticos vendidos comercialmente. Eles não apenas fornecem uma variedade mais ampla de bactérias benéficas como também as fornecem em muito maior quantidade. Por exemplo, a maioria dos suplementos probióticos contém menos de dez bilhões de unidades formadoras de colônia (UFCs), mas os vegetais fermentados podem conter dez trilhões de UFCs de bactérias. Uma porção de alimentos fermentados equivale literalmente a um frasco inteiro de um probiótico de alta potência. Você precisa comer só um pouquinho diariamente, uma quantidade equivalente a uma garfada de alimentos fermentados como chucrute e kimchi, ambos feitos com repolho. Você pode comprar vegetais fermentados ou fazer o seu próprio.

Se você achar que fica com um pouco de gás ou com o estômago estufado depois de ingerir vegetais fermentados, isto é um biomarcador de disbiose (alta concentração de bactérias anormais no intestino). Isto não significa que os alimentos fermentados fazem mal para você; significa que sua margem para digeri-los é muito baixa. Então, reduza sua dosagem. Experimente uma colher de sopa de suco de chucrute (*sauerkraut juice*) na sua salada, misturado com seu tempero normal, de maneira que o gosto não fique muito forte. Na semana seguinte, experimente duas colheres de sopa por dia. Este é um exemplo de transição; você está fazendo uma avaliação precisa de em que ponto seu corpo está funcionando no momento, e o encaminhando para um melhor funcionamento.

## tratamento 2: probióticos

*Probióticos* é o termo para as boas bactérias no seu trato digestivo. Para um microbioma saudável, os probióticos precisam estar em maioria dentre todas as suas bactérias intestinais. Existem milhares de diferentes tipos de probióticos, e cada um deles é definido por seu gênero (por exemplo, *lactobacillus*), por sua espécie (como *rhamnosus*), e pela designação da sua cepa (geralmente uma combinação de letras ou números). O conceito de uma "cepa" bacteriana é semelhante à raça de um cachorro; todos os cachorros são do mesmo gênero e espécie, mas diferentes raças de cachorros têm diferentes qualidades, e raças diferentes são boas para tarefas diferentes. Você não leva um Chihuahua até o portão, quando precisa na verdade de um Rottweiler.

O uso de suplementos probióticos ainda está engatinhando. Nós realmente não sabemos com exatidão como usá-los para criar um microbioma mais saudável. Sabemos com certeza que eles funcionam para equilibrar a função imunológica, e diminuir a inflamação, ajudando-o a manter um ambiente saudável em seu trato digestivo. Eles estão disponíveis como suplementos nutricionais que aumentam as bactérias benéficas no trato digestivo e eliminam as bactérias ruins. Também podem curar a permeabilidade intestinal. Diferentes cepas, mesmo da mesma espécie de probióticos, podem variar quanto às suas bactérias específicas.

Os probióticos são mais efetivos quando combinados com uma dieta diária rica em fibras, contendo muitos vegetais (lembre-se da Polirrefeição). As fibras vegetais são fundamentais para a criação do butirato, o qual, como já foi discutido, é o combustível para as células de crescimento mais rápido no corpo, o revestimento interno dos intestinos. Este é um conceito essencial e o motivo de eu não incentivar suplementos de fibra, já que nunca vi um estudo comprovando que eles aumentem os níveis de butirato. As fibras adequadas agem como um fertilizante que ajuda os probióticos a cultivarem e proliferarem bactérias boas em seu microbioma. E como os probióticos interagem com o sistema digestivo, cada cepa atua de maneira diferente, dependendo do ambiente singular do seu trato digestivo. Isto significa que um tipo de probiótico não funciona do mesmo jeito para todas as pessoas. Para descobrir o suplemento que trará o melhor resultado para você, escolha um de amplo espectro e com alta potência. "Amplo espectro" significa que contém mais de uma cepa de probióticos. Você pode experimentar fórmulas diferentes até achar a que melhor funciona com você. Os resultados do seu exame, que investigaremos no capítulo 5, orientarão a sua seleção, baseada em seus próprios déficits.

Ao comprar probióticos, siga a orientação da International Scientific Association for Probiotics and Prebiotics. Eles recomendam que você procure suplementos que tragam a seguinte informação na embalagem:

- Cepa
- UFCs (unidades formadoras de colônias/CFUs em inglês). Quantos micro-organismos vivos existem em cada porção? Qual é o período de validade do produto? A embalagem deve garantir um nível eficaz de bactérias vivas, através da data de vencimento.
- Sugestão do tamanho da dose
- Benefícios à saúde
- Condições adequadas de armazenamento
- Informação de contato com a empresa

# história de samantha parte 3

O microbioma da minha paciente Samantha estava diretamente afetado pelos antibióticos e outros medicamentos que ela recebera para tratar da sua acne, quando adolescente. Mais tarde, durante o tratamento de lúpus, os esteroides e a quimioterapia levaram seu microbioma ao limite. Quando a conheci, seu nível de estresse era alto, o que também contribuía para o problema. Além do dano causado por sua sensibilidade alimentar, ela sofria de constante distensão abdominal, resultado direto do desequilíbrio em seu trato digestivo. Ainda que ela não estivesse de fato acima do peso, contou-me que sempre se sentia pesada, quase corpulenta, mas simplesmente deduzia que aquela sensação fosse normal.

Iniciei Samantha num esquema simples de incorporar alimentos fermentados em sua dieta. Expliquei que ela não precisava ingerir grandes porções deles, só um pouquinho todos os dias. Todo mundo encontra o equilíbrio perfeito. Em se tratando de alimentos fermentados, demais é demais, e muito pouco não serve para nada. Geralmente começo receitando aos adultos uma colher de sopa por dia e faço com que variem as escolhas desses alimentos: num dia chucrute, noutro dia kimchi, um dia sopa de missô etc.

Samantha conseguiu calibrar o que precisava e reagiu muito positivamente aos alimentos fermentados. Quando lhe perguntei como se sentia, ela me disse: "Estou comendo meia xícara de chucrute todos os dias, no meu almoço. Tem ajudado muito, é bem nutritivo e funcionou um pouco como um *detox*. Fez com que eu, aos poucos, voltasse a colocar alimentos que eu costumava evitar na minha dieta. Agora que meu trato digestivo está mais equilibrado, posso voltar a comer certas frutas, sem dor ou gás. E não tenho mais distensão abdominal. Meus amigos perceberam que perdi algumas das minhas curvas, mas percebo que eram só inchaço. Até me sinto mais leve".

Também recomendei que Samantha tomasse prebióticos, que trabalhariam juntamente com os alimentos fermentados. Prebióticos e probióticos ajudam a criar um ambiente alcalino no trato digestivo, que reduz a inflamação.

## tratamento 3: prebióticos

Até as dietas com as melhores intenções podem causar problemas. Uma dieta livre de glúten pode, na verdade, contribuir para a disbiose. Quando você segue uma dieta sem glúten, você remove muitos dos carboidratos necessários para alimentar as bactérias boas. Os alimentos sem glúten não são conhecidos por conter prebióticos saudáveis. Na verdade, você está matando de fome suas próprias bactérias, a não ser que substitua o glúten por prebióticos.

Os prebióticos são componentes alimentares que não podem ser digeridos pelo organismo, mas são consumidos pelas bactérias boas para ajudá-las em seu funcionamento. O chocolate, ou cacau, é considerado um prebiótico rico em polifenóis.

## próximos passos

Agora que você conhece os diferentes fatores que impulsionam seu sistema imunológico, é hora de ver com quais problemas de saúde você pode estar lidando, mesmo se ainda estiverem bem no comecinho do espectro autoimune. O próximo capítulo apresenta dois testes. Não se preocupe, são divertidos. Nosso primeiro objetivo é identificar o que está acontecendo atualmente no seu corpo, e quanto mais cedo fizermos isto, melhor. Depois, você vai aprender a impedir o desenvolvimento do dano, *antes* que tenha uma doença diagnosticável. Os testes apresentados no capítulo 4 serão fundamentais para o entendimento de como você vai exibir uma recuperação ideal.

# 04
# determinando sua posição no espectro autoimune

O primeiro passo para determinar se você já está no espectro autoimune – e se está criando um intestino poroso – é avaliar sua saúde atual. O tipo de *check-up* que eu endosso é o que se baseia na medicina funcional. É importante saber isso porque nem todas as avaliações de saúde são iguais.

Acredito que a maneira como a medicina funcional aborda a saúde é a que mais abrange as reclamações a respeito. A medicina funcional investiga as causas subjacentes da doença, usando uma abordagem que tenha em vista os sistemas. Isto significa que avaliamos cada sistema do seu corpo a fim de verificar se ele está contribuindo para seu problema de saúde. Para fazer isto, trabalhamos juntos, criando uma parceria holística entre o paciente e o profissional. Desta maneira, podemos tratar tanto os sintomas quanto as causas da doença. Por exemplo, meu papel na faculdade do Institute of Functional Medicine é ensinar sobre a permeabilidade intestinal (o intestino poroso), de onde vem, o que a desencadeia e como tratá-la.

Os profissionais da medicina funcional vão de acupunturistas a cardiologistas, de quiropratas a psicólogos, de nutricionistas a endocrinologistas. Não importa qual é a área inicial de especialidade de quem cuida da sua saúde, ele pode se especializar em medicina funcional. Esta especialização ensina-o a escutar as histórias de saúde e familiar do seu paciente, e a procurar a interação entre fatores genéticos, ambientais e de estilo de vida que poderiam dar início às reclamações de saúde e ao desenvolvimento de uma doença crônica complexa. Ao mudar o tradicional foco centrado na doença (tratando os sintomas da doença) para uma abordagem mais centrada no paciente como um todo, a medicina funcional trata da pessoa por inteiro, e não de um conjunto isolado de sintomas.

Comparo a diferença entre a medicina funcional e a tradicional com pegar um voo em um avião. Quando você se senta no avião, pode ser que olhe pela janela. Tudo o que consegue ver é o avião no portão ao lado e talvez os carregadores de bagagem jogando as malas na esteira. Sua visão é limitada; não dá para ver além do que está bem à sua frente. Essa visão limitada representa a medicina tradicional, os conhecedores e especialistas formados em sua área de especialização como cardiologia, pediatria, clínica geral, psiquiatria etc. Esses médicos veem o mundo e seu campo de ação pelo que está à sua frente.

Mas conforme o avião afasta-se do portão, e você continua olhando pela janela, você começa a ver a pista de decolagem. Talvez seja outono, e as folhas das árvores logo depois da pista estejam mudando de cor. Quando o avião decola, você percebe que existe uma verdadeira floresta além do aeroporto, que antes não era possível ver. Ah, veja, tem um lago, e um horizonte a distância. À medida que o avião sobe no céu, sua visão continua se expandindo e você tem uma visão maior. Por fim, você atinge a altitude de cruzeiro e tem o que chamo de uma visão de 30.000 pés. Agora você consegue observar a extensão da região, tem um grande panorama do que está à sua frente. Isso é a medicina funcional, abordar a pessoa como um todo com a visão de 30.000 pés do funcionamento atual do organismo do paciente (ou da falta de), e de onde os problemas poderiam ter se originado.

A medicina funcional permite que vejamos a autoimunidade de uma maneira mais abrangente do que a medicina tradicional. Os mesmos sintomas podem ter muitas origens diferentes. Por exemplo, a permeabilidade intestinal pode ter se iniciado com uma prisão de ventre crônica, mas por quê? Em algumas pessoas, a constipação pode ter uma origem simples e óbvia como uma sensibilidade alimentar. Para outras, pode ter havido abuso físico ou emocional no passado, produzindo uma enxurrada constante de hormônios estressantes que estejam fazendo com que os intestinos fiquem tão apertados e tensos que estão constantemente constipados. Contudo, para outros, um histórico na infância de uso de antibióticos por recorrentes infecções no ouvido pode ter criado um microbioma pobre, deficiente em butirato, produzindo falta de movimentos no cólon. Se fôssemos tratar a prisão de ventre com laxantes, o que ajuda no curto prazo, o mecanismo subjacente que a provoca continuaria e, com o tempo, provavelmente produziria sintomas piores no intestino.

Na outra extremidade do espectro autoimune estão doenças que também podem ser observadas de um ponto de vista da medicina funcional. Se você foi diagnosticado com uma doença tireoidiana autoimune, como a tireoidite de Hashimoto, uma abordagem da medicina tradicional pode muito bem incluir uma receita para hormônios da tireoide, para ajudar a reduzir os sintomas de uma tireoide com baixo desempenho. Não há dúvida que hormônios extras têm uma importância reconhecida na ajuda dos seus sintomas, mas normalmente eles não abordam o que esteja causando a disfunção tireoidiana.

A plataforma da medicina funcional inclui cuidar da sua saúde sob uma perspectiva do estilo de vida, incluindo o que aconteceu com você até agora que possa tê-lo predisposto a um problema tireoidiano e possa ser um combustível contínuo, mantendo a tireoide num funcionamento abaixo da média. Ao investigar os motivos por trás dos seus problemas de tireoide, podemos desencavar várias causas diferentes da disfunção, cada uma das quais pode ser tratada.

- Uma sensibilidade ao glúten. Descobriu-se que 43% das pessoas diagnosticadas com a doença autoimune tireoidite de Hashimoto também têm uma sensibilidade ao glúten. Ingerir alimentos com glúten pode ser a gasolina no fogo que alimenta esta doença autoimune. Uma vez removido o glúten da sua dieta, a função da sua tireoide pode voltar sem a necessidade de uma terapia hormonal extra.
- Uma sensibilidade ao cloro (mesmo vestígios encontrados na água de beber) não apenas impacta a função tireoidiana dramaticamente depois de anos de acúmulo de cloro como

### checagem de realidade!

Quando pergunto a qualquer um dos meus pacientes como se sente, a maioria deles diz: "Estou bem". Então pergunto: "Como está a sua energia?" e eles continuam dizendo: "Bem". Aí faço minha pergunta favorita: "Em uma escala de 1 a 10, sendo 10 a quantidade de energia que você acredita que deveria ter, e 5, a metade, você sabe o seu número? Mas, espere, tire sua força de vontade da equação. Qual é o seu número agora?"

A expressão no rosto deles ao remover a força de vontade da equação é chocante. Os sorrisos desaparecem, porque a checagem de realidade é que normalmente eles estão no 5, ou menos. E isso não é bom. Ter metade da energia que você pensa que deveria ter para levar seu estilo de vida é uma checagem de realidade. Predispõe você para o espectro autoimune.

Portanto, quando estiver preenchendo as perguntas deste capítulo, não se acomode no "Tudo bem".

---

também afeta o desenvolvimento cerebral no útero, no bebê e durante os três primeiros anos de vida. Se você descobrir essa sensibilidade, alguns poucos ajustes no estilo de vida podem ajudar a sua tireoide a funcionar melhor, inclusive algo simples como instalar um filtro para cloro para a água que você bebe e outro para o chuveiro. Durante uma ducha quente, inalamos o vapor e o cloro passa diretamente dos nossos pulmões para a corrente sanguínea.

- A exposição a pequenas quantidades de iodo 131 por precipitação radioativa nuclear. Foram realizados 1.054 testes nucleares nos Estados Unidos (incluindo 216 atmosféricos, subaquáticos e espaciais), o que, inadvertidamente, colocou muitos cidadãos americanos nascidos depois de 1946 em alto risco de desenvolver a tireoidite de Hashimoto e um futuro câncer da tireoide. Ocorreram outras exposições radioativas em Chernobyl, na antiga União Soviética, e mais recentemente em

Fukushima, Japão. Pequenas quantidades do iodo 131 (precipitação nuclear) levadas pelas correntes atmosféricas são um dos gatilhos ambientais – na tríade de genética, exposição ambiental e intestino permeável – que podem instigar o desenvolvimento da doença tireoidiana autoimune. Se esta fosse a causa do seu problema, você se beneficiaria de um programa desintoxicante para reduzir os níveis elevados de iodo no seu organismo.

Às vezes, conhecer as causas de várias doenças pode ser opressivo. É por isso que é tão importante, enquanto paciente, ter uma visão panorâmica e trabalhar com um profissional da medicina funcional entre os que cuidam da sua saúde, para poder ajudá-lo a se concentrar nas áreas específicas a serem investigadas. Primeiro você precisa determinar de onde estão vindo os seus problemas, para resolvê-los em definitivo, em vez de apenas aliviar os sintomas temporariamente.

### você está pronto para mudar?

Eu sei que mudar não é fácil, mas também não é impossível. As mudanças de estilo de vida no Protocolo de Transição exigem compromisso e paciência. Todos nós queremos ser mais saudáveis e sabemos que temos que fazer algo para que essas mudanças aconteçam. Provavelmente, você comprou este livro (agradeço!) porque alguma coisa na sua vida não está funcionando. Tenha em mente que a mudança é um processo contínuo.

Há mais de vinte anos, os estudiosos do alcoolismo Carlo C. DiClemente, PhD, e James O. Prochaska, PhD, apresentaram um modelo para ajudar os profissionais a entender seus clientes com problemas de dependência e motivá-los a mudar. Esse modelo baseia-se não em teorias abstratas, mas em observações pessoais de como as pessoas concretizaram modificações de comportamento em seus estilos de vida, especialmente quanto a fumar, comer demais e beber. Os profissionais da medicina funcional usam esse modelo, uma vez que ele é bem importante para as mudanças de estilo de vida que possam melhorar a saúde.

Em seu livro *Changing for Good*, os drs. DiClemente, Prochaska e John C. Norcross, PhD, descrevem o que aprenderam ao estudar mais de mil pessoas que conseguiram alterar suas vidas de maneira positiva e permanente, sem recorrer à psicoterapia. Descobriram que a mudança não depende de sorte nem de força de vontade. Em vez disso, é um processo que pode ser conduzido com sucesso por qualquer um que entenda como ele funciona. Depois que você determina em que estágio de mudança está, pode criar um clima onde possa ocorrer uma mudança positiva, manter a motivação, transformar retrocessos em progresso, e fazer dos seus novos hábitos benéficos uma parte permanente da sua vida.

Os cinco estágios de mudança são:

- Pré-contemplação: Os indivíduos que estão neste estágio nem mesmo estão pensando em mudar seu comportamento. Eles não perceberam que seu estilo de vida é um problema que afeta sua saúde.
- Contemplação: Os indivíduos neste estágio estão dispostos a considerar a possibilidade de que tenham um problema de saúde, e a possibilidade oferece esperança de mudança. No entanto, neste estágio, as pessoas geralmente são muito ambivalentes. Ficam em cima do muro. O que me faz saber se alguém neste estágio vai acabar tendo sucesso é se ele (ou ela) demonstram ceticismo ("Não acredito nisto, mas estou disposto a procurar mais informações"), e não cinismo ("Não acredito, isso é falso"). A contemplação caminha na direção certa para a mudança, mas não é um compromisso.
- Determinação: Neste estágio, os indivíduos farão uma séria tentativa de melhorar as atitudes em seu estilo de vida no futuro próximo. Estão prontos e comprometidos em agir porque juntaram informações suficientes (por ler este livro e passar pelos testes deste capítulo), e agora estão convencidos de que uma mudança comportamental pode melhorar sua saúde.
- Ação: Os indivíduos deste estágio colocam seu plano em ação, fazendo mudanças em sua dieta através do Protocolo de Tran-

sição. Em poucas semanas começam a ver os resultados, e um sucesso leva a outro. Uma pessoa que pôs em prática o nosso plano começa a vê-lo funcionar e sente uma mudança positiva em sua saúde.

- Manutenção: Digo o tempo todo a meus pacientes que os humanos são a única espécie no planeta que descobre algo que funciona e depois deixa de lado. Uma mudança exige que, com o tempo, crie-se um novo padrão de comportamento e que a pessoa se atenha a ele. É comum que alguém que se sinta ótimo fique tentado a comer uma fatia de bolo de aniversário ou um *muffin* de mirtilo, mesmo que tenha glúten. No entanto, depois de comer algum deles, aposto que já não vai se sentir tão bem, e o valor da manutenção vai se tornar óbvio. É da natureza humana estragar tudo e voltar aos maus hábitos ou às velhas gulodices. Então a pessoa sente-se acabada, entra novamente nos trilhos e se sente melhor. À medida que você dá uma escorregada e se recupera repetidas vezes, a tentação do bolo de aniversário ("Só vou comer uma fatia.") irá se dissipar. Depois de seis meses mantendo as escolhas do seu novo estilo de vida, os pesquisadores descobriram que os antigos hábitos já não representam um perigo ou uma ameaça significativa.

## o teste do pronto-para-mudar

O Teste Pronto-para-Mudar (a seguir) ajudará a determinar se você está realmente pronto para começar este programa. Descobri que as pessoas mais bem-sucedidas chegam a este ponto do livro no estágio de determinação. Estão prontas e entusiasmadas, mas precisam de orientação. Este teste permitirá que você avalie o seu desejo, sua receptividade e seu compromisso com a melhoria da sua saúde.

Todos nós gostaríamos de partir do pressuposto de que faremos o que for preciso para sermos saudáveis, mas, na realidade, normalmente não é isto que acontece. Você pode querer ser mais saudável, mas está empacado no estágio da contemplação. Para ter êxito neste programa, seus desejos precisam estar alinhados com a sua determinação. Se puder responder a estas perguntas de maneira positiva, saberá que está pronto para fazer uma mudança. Se suas respostas revelarem uma resistência, é preciso que você descubra o que o está impedindo.

Para muitos dos meus pacientes, o que os faz descer do muro e ingressar no programa é ver que estão, no momento, no espectro autoimune. Para mim foi um susto quando descobri que tinha três diferentes anticorpos em níveis elevados no meu cérebro, com o potencial de causarem esclerose múltipla, encolhimento cerebral (atrofia) e perda de equilíbrio conforme envelhecesse (degeneração cerebelar).

Por favor, responda a todas as perguntas circulando a resposta que seja mais próxima de como você se sente neste momento. Depois, você poderá verificar qual é a sua reação mais comum para estas excelentes práticas para melhorar a saúde.

### teste pronto-para-mudar

Para melhorar a sua saúde, o quanto você está disposto em relação às seguintes perguntas?

**Modificar significativamente a sua dieta?**
- [ ] Extremamente disposto
- [ ] Um tanto disposto
- [ ] Neutro
- [ ] Um tanto resistente
- [ ] Nem um pouco disposto

**Tomar suplementos nutricionais diariamente:**
- [ ] Extremamente disposto
- [ ] Um tanto disposto
- [ ] Neutro
- [ ] Um tanto resistente
- [ ] Nem um pouco disposto

**Modificar seu estilo de vida – coisas tais como exigências profissionais:**
- [ ] Extremamente disposto
- [ ] Um tanto disposto
- [ ] Neutro
- [ ] Um tanto resistente
- [ ] Nem um pouco disposto

**Melhorar os hábitos de dormir:**
- [ ] Extremamente disposto
- [ ] Um tanto disposto
- [ ] Neutro
- [ ] Um tanto resistente
- [ ] Nem um pouco disposto

Manter um registro de tudo o que você come diariamente:
- [ ] Extremamente disposto
- [ ] Um tanto disposto
- [ ] Neutro
- [ ] Um tanto resistente
- [ ] Nem um pouco disposto

Praticar uma técnica de relaxamento:
- [ ] Extremamente disposto
- [ ] Um tanto disposto
- [ ] Neutro
- [ ] Um tanto resistente
- [ ] Nem um pouco disposto

Exercitar-se regularmente:
- [ ] Extremamente disposto
- [ ] Um tanto disposto
- [ ] Neutro
- [ ] Um tanto resistente
- [ ] Nem um pouco disposto

Qual o seu nível de confiança quanto a organizar e seguir as atividades recomendadas em relação à saúde?
- [ ] Extremamente disposto
- [ ] Um tanto disposto
- [ ] Neutro
- [ ] Um tanto resistente
- [ ] Nem um pouco disposto

Qual é o grau de apoio das pessoas-chave na sua vida para que você faça essas mudanças?
- [ ] Extremamente dispostas
- [ ] Um tanto dispostas
- [ ] Neutras
- [ ] Um tanto resistentes
- [ ] Nem um pouco dispostas

## você está no espectro autoimune?

A autoimunidade afeta as pessoas de maneiras diversas, dependendo de onde se situa o elo frágil da cadeia de cada uma delas. Existem mais de trezentas doenças associadas com a autoimunidade (veja capítulo 1) e, no entanto, se você estiver no comecinho da faixa do espectro autoimune, pode ser que ainda não tenha qualquer sintoma. O teste da página 151 realça os sintomas mais comuns de inflamação que desencadeia a cascata autoimune. Nesse teste, você decifrará como se sente. Você precisa reparar nas mudanças sutis da sua saúde, porque elas são as bandeiras de alerta de problemas maiores de saúde. Lembre-se, você pode estar a todo vapor no espectro autoimune, mesmo que seus sintomas sejam mínimos. As pessoas não "sentem" o mal de Alzheimer nos vinte primeiros anos ou mais do seu desenvolvimento.

Meu amigo Alex mandou-me este email recentemente, que resume perfeitamente o estágio pré-contemplação e a importância de reconhecer os sinais sutis de desequilíbrios internos:

*Tom, nas últimas três semanas, comecei a notar que algo estava me deixando mais lento. Depois passei a ter dores no peito. No meu check-up anual, especulamos se meus problemas de saúde seriam gastrointestinais ou cardíacos. Então, meu médico verificou meu colesterol e as triglicérides, e estavam normais. [Para sua informação, 50% das pessoas que têm um infarto fatal não têm colesterol alto. Por que os médicos tradicionais usam apenas o colesterol como biomarcador de alto risco de doença cardíaca?]*

*Duas semanas atrás, quando estava em Las Vegas com meus filhos, notei que era um esforço ir do hotel até o carro. Gradativamente, a dor começou a aparecer, quando eu estava carregando a bagagem, e tive que me sentar alguns minutos antes de seguir em frente. Durante o final de semana, prestei atenção para caminhar com movimentos mais curtos e me sentar tanto quanto possível. Ao terminar o final de semana, senti uma forte dor no peito ao carregar a minha bagagem e tive que me sentar por um tempinho.*

*Joguei golfe na segunda-feira passada, sentindo dor no peito o tempo todo, mas me esforcei e realmente joguei bem. Deve ser problema digestivo, racionalizei. Mas aí, neste domingo à noite, me senti um pouco aéreo. Lá pelas 3h30 da madrugada de terça-feira, acordei com muita dor no peito. Telefonei para o meu clínico, que me mandou ir para o hospital o mais rápido possível. Entrei no carro e dirigi feito louco, atravessando semáforos vermelhos e cheguei ao hospital em cerca de cinco minutos. Estacionei no Pronto Atendimento e disse que era urgente.*

*Eles me levaram até o plantonista do Pronto Atendimento, que me deu um tablete de nitroglicerina, que gradualmente acabou com a dor. Depois, ela tornou a voltar, e pensei "O que está acontecendo?" Veio-me a consciência de que eu vinha negando um problema cardíaco. "Eu não posso estar tendo um problema* cardíaco, estou acima disso." Então, eles me puseram num anticoagulante, outra droga, me levaram para um quarto do hospital e marcaram um angiograma. Percebendo que meu coração estava querendo saltar pela boca, fiquei muito inquieto. Aí, comecei a rezar sem parar, entregando-me ao lado espiritual. Quando eles me levaram para a sala de cirurgia, ouvi Andrea Bocelli tocando ao fundo. Que merda! De algum modo, aceitei completamente que se eu morresse, e tivesse que ser assim, que fosse.

Depois de uma hora, eu acordado durante todo o exame, eles me disseram que tinham descoberto uma artéria dominante 99.9% bloqueada. Isso poderia explicar por que, nas últimas 48 horas, até ir de um quarto para outro era difícil. Inseriram um stent através de uma angioplastia para abrir a artéria. Durante a hora seguinte, ou coisa assim, eu podia sentir o meu coração e me perguntava: "Será que fizeram direito?"

Pouco tempo depois, comecei a sentir o sangue correndo de novo. Depois de ter tido alta e ir para casa lá pelas cinco da tarde, estou me sentindo mais saudável, e o sangue está abrindo os lugares apertados do meu corpo.

Então, estive a um fio de cabelo de um infarto. Eles chamaram isso de um episódio cardíaco. Vou ter que tomar uma série de remédios, alguns supostamente enquanto eu viver. A probabilidade é que eu vá ficar mais saudável do que recentemente, como quando me acostumei a fazer as coisas mais devagar, atribuindo isso à "velhice".

Agora, preciso reavaliar a minha saúde. Ser grato pelo que tenho. Mas é um chamado de alerta, como normalmente preciso deles na minha vida. Fico pensando em como eu achava que você era um chato, e o tempo todo você estava tentando salvar a minha vida.

Então, qual era o recado que eu estava tentando dar a Alex? Estava tentando ensinar a ele sobre as mensagens sutis que o corpo manda, quando você está no espectro autoimune, mas como ele estava no estágio cínico da pré-contemplação, recusou-se a me ouvir ou a ouvir seu corpo. Se tivesse feito esses testes simples antes, e depois ido em frente com os exames certos para confirmar as constatações, teria descoberto a inflamação pressionando o elo frágil da sua cadeia, seus vasos sanguíneos do coração.

O teste que vem a seguir, abrangente e acessível, mostrará a você onde está o seu elo frágil, e onde você está no espectro autoimune. Esse teste vem do Institute for Functional Medicine e é o mesmo que eu uso com os meus pacientes. Responda a essas perguntas da melhor forma que puder. Pense em como vem se sentindo no último mês. Avalie cada um dos sintomas seguintes baseado em como você se sente na maioria dos dias, usando a seguinte escala:

- 0 Nunca ou quase nunca tem o sintoma
- 1 Tem ocasionalmente, o efeito não é severo
- 2 Tem ocasionalmente, o efeito é severo
- 3 Tem frequentemente, o efeito não é severo
- 4 Tem frequentemente, o efeito é severo

## teste de sintomas médicos

### cabeça
[ ] Dores
[ ] Desmaio
[ ] Tontura
[ ] Insônia
**[ ] Total**

### olhos
[ ] Lacrimosos ou com coceira
[ ] Inchados, vermelhos, ou pálpebras grudentas
[ ] Bolsas ou olheiras
[ ] Visão borrada ou em túnel (não inclui miopia ou hipermetropia)
**[ ] Total**

### ouvidos
[ ] Coceira
[ ] Dores e infecções
[ ] Supuração
[ ] Zumbido, perda de audição
**[ ] Total**

### pulmões
[ ] Congestão no peito
[ ] Asma, bronquite
[ ] Respiração curta
[ ] Dificuldade em respirar
**[ ] Total**

### nariz
[ ] Nariz entupido
[ ] Sinusite
[ ] Febre do feno
[ ] Ataques de espirro
[ ] Formação excessiva de muco
**[ ] Total**

### trato digestivo
[ ] Náusea e vômitos
[ ] Diarreia
[ ] Prisão de ventre
[ ] Distensão abdominal
[ ] Arrotos, passagem de gás
[ ] Azia
[ ] Dor intestinal/Estomacal
**[ ] Total**

### boca/garganta
[ ] Tosse crônica
[ ] Engasgo, necessidade frequente de limpar a garganta
[ ] Garganta inflamada, rouquidão, perda de voz
[ ] Língua, gengivas e lábios inchados ou esbranquiçados
[ ] Aftas
**[ ] Total**

juntas/músculos
- [ ] Dor ou sensibilidade nas juntas
- [ ] Artrite
- [ ] Rigidez ou limitação de movimentos
- [ ] Dor ou sensibilidade nos músculos
- [ ] Sensação de fraqueza ou cansaço
- **[ ] Total**

pele
- [ ] Acne
- [ ] Urticária, pele seca
- [ ] Perda de cabelo
- [ ] Rubores, ondas de calor
- [ ] Suor excessivo
- **[ ] Total**

peso
- [ ] Comer e beber em excesso
- [ ] Desejo por certos alimentos
- [ ] Excesso de peso
- [ ] Compulsão por comer
- [ ] Retenção de líquido
- [ ] Peso baixo
- **[ ] Total**

coração
- [ ] Batimento irregular ou falho
- [ ] Batimento rápido ou forte
- [ ] Dor no peito
- **[ ] Total**

energia/atividade
- [ ] Fadiga/Lentidão
- [ ] Apatia/letargia
- [ ] Hiperatividade
- [ ] Inquietação
- **[ ] Total**

emoções
- [ ] Variações de humor
- [ ] Ansiedade, medo, nervosismo
- [ ] Raiva, irritabilidade, agressividade
- [ ] Depressão
- **[ ] Total**

mente
- [ ] Memória fraca
- [ ] Dificuldade de compreensão
- [ ] Pouca concentração
- [ ] Pouca coordenação física
- [ ] Dificuldade em tomar decisões
- [ ] Gagueira ou bloqueio de fala
- [ ] Fala arrastada
- [ ] Dificuldades de aprendizado
- **[ ] Total**

outros
- [ ] Doenças frequentes
- [ ] Micção frequente ou urgente
- [ ] Coceira ou secreção genital
- **[ ] Total**

[ ] TOTAL GERAL

## avalie seus resultados

Some seus pontos em cada categoria e depois some os resultados para ter um total geral. Um total geral inferior a 10 é ideal. Um total de mais de 40 sugere a presença de uma significativa inflamação tensionando sua cadeia. A categoria com a soma mais alta é, provavelmente, o elo frágil na sua cadeia.

## criando sua cronologia

Um *check-up* de medicina funcional inclui todos os detalhes da sua saúde, começando com seu histórico de nascimento, em seguida a saúde, quando bebê, na infância e no começo da fase adulta; as vacinas, febres, o uso de antibióticos, e outras coisas mais. Inclui tudo isso e qualquer outra coisa que tenha acontecido que possa ter contribuído para quem você é hoje. Quando se olha para como interromper o mecanismo da doença que está ocorrendo no seu corpo, não deixa de fazer sentido que aquilo que lhe aconteceu até hoje possa ser uma informação fundamental para a elaboração de um plano estratégico ideal e único para reverter o espectro autoimune. Para cada paciente que eu trato, crio uma cronologia para podermos visualizar com facilidade o desenvolvimento do desequilíbrio que acabou causando os sintomas que agora ele apresenta. Muitas vezes, um adulto entra no meu consultório com os sintomas de uma doença autoimune, e conseguimos rastrear os primeiros sintomas lá atrás, quando ele era muito jovem. A compreensão da sua cronologia permite que você capte em que ponto está do espectro autoimune, porque verá como os primeiros sintomas progrediram com o tempo. Normalmente é uma experiência surpreendente, quando os pacientes percebem como tudo está interligado. Seus problemas atuais de saúde começaram muitos anos atrás.

No meu consultório, o trabalho começa quando os pacientes preenchem um questionário de 26 páginas, depois de responderem o Teste de Sintomas Médicos que começa na página 151. As perguntas não apenas cobrem seu histórico médico ao longo da vida como também o de suas famílias, já que é importante entender a genética. Os pacientes listam suas dietas, seus relacionamentos e seu estado emocional sob uma perspectiva atual e histórica. Depois, pego os dados do questionário e crio uma cronologia, um registro linear. Quando meus pacientes veem a disposição de suas ocorrências de saúde na cronologia, entendem como seus sintomas inflamatórios se desenvolveram com o tempo, além de como estão interligados entre si. Mostrar a eles esse documento é uma das melhores maneiras de reforçar esse entendimento, uma vez que eles reconhecem que a cura é possível, se houver comprometimento em fazer as mudanças no estilo de vida que discutimos no Protocolo de Transição.

Meus amigos da LivingMatrix criaram um mecanismo para você. Este recurso gratuito é revolucionário, uma vez que nunca foi feito antes. Você pode criar uma cronologia totalmente abrangente e depois descobrir um profissional da medicina funcional que saiba como trabalhar com você e sua cronologia. Visite <livingmatrix.com/theautoimmunefix> para mais informações sobre como criar uma cronologia personalizada para cada membro da sua família; e <thedr.com> para encontrar um profissional da medicina funcional.

Você também pode usar a planilha seguinte para criar sua cronologia. Em primeiro lugar, coloque os sintomas que você identificou no Teste dos Sintomas Médicos anterior. Veja se consegue determinar quando os sintomas começaram e como mudaram com o passar do tempo. Depois registre os detalhes de qualquer sintoma crônico ou recorrente, ou as mínimas dores que não passam de um aborrecimento neste estágio da sua vida. Suas respostas do teste acima devem lhe indicar áreas a serem exploradas na sua saúde. Esforce-se de verdade para determinar quando aconteceram as primeiras mudanças na sua saúde, as mais sutis. Depois, relembre sua juventude e registre na cronologia cada perturbação de saúde física ou emocional, maior ou menor. Inclua o que fez na época para tratar cada evento. Você pode perguntar aos seus pais ou parentes se eles têm alguma informação sobre a gravidez da sua mãe e o parto. Os acontecimentos principais virão rapidamente à sua cabeça, como infecções de ouvido, surtos repetitivos de garganta inflamada ou operação de amígdalas.

## minha cronologia

Copie esta tabela em um caderno, se precisar de mais espaço

| Idade | Acontecimento-chave | Tratamento e resultado |
|-------|---------------------|------------------------|
|       |                     |                        |
|       |                     |                        |
|       |                     |                        |
|       |                     |                        |
|       |                     |                        |
|       |                     |                        |
|       |                     |                        |
|       |                     |                        |
|       |                     |                        |
|       |                     |                        |
|       |                     |                        |
|       |                     |                        |
|       |                     |                        |
|       |                     |                        |
|       |                     |                        |
|       |                     |                        |

Depois transfira esta informação para um gráfico linear, usando o seguinte modelo:

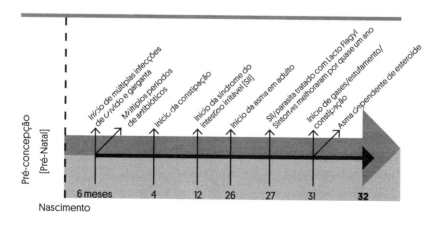

Reimpresso com permissão de Lisa Klancher K2Studios, LLC.

## diagnosticando doença celíaca vs. sensibilidade não celíaca ao glúten (trigo)

Minha capacidade pessoal vem de uma total compreensão de como o glúten é um gatilho fundamental de inflamação, que ativa os genes para a permeabilidade intestinal e o desenvolvimento do espectro autoimune. Como mostrei no capítulo 3, importantes estudos, publicados apenas nos últimos dois anos, demonstram claramente que todas as pessoas têm problema para digerir os peptídeos tóxicos do glúten do trigo, da cevada e do centeio, tenham ou não sintomas ao comê-lo. Acreditamos, erroneamente, que se não nos "sentimos" mal ao comer certo alimento, não temos problema com ele. Não associamos ao alimento que ingerimos ontem a dor de cabeça com que acordamos esta manhã, ou ainda a nossa pressão alta, nossa névoa cerebral, a falta de capacidade de raciocinar na escola. Simplesmente não fazemos esse tipo de associação. Mas é importante entender que os sintomas de sensibilidade alimentar podem não ser óbvios assim que comemos o alimento. E esses sintomas podem não ocorrer em nosso trato digestivo. Eles podem aparecer em qualquer lugar do corpo.

O diagnóstico típico da doença celíaca pode levar até 11 anos em média a partir da primeira apresentação dos sintomas, porque os sintomas podem ser muito discretos ou atribuídos a outras causas. Pior, muitas pessoas permanecem sem diagnóstico pelo resto da vida. Até um passado recente, a única maneira de se fazer um diagnóstico completo da celíaca era através de uma endoscopia, com uma biópsia mostrando a irritação autoimune. Agora, temos exames de sangue mais sensíveis do que nunca, sobre os quais falaremos no próximo capítulo.

As classificações de um relatório de endoscopia são Marsh I, Marsh II, Marsh III (A, B e C).

- Marsh I – rotulado quando você tem uma inflamação acentuada. As felpas dos seus microvilos ainda estão lá, mas seus intestinos estão cheios de inflamações, e há muitas citocinas dentro das felpas.
- Marsh II – rotulado quando as felpas estão começando a ficar gastas e a membrana-base está inchando.

- Marsh III – rotulado quando as felpas desgastaram-se completamente, e você ficou com um tapete bérbere liso em vez de um tapete felpudo: atrofia total da vilosidade. Dentro do Marsh III existem três estágios: (A) atrofia parcial da vilosidade, (B) atrofia subtotal da vilosidade, e (C) atrofia total da vilosidade.

Muitas outras pessoas podem ter uma doença relacionada ao glúten, com sintomas que se apresentam exatamente como a doença celíaca, mas uma endoscopia não mostra nenhum dano. Em 2009, uma equipe sueca de pesquisa publicou no *Journal of the American Medical Association* o maior estudo já feito sobre a doença celíaca e mortalidade. Os pesquisadores examinaram mais de 350 mil relatórios de biópsias, onde encontraram 39 mil pessoas com um diagnóstico de doença celíaca definida por uma atrofia total da vilosidade. Também encontraram outros 3,7 mil indivíduos que tinham um aumento em seus índices sanguíneos para a doença celíaca, mas sem atrofia da vilosidade. Os anticorpos estavam em níveis elevados, mas eles não tiveram uma biópsia positiva. Depois, encontraram outro grupo de 13 mil pessoas que não tinham exame de sangue positivo nem endoscopia positiva, mas tinham uma inflamação acentuada nos intestinos.

Todas essas pessoas foram acompanhadas por 25 anos. Os pesquisadores descobriram que os que haviam recebido diagnóstico positivo para doença celíaca – seguindo ou não uma dieta sem glúten – tinham uma probabilidade 39% maior de morte prematura em comparação com alguém que não tinha doença celíaca. Os que tinham exame de sangue positivo, mas endoscopia negativa, tinham 35% a mais de chance de morte prematura. Portanto, faz alguma diferença se um paciente celíaco tem atrofia total da vilosidade, ou apenas um exame de sangue positivo, sem atrofia da vilosidade? Não, não faz, se você estiver procurando o risco elevado de morte prematura. As porcentagens são quase as mesmas. E o que é mais importante, aqueles que só tinham inflamação – significando que seu exame de sangue e sua endoscopia deram resultados negativos – tinham uma porcentagem 72% maior de morte prematura. Quase o dobro. Este é um conceito essencial, que pouquíssimos médicos sabem.

Então, muitos deles disseram a seus pacientes que se sua endoscopia desse resultado normal (sem atrofia de vilosidade), então tudo bem comer trigo. No entanto, o maior estudo já feito diz que mesmo que a endoscopia dê normal e suas felpas não estiverem desgastadas, mas seu exame de sangue apresentar um resultado positivo, você tem um risco 35% maior de morte prematura. É por isso que temos que levar a sério um exame de sangue positivo, com ou sem atrofia de vilosidade.

Mas por que dobra o risco de morte prematura sem uma endoscopia ou um exame de sangue positivo? O motivo é que muitos poucos médicos pedem exame para inflamação intestinal, fazendo com que o fogo continue a rugir, causando permeabilidade intestinal que abre as comportas para uma inflamação sistêmica. Onde quer que esteja o elo frágil da sua cadeia, é ali que o dano começa a se acumular. Se for no seu cérebro, você pode acabar com demência ou mal de Alzheimer. Se for no seu coração, seu futuro pode incluir miocardite, insuficiência cardíaca congestiva ou, como meu amigo Alex, aterosclerose. Seus rins? Nefrite ou infecções recorrentes da bexiga.

A que ponto você deveria pensar em partir para a ação, tentando uma dieta livre de glúten? Se revermos os passos que levam à inflamação, para mim fica claro que a resposta é agora.

## a tentativa doméstica: sintomas comuns de um problema relacionado ao glúten (com ou sem doença celíaca)

Converse com o seu médico sobre um exame abrangente para a doença celíaca ou uma alteração relacionada ao glúten, caso você tenha, ou teve ao longo da vida, qualquer um dos seguintes sintomas (e os acrescente à sua cronologia):

- Anemia (deficiência de ferro) que não responde a um tratamento com ferro
- Ansiedade crônica ou depressão
- Descoloração dos dentes ou perda de esmalte
- Desenvolvimento insuficiente ou baixa estatura

- Diarreia crônica ou prisão de ventre
- Distensão abdominal e dores abdominais recorrentes
- Dor nas juntas
- Entorpecimento formigante nas pernas
- Erupção cutânea identificada como dermatite herpetiforme (DH Fadiga crônica)
- Feridas claras dentro da boca
- Fezes claras, com mau cheiro
- Infertilidade inexplicada, abortos recorrentes
- Neuropatia periférica
- Perda de peso inexplicada
- Problemas de densidade óssea, indo de osteopenia (leve) a osteoporose (severa)
- Problemas no fígado e no trato biliar (transaminite, fígado gorduroso, colangite esclerosante primária etc.)
- Puberdade atrasada
- Vômitos

Se você tiver uma testa desproporcionalmente grande, este é outro sinal de que precisa fazer o exame para doença celíaca. Estudos mostram que 86% dos adultos celíacos têm testa aumentada, indicativo mais relevante da doença celíaca do que os sintomas comuns enumerados acima. Eis como os pesquisadores expressam a importância disso:

> "A morfologia facial craniana dos pacientes com doença celíaca revela um padrão alterado no crescimento craniano facial. Esta alteração é um indício clínico que deveria ser incluído entre as manifestações da doença celíaca fora do intestino. Sua frequência é comparável a outros sinais e sintomas como anemia e estatura baixa; e é um prognóstico mais seguro de celíaca do que outros indícios tais como estomatite aftosa recorrente (feridas frias no canto da boca), abortos recorrentes e hipoplasia de esmalte dentário".

As proporções ideais do rosto humano estão divididas em três partes iguais (veja a ilustração acima, à direita). A testa deveria corresponder a 1/3 do rosto. Mas na fotografia do menino à esquerda,

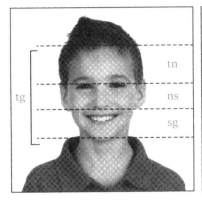
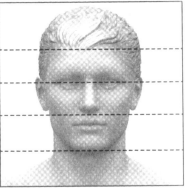

Reimpresso com permissão de Lisa Klancher K25Studios, LLC.

pode-se ver claramente que sua testa, medida do alto dos olhos até o limite do cabelo, é maior do que as outras duas porções do seu rosto. Este sou eu (abaixo). Como se pode ver, tenho uma testa grande. Uma testa grande pode ser medida facilmente. Tudo o que você precisa é uma fita métrica. Tire uma fotografia do seu próprio rosto e meça a distância entre seu queixo e a base do nariz, do seu nariz até o alto dos olhos e do alto dos olhos até a linha do seu cabelo. Pode ser que você descubra, assim como eu, que tem uma testa larga.

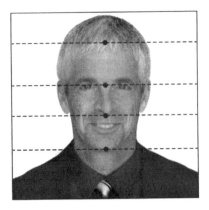

Reimpresso com permissão de Lisa Klancher K25Studios, LLC.

## o próximo passo

Uma vez que você constate que está atualmente no espectro autoimune, os exames de sangue enumerados no próximo capítulo confirmarão suas descobertas. Comece, então, o Protocolo de Transição. Após as três primeiras semanas, pode refazer o teste. Para a grande maioria dos meus pacientes, a sensação é de que estão se sentindo muito melhor. Se você ainda não estiver se sentindo tão bem quanto deveria, siga para a Fase 2 da Transição e depois refaça o teste ao terminar. A essa altura, você deveria perceber verdadeiros progressos como conseguir indicar que alimentos deixam-no esquecido, doente, gordo ou cansado.

Um dos meus lemas é "Tacadas certeiras ganham o jogo". A indicação para o tratamento de qualquer sintoma ou condição no espectro autoimune não é uma cura rápida. Ao contrário, são vitórias diárias na escolha dos alimentos corretos e no cuidado com o seu corpo que ajudarão a reverter a autoimunidade. Mas você nunca saberá quando dar uma tacada na bola se não olhar para a origem dos seus problemas de saúde. A função deste livro é esta, abrir um mundo novo de perguntas para que você possa responder a esta: "De onde vêm meus problemas de saúde?" Este paradigma é uma maneira totalmente nova de encarar os cuidados com a saúde além do "me dê alguma coisa para os sintomas".

# 05
# a ciência da autoimunidade previsível

No último capítulo, você aprendeu como identificar se apresenta atualmente sintomas do espectro autoimune. Mas e se pudesse descobrir se a sua saúde já estava sendo afetada antes que houvesse suficiente dano tecidual para produzir um único sintoma? Esta é a ciência da autoimunidade previsível. Neste capítulo, você aprenderá como fazer um teste para todos os diferentes fatores que influenciam a produção de anticorpos do sistema imunológico contra seu próprio tecido: a autoimunidade.

Acredito firmemente em identificar "o que está fermentando" em seu corpo o mais cedo possível. Conhecimento é poder, especialmente, se você junta esse conhecimento com ação. A ciência avançou até o ponto de podermos identificar um espectro autoimune bem antes de ele provocar sintomas relevantes. Quando podemos apontar que desequilíbrios estão ocorrendo em nossos corpos, estejamos ou não experimentando sintomas no momento, isso nos dá uma janela de oportunidade para tomar decisões fundamentadas: "O que faço? Posso impedir que isso progrida? Pode ser revertido?" É por isso que o mundo da autoimunidade previsível tem tanta importância.

Segundo o professor Yehuda Shoenfeld, doutor em medicina, um dos maiores conhecedores de autoimunidade, as doenças autoimunes têm períodos de incubação que vão de um mínimo de alguns anos até um período de quarenta anos. Este é o prazo que pode levar para que uma pessoa tenha suficiente dano tecidual para gerar sintomas suficientemente fortes que garantam uma ida ao médico, e ainda assim normalmente são necessárias várias visitas antes que se receba um diagnóstico preciso. Por exemplo, leva-se uma média de 11 anos de sofrimento e visitas a cinco profissionais diferentes ligados à saúde até que você consiga o diagnóstico correto para doença celíaca.

As doenças autoimunes podem ser identificadas por meio de exames adequados para níveis elevados de autoanticorpos – os anticorpos contra seu próprio tecido. Através deles os médicos ficam sabendo quando certa doença está "fermentando", às vezes anos antes de haver suficiente dano tecidual a ponto de produzir sintomas. Gosto de pensar nesses níveis de autoanticorpos como mensageiros do futuro. A revolucionária pesquisa de 2003 de Melissa Arbuckle, doutora em medicina, que apresentei no capítulo 1, mostrou que os autoanticorpos estão normalmente presentes muitos antes do diagnóstico de doenças autoimunes como o lúpus. Além disso, quando esses autoanticorpos aparecem, tendem a seguir um curso previsível, com um acúmulo progressivo de autoanticorpos específicos, antes do início da doença, mesmo quando os pacientes ainda estão assintomáticos. Seus gráficos, que reproduzimos no capítulo 1, contam a história: os anticorpos para lúpus estavam presentes anos antes do início da doença.

Níveis de anticorpos de qualquer tipo também são chamados de *biomarcadores*, porque medem o funcionamento do corpo. Os médicos já usam biomarcadores para prever um hospedeiro de doenças. Por exemplo, um biomarcador de inflamação (hs-PCR) é um prognosticador mais acurado de doença cardíaca do que o fato de se ter colesterol alto. Esses testes confirmam o motivo de sabermos que você não acorda com doença cardíaca ou mal de Alzheimer. Os biomarcadores estão lá anos antes do aparecimento da doença.

O exame de biomarcador dá-nos um *valor positivo previsível* (VPP), quando estamos procurando os primeiros estágios da doença autoimune. Os biomarcadores da autoimunidade previsível são o medidor de temperatura no painel do seu sistema imunológico. Alguns carros têm apenas uma luz forte que se acende, quando o motor está superaquecendo, mas outros têm um medidor que avança em direção a uma zona vermelha. Quando você vê o ponteiro subindo em direção à zona vermelha, isso é um sinal para que você pare e verifique o motor. Mas se você só tiver uma luz forte no painel, não recebe o aviso antecipadamente e não sabe que existe um problema até que saia fumaça do motor. Esses são os seus sintomas.

A autoimunidade previsível pode parecer quase mágica, mas não é uma adivinhação. Ela não prediz, de fato, qual será o futuro. Ela identifica a direção que a sua saúde está tomando. O que você aprenderá é que as escolhas que faz no seu estilo de vida interagem com as suas vulnerabilidades genéticas, o que determina se seu sistema imunológico será ou não convocado a entrar em ação. Por exemplo, um estudo mostrou que, se você tiver anticorpos em níveis elevados para a sua tireoide, especialmente no pós-parto, então terá 92%¨de VPP de ter tireoidite de Hashimoto num prazo de sete anos. Pode ser que você não tenha sintomas de disfunção tireoidiana, mas se seus autoanticorpos para a sua tireoide derem resultado positivo, esses sintomas estão vindo.

Se você tiver anticorpos elevados para candidíase nos intestinos, chamada *Saccharomyces cerevisiae*, tem perto de 100% de VPP de sofrer de doença de Crohn num prazo de três anos. Esta informação lhe dá uma janela de oportunidade para fazer algo a respeito.

Nas planilhas seguintes, a categoria VPP mostra a probabilidade percentual de você desenvolver uma determinada doença. A coluna "anos antes do diagnóstico clínico" mostra a quantidade de anos, a partir da primeira identificação de anticorpos elevados, até que você receba um diagnóstico daquela específica doença autoimune.

## amostra de doenças sistêmicas autoimunes

| Doença | Anticorpos | Valor Positivo Previsível (VPP) | Anos antes do diagnóstico clínico |
|---|---|---|---|
| Síndrome antifosfolipídica | Anticorpos antinucleossomos; Anticorpos anticardiolipina; Anti-β2 glicoproteína 1 | 100% | 11 |
| Artrite reumatoide | Fator reumatoide; Anticorpo antipeptídeo citrulinado | 52-88% 97% | 14 |
| Esclerodermia | Anticorpos anticentrômeros; Anticorpos antitopoisomerase I | 100% | 11 |
| Síndrome de Sjögren | Anticorpos anti-Ro e anti-La | 73% | 5 |

## amostra de doenças autoimunes de órgãos específicos

| Doença | Anticorpos | Valor Positivo Previsível (VPP) | Anos antes do diagnóstico clínico |
|---|---|---|---|
| Mal de Addison | Anticorpos do córtex suprarrenal | 70% | 10 |
| Doença celíaca | Transglutaminase antitecidual; Anticorpos antiendomísio (antígenos HLA-DO2 ou DO*) | 50-60% (100%) | 7 |
| Colite de Crohn | Anticorpos anti-Saccharomyces cerevisiae | 100% | 3 |
| Tireoidite de Hahimoto | Anticorpos antitireoperoxidase (pós-parto) | 92% | 7-10 |
| Cirrose biliar primária | Anticorpos antimitocôndrias | 95% | 25 |
| Diabetes tipo 1 | Ilhotas pancreáticas, insulina, 65kD, descarboxilase glutâmica ácida, proteína tirosina fosfatase | 43%, 55%, 42% e 29% | 14 |

## controlando seu elo frágil

A autoimunidade previsível permite que identifiquemos onde se situa o elo frágil da sua cadeia neste exato momento. Como você aprendeu, esses elos frágeis têm muito pouco a ver com como você se sente. Se a causa número um de adoecimento e morte for o sistema imunológico atacando seu próprio corpo, você não gostaria de saber o que o seu sistema imunológico está atacando neste instante? Se quiser permanecer saudável e impedir doenças, você não pode confiar exclusivamente no exame médico padrão, elaborado apenas para identificar doenças quando, então, a maioria dos médicos diz que geralmente é tarde demais para revertê-la. A medicina tradicional não pode diagnosticar uma condição autoimune até que ela tenha destruído a maior parte do tecido ou glândula que esteja atacando (ou seja, a glândula da tireoide, o pâncreas, o tecido articular, a bainha de mielina). Enquanto isso, você passou de estar no começo do espectro autoimune para o estágio final de uma doença autoimune. Como Mark Houston, doutor em medicina, diz: "Realmente, você não pode mais depender apenas dos fatores de risco para definir uma doença (fumo, estar acima do peso...). É preciso avaliar os primeiros indicadores". Ele está se referindo aos biomarcadores, ou anticorpos, listados nas tabelas anteriores.

Os exames de sangue descritos neste capítulo não estão incluídos na bateria de exames que a maioria dos médicos pedirá durante um *check-up* anual. No entanto, acredito que sejam um acréscimo essencial aos exames médicos tradicionais, e que todos deveriam ter uns exames de biomarcadores como base de referência, mesmo que não estejam sentindo sintomas. Trata-se de um protocolo de exames revolucionário, original, que pode acabar com anos, ou mesmo décadas, de mistério, confusão e perda de esperança.

Embora ninguém tenha que arcar com os custos de exames de laboratório para seguir meu programa de três semanas, uma verificação precisa e científica do sangue é uma excelente maneira de confirmar os resultados do questionário do capítulo 4, e determinar definitivamente onde você está no espectro autoimune. Você também pode rastrear seu progresso, continuando a monitorar

## os biomarcadores têm o potencial para...

- Possibilitar o diagnóstico antes do início dos sintomas
- Prever o envolvimento de um órgão específico
- Prever surtos da doença
- Identificar subsistemas clinicamente significativos da doença
- Prever e monitorar resposta à terapia.
- Descrever dano tecidual ou orgânico.

Depois que entendem esta premissa fundamental, todos com quem já conversei querem saber onde fica o elo frágil em sua própria cadeia.

---

seus autoanticorpos. Muitas pessoas acreditam que, uma vez que se sentem melhor, seus problemas de saúde acabaram. Nada está mais longe da verdade no mundo da autoimunidade. Embora a eliminação dos sintomas seja um objetivo fundamental, mesmo quando se tem um alívio deles, continuamos no espectro. A única maneira de saber se você interrompeu a cascata autoimune é voltar a fazer exames; caso contrário, podemos pensar que, com os sintomas controlados, não precisamos continuar tão atentos em seguir as recomendações do nosso médico. Com o passar dos anos, já vi isso acontecer muitas vezes, quando surtos "inesperados" reaparecem aparentemente a partir do nada. O problema era que o corpo não tinha sarado completamente, e quando um fator irritante, como o glúten, foi reintroduzido no organismo, a cascata inflamatória recomeçou.

Um exemplo clássico disso é a doença celíaca, onde apenas 8% das pessoas recuperam-se totalmente com uma dieta livre de glúten, embora muitas mais observarão que se sentem bem melhor. Segundo um estudo de 2009, publicado no periódico *Alimentary Pharmacology and Therapeutics*, 65% dos pacientes celíacos sentem-se melhor, mas ainda têm excessiva inflamação subjacente em seus intestinos, causando permeabilidade intestinal, o que abre uma porta para o desenvolvimento de outras doenças autoimunes, mesmo que sigam uma dieta sem glúten. O restante dos pacientes não se curou absolutamente, mesmo com uma dieta livre de glúten. Talvez tenham outros gatilhos misturados que precisassem ser tratados. O conselho para todos os pacientes celíacos é refazer os exames para os biomarcadores da permeabilidade intestinal. Sem isso, eles nunca saberão se estão completamente curados. Se sua permeabilidade intestinal não se recuperou totalmente, o dano continuará naquele elo frágil (doença celíaca) ou em outro elo frágil.

## a grade da múltipla reatividade autoimune

Aristo Vodjani, PhD, é um pesquisador focado na autoimunidade, e tem sido meu mentor no entendimento de como usar os biomarcadores do sistema imunológico para verificar onde possa estar o elo frágil em sua cadeia, qual elo vem sendo pressionado demais (anticorpos em níveis elevados) atualmente, e como monitorar o progresso de um esquema de tratamento. Ele dedicou sua vida a mensurar a ação de nossas "forças armadas".

No passado, exames de sangue que verificavam anticorpos em níveis elevados contra seu próprio tecido (um mecanismo autoimune) olhavam um ou dois anticorpos de cada vez. Esses exames são proibitivamente caros. A pesquisa do dr. Vojdani produziu os primeiros exames para verificar vários tecidos diferentes (múltiplos elos frágeis na cadeia), por uma fração do custo do exame laboratorial tradicional. Seus hemogramas patenteados não abordam todas as doenças autoimunes, apenas as 24 mais comuns.

O exame de sangue a seguir precisa ser pedido por um profissional de saúde licenciado. Repito, ele identificará *se* você está no espectro para uma determinada doença autoimune, e se o processo teve início onde seu sistema imunológico está destruindo tecido, quer você tenha sintomas ou não.

Seu médico pode não estar familiarizado com esses exames. No meu *site*, <thedr.com/theautoimmunefix>, você poderá baixar informações para serem levadas ao seu médico, quando você quiser discutir esses exames.

# conheça mark

Mark tinha 44 anos quando veio me consultar pela primeira vez. Seu pai havia morrido aos 44 anos de um ataque cardíaco. Seus dois irmãos mais velhos também morreram, no início dos quarenta anos, de ataques cardíacos fulminantes. Quando seu último irmão morreu, Mark estava na faixa dos trinta. Seu cardiologista, num esforço para poupá-lo de sua sina provavelmente genética, prescreveu um remédio com estatina, ainda que Mark parecesse saudável.

Ele seguiu as ordens do médico e tomou o medicamento por mais de dez anos. Quando veio ao meu consultório, tinha 16% de uma gordura corporal saudável e me disse que se exercitava com regularidade. Mark disse: "Dr. Tom, sinto-me perfeito e meus médicos dizem que estou em ótima forma, mas soube da autoimunidade previsível. Quero fazer esses exames."

Apoiei a decisão de Mark, e pedimos os exames de sangue. Acontece que, mesmo tomando estatina e se mantendo em forma, ele ainda tinha anticorpos em níveis elevados para seu coração em três diferentes categorias. Os anticorpos elevados provocam inflamação no tecido.

Eu disse a Mark que o exame mostrava que seu coração estava sendo morto lentamente pelo seu sistema imunológico. As estatinas estavam impedindo o fígado de produzir colesterol extra, mas não estavam impedindo o dano tecidual causado por seu sistema imunológico ao atacar seu coração. Provavelmente, esse era o mecanismo que provocara a morte por ataque cardíaco do seu pai e dos seus dois irmãos. A inflamação não constatada tensionara a cadeia – neste caso, seus corações – até que o elo partiu-se.

A realização desses exames preventivos de anticorpos permitiu que investigássemos sua reação imunológica. O mesmo hemograma mostrou que ele tinha anticorpos em níveis elevados para uma sensibilidade a muitos peptídeos do trigo, e permeabilidade intestinal. A genética de Mark relatou o histórico de doença cardíaca, e os exames funcionais de sangue contaram-nos que sua "porta de entrada" estava aberta e o processo autoimune estava a todo vapor, afetando o elo frágil da sua cadeia saudável, seu coração.

Coloquei imediatamente Mark no meu Protocolo de Transição, que incluía uma dieta sem glúten, sem laticínios e sem açúcar. Também o aconselhei a tomar probióticos, prebióticos e nutrientes, sobre os quais falaremos no Capítulo 8, para recuperar seu trato digestivo.

Um ano depois, Mark voltou para me ver e refizemos seus exames de sangue. Dessa vez, todos os anticorpos do seu coração estavam baixos, na faixa normal. Isto significava que sua inflamação tinha cedido, e seu organismo estava se recuperando. Mark disse: "Doutor, você salvou a minha vida".

Eis uma lista dos anticorpos mais comuns que checamos atualmente na grade mais geral. Insisto, esta não é uma lista completa, contém apenas os mais comuns. Se você estiver tendo sintomas em qualquer uma dessas áreas, esses anticorpos poderão identificar o gatilho que não apenas esteja causando os sintomas, mas também colocando você no espectro para o desenvolvimento da doença. E se você já foi diagnosticado com uma doença, esse teste lhe dará um ponto de partida para que você volte a checar em seis meses, ou um ano, para ver se os planos que está seguindo estão funcionando. Você conseguirá saber, porque os níveis de auto-anticorpos deverão diminuir.

## categoria 01: sistema gastrointestinal

### CÉLULA PARIETAL E ANTICORPOS ATPASES

As células parietais em seu estômago produzem ácido hidroclorídrico (HCI), essencial para quebrar os alimentos que você ingere. À medida que envelhecemos, é comum perdermos a capacidade de produzir HCI suficiente. Anticorpos em níveis elevados para células parietais desencadeiam inflamação, o que reduz a função das células e diminui a produção de HCI. Este mecanismo é a causa mais comum de deficiência da vitamina $B_{12}$ pelo mundo todo, e é chamado de gastrite autoimune ou anemia perniciosa. Onze por cento dos pacientes com doença celíaca apresentam níveis elevados de anticorpos de células parietais. É por isso que alguns pacientes celíacos têm problemas estomacais, deficiências de proteínas e vitaminas e problemas neurológicos, dentre outros sintomas relacionados a uma baixa acidez estomacal (hipocloridria).

Eis aqui apenas um exemplo dos muitos que demonstram como as deficiências em HCI afetam o espectro autoimune (o que pode ser causado por um elevado nível de anticorpos de células parietais). Inúmeros estudos registraram uma alta incidência de mau funcionamento estomacal (especificamente, baixos níveis de ácido hidroclorídrico e pepsina) em indivíduos com artrite reumatoide. Esses estudos revelaram que uma simples reposição do ácido hidroclorídrico e da pepsina "ausentes" – sem fazer nenhuma outra mudança – pode melhorar significativamente muitos casos de artrite reumatoide.

**DOENÇAS RELACIONADAS A UM BAIXO ÁCIDO ESTOMACAL (HIPOCLORIDRIA):**

- Anemia perniciosa
- Asma
- Artrite reumatoide
- Dermatite herpetiforme (Herpes)
- Doenças crônicas autoimunes
- Diabetes
- Doença celíaca
- Doença de Graves
- Doença da vesícula biliar
- Eczema
- Hepatite
- Hiper e hipotireoidismo
- Lúpus eritematoso sistêmico
- Mal de Addison
- Miastenia grave
- Osteoporose
- Psoríase
- Rosácea
- Síndrome de Sjögren
- Tirotoxicose
- Urticária crônica
- Vitiligo

**SINTOMAS COMUNS DE UMA DEFICIÊNCIA DE HC1**

- Acne
- Alergias alimentares múltiplas
- Alimento não digerido nas fezes
- Candidíase crônica
- Coceira ao redor do reto
- Deficiência de ferro
- Distensão abdominal, arrotos, queimação e flatulência imediatamente após as refeições
- Gases no trato digestivo superior
- Indigestão, diarreia ou constipação
- Náusea após a ingestão de suplementos
- Parasitas intestinais crônicos ou flora anormal
- Sensação de estufamento após comer
- Unhas fracas, escamadas e rachadas
- Vasos sanguíneos dilatados nas faces e no nariz (em não alcoólicos)

Se você desconfiar que possa estar com sintomas digestivos – independentemente de serem incômodos mínimos ou mais sérios, tais como azia ou refluxo gastroesofágico (DRGE) – por favor, não se renda à "armadilha" padrão dos bloqueadores de ácido sem antes testar seu ácido estomacal. Embora eu seja um grande defensor do uso de medicamentos no caso de uma necessidade identificada, existe um perigo real na abordagem precipitada de se experimentar esses remédios só para ver se diminuirão os seus sintomas. A longo prazo, existem inúmeros efeitos colaterais nesse tipo de medicamentos – inibidores da bomba de prótons (IBP). Vou lhe dizer alguns: um risco de 34% a mais de ataque cardíaco (sem nenhum outro fator de risco, como colesterol alto), um aumento de risco de 16% de osteoporose em crianças abaixo dos 18 anos, e de 39% em jovens adultos, entre 18 e 29 anos.

Com muita frequência, quando os pacientes procuram-nos para uma avaliação da medicina funcional e lhes foi receitado um IBP para acidez estomacal, não foram feitos exames para ver se tinham altos níveis de acidez. Esses pacientes não passaram por nenhum exame antes que lhes dessem um remédio com sérios efeitos colaterais. Os IBPs pertencem a uma das dez categorias de remédios mais vendidos no mundo, com vendas anuais que ultrapassam seis bilhões de dólares. Os mais comumente receitados são:

- Rabeprazol
- Esomeprazol
- Lansoprazol
- Omeprazol
- Pantoprazol
- Dexlansoprazol

Se você desconfia que tenha problemas digestivos e que o responsável possa ser uma deficiência de HCl, eis uma perspectiva mais segura: procure um médico da medicina funcional, que verificará biomarcadores de uma deficiência de HCl. Se isso não for possível no momento, eis um procedimento usado por centenas de médicos da medicina funcional, com um mínimo de risco e de efeitos colaterais: comece tomando uma cápsula de 350 a 750 mg de betaína HCl com uma refeição contendo proteína. Essas drágeas podem ser encontradas facilmente em lojas de vitaminas ou de alimentos naturais. Uma reação normal em uma pessoa saudável seria azia. Se você não sentir queimação, isso sugere que você não está "sobrecarregando" o seu sistema com um excesso de HCl, e que pode ter uma deficiência desse ácido, precisando, portanto, dessa ajuda para fazer a digestão. Seu estômago pode não estar produzindo HCl suficiente por conta própria. Para compensar, comece tomando duas cápsulas a cada refeição que contenha proteína. Se não houver reação após dois dias, aumente o número de cápsulas para três a cada refeição. Continue aumentando o número de cápsulas a cada dois dias, chegando até a oito cápsulas por refeição. Essas doses podem parecer grandes, mas um estômago com funcionamento normal produz consideravelmente mais HCI. Você saberá que tomou demais, se sentir formigamento, azia, diarreia, ou qualquer tipo de incômodo, incluindo uma sensação de mal-estar, desconforto digestivo, dor no pescoço, dor nas costas, dor de cabeça ou qualquer sintoma novo e esquisito. Quando atingir o estágio de formigamento, queimação ou qualquer outro tipo de desconforto, volte para uma cápsula por refeição. Se o desconforto continuar, interrompa o HCI e consulte seu profissional de saúde. Quando a pessoa sente formigamento, queimação ou qualquer sintoma desconfortável, pode-se neutralizar o ácido com uma colher de chá de bicarbonato de sódio em um copo de água ou de leite.

Seja qual for a dose que você tolere sem sintomas, continue com ela em refeições contendo proteína. Nas refeições menores, é possível que você precise de menos HCI, então pode reduzir a quantidade de cápsulas. Indivíduos com uma deficiência muito moderada de HCI geralmente têm uma rápida melhora nos sintomas e sinais antecipados de intolerância à dosagem. Se for este o seu caso, reduza a dosagem para abaixo do nível do sintoma até não precisar mais do suplemento extra. Isso normalmente indica uma volta à secreção ácida normal. Indivíduos com baixo HCI/pepsina geralmente não apresentam uma melhora tão rápida, portanto, para maximizar a absorção e benefícios dos nutrientes ingeridos, é importante ter consistência na suplementação do HCI.

**FATOR INTRÍNSECO**

É, sem dúvida, essencial absorver vitamina $B_{12}$. Se você tiver anticorpos para fator intrínseco, é possível que não absorva essa vitamina. Dados do Framingham Offspring Study sugerem que 40% das pessoas entre 26 e 83 anos têm níveis de plasma $B_{12}$ na faixa normal baixa. O resultado disso é dormência frequente, degeneração nervosa nos idosos, perda de memória que pode assemelhar-se ao mal de Alzheimer e gastrite atrófica, levando à anemia perniciosa e um déficit de ácido hidroclorídrico.

### ASCA E ANCA

ASCA corresponde a anticorpos anti-*Saccharomyces cerevisiae*, um precoce indicador da doença de Crohn. Trata-se de um indicador comum, que se mostra elevado também nos pacientes com doença celíaca. Cerca de 7% das pessoas terão anticorpos ASCA com doença celíaca. Os anticorpos ASCA parecem ser dependentes de glúten e são associados a manifestações mais severas da doença celíaca. Quando você retira o glúten da sua dieta, os anticorpos ASCA geralmente voltam aos níveis normais. Este é um clássico exemplo de remoção do gatilho ambiental, o que tranquiliz a cascata autoimune. O valor positivo previsível com os anticorpos ASCA chega a 100% em três anos para o desenvolvimento da doença de Crohn. Isso significa que se você tiver anticorpos ASCA elevados, é provável que tenha a grave doença intestinal autoimune de Crohn no prazo de três anos.

ANCA corresponde a anticorpos anticitoplasma de neutrófilos. Esses anticorpos atacam o interior dos glóbulos brancos mais comuns (neutrófilos). Quando você tem um nível elevado desses anticorpos, seu sistema imunológico fica comprometido. Há alguns anos, perdemos um grande ator, Harold Ramis, que tanto na tela quanto na vida real, pelo que li, tinha um coração de ouro. Ele morreu da doença mais comum associada a esses anticorpos: vasculite sistêmica. Gostaria de ter podido chegar até ele durante os anos em que sofria dessa condição autoimune. Acredito, sinceramente, que uma abordagem da medicina funcional poderia ter ajudado. Esses anticorpos também são associados a uma doença inflamatória comum do intestino: colite ulcerativa.

### TROPOMIOSINA

Imagine que você esteja construindo um edifício. Imagine as vigas de aço que fazem a estrutura do prédio, as "vísceras" internas, se preferir. As tropomiosinas são os andaimes dentro das nossas células, chamados de citoesqueleto, que mantêm as células juntas e ajudam na manutenção do seu formato. Quando os anticorpos da tropomiosina estão elevados, o dano pode afetar qualquer célula no corpo. Em geral, isso é associado aos intestinos, sendo que 95% dos pacientes com colite ulcerativa apresentaram anticorpos em níveis elevados para tropomiosinas, mas pode afetar qualquer sistema. Se você estiver perdendo a força da estrutura dentro da célula, ela não pode trabalhar da maneira que deveria. É possível que este seja o motivo de elevados níveis de anticorpos da tropomiosina estarem diretamente associados ao desenvolvimento do câncer. Muitos estudos demonstraram que existem alterações específicas no repertório das tropomiosinas, nas células que estão se transformando em células cancerosas. Esses resultados altamente reproduzíveis sugerem que durante o processo de transformação celular, um processo onde uma célula normal torna-se maligna, a perda de tropomiosina é um passo importante.

## categoria 02: tireoide

### TIREOGLOBULINA E TIREOPEROXIDASE

Esses dois anticorpos distintos estão relacionados com a glândula tireoide e com as doenças autoimunes da tireoide. Eles são os mais comuns nas cinco doenças autoimunes da tireoide, que também inclui mixedema idiopático, exoftalmia endócrina e tireoidite assintomática. As doenças autoimunes da tireoide são a terceira condição autoimune mais comum, depois da diabetes e da doença celíaca.

Se você não consegue perder os últimos cinco quilos, ou está se sentindo molenga ou deprimido, normalmente seu médico verificará os níveis hormonais da sua tireoide. Mesmo que eles estejam na faixa normal, os médicos normalmente prescrevem hormônio para a tireoide. Embora você possa se sentir um pouco melhor, não se sentirá ótimo porque a abordagem está errada. A maioria dos médicos simplesmente não procura anticorpos para a tireoide, porque um aumento de anticorpos não mudaria suas orientações de tratamento. Eles ainda se limitariam a prescrever hormônio para a tireoide, e não cuidariam dos anticorpos. A maioria dos médicos não sabe que é possível reduzir esses níveis elevados de anticorpos usando uma abordagem da medicina funcional.

Mesmo que eles vejam os anticorpos elevados para a tireoide, quase todos eles dizem: "Bom, parece que você tem uma coisinha autoimune acontecendo por aqui, então vou receitar um hormônio da tireoide e monitorar você". O problema é que o hormônio da tireoide tem pouco a ver com o seu sistema imunológico atacando a sua tireoide. Este esquema é simplesmente arcaico. Trata-se do mesmo tratamento feito na década de 1960, e eles ainda continuam atualmente com isso. Uma abordagem mais moderna seria investigar o motivo de o seu sistema imunológico estar atacando a sua tireoide; essa é a abordagem da medicina funcional. Com essa atitude, um médico poderia descobrir que, se você estiver no espectro celíaco, produzindo anticorpos celíacos (transglutaminase), está vulnerável a uma reação molecular mimética, e pode começar a produzir anticorpos para a sua tireoide. Isso significa que você pode desenvolver uma doença autoimune da tireoide por uma sensibilidade ao glúten. Pacientes com tireoidite de Hashimoto podem reduzir suas doses de medicamento de hormônio da tireoide em 49% (claro que com a permissão do médico), apenas eliminando glúten da sua dieta.

Existem produtos químicos no nosso ambiente que interferem no hormônio tireoidiano, vinculando-se aos receptores da tireoide, que os encaminham ao interior das células. Um receptor é como uma luva de beisebol. Mas se o hormônio tireoidiano não conseguir entrar na luva de beisebol (o receptor), ele não entra na célula, e você tem um "hipotireoidismo funcional". Como isso se revela? Por acaso você desconfiou de uma tireoide lenta, fez um exame de sangue, ele deu normal, e seu médico receitou um hormônio para a tireoide mesmo assim (outra abordagem precipitada)? *Espere um pouco, você pensa. Meu exame de sangue diz que eu tenho hormônio tireoidiano suficiente, mas mesmo assim você vai me dar mais. Por quê?* O médico não tem uma boa explicação e poderá dizer: "Bom, parece que mais hormônio tireoidiano ajuda". Mas embora ele esteja correto quanto ao hormônio adicional realmente ajudar nos sintomas, o remédio receitado não tratará do mecanismo subjacente da disfunção, e provavelmente o desequilíbrio continuará. Um motivo comum para essa disfunção não abordada tem relação com os produtos químicos ambientais. Ao serem expostas, muitas pessoas conseguem eliminá-los naturalmente do organismo, mas algumas não conseguem; e neste caso os produtos acumulam-se no corpo. Se esse acúmulo químico tiver uma atração magnética para a luva de beisebol chamada receptores da tireoide, (o que frequentemente acontece), não sobra espaço para seu hormônio tireoidiano entrar na luva de beisebol, e o hormônio não poderá entrar na célula. O resultado é que você terá uma tireoide "funcional" lenta (hipotireoidismo), com níveis normais no sangue. A palavra sofisticada para essa condição é eutireoidismo.

Então, quais são os produtos químicos que podem interferir na função dos seus receptores tireoidianos? Se você estiver em um elevador de um hotel e a porta se abrir, você consegue dizer imediatamente que a piscina fica naquele andar? Sente o cheiro? O cloro é o mais comum dos três produtos químicos que podem interferir na função do receptor tireoidiano. Os outros dois são o bromo e o fluoreto. Se ninguém mais no elevador sentir o cheiro de cloro como você, isso sugere que seu organismo possa estar supersensível ao produto, e você pode estar acumulando altos níveis em seu sistema, provavelmente interferindo na função do seu receptor tireoidiano.

A maneira mais comum de o cloro entrar nos nossos corpos é no chuveiro; inalamos o vapor diretamente na nossa corrente sanguínea, através dos pulmões. Se você instalar um chuveiro com filtragem de cloro, por um valor irrisório, poderá ter sua tireoide funcionando melhor em poucos meses. Um benefício adicional é que seu cabelo terá mais brilho sem a exposição ao cloro. A abordagem comum deste exemplo, receitar precipitadamente hormônio tireoidiano sem uma investigação mais aprofundada, é um dos motivos de os Estados Unidos, como nação, estar no penúltimo lugar na qualidade geral do tratamento de saúde.

## categoria 03: glândulas suprarrenais
### 21-HIDROXILASE
Este anticorpo está relacionado com as glândulas suprarrenais. Quanto mais estresse você sofra, mais suas suprarrenais traba-

lham produzindo hormônios contra o estresse. Uma condição autoimune das glândulas suprarrenais é chamada de doença de Addison. Você também pode desenvolver doenças endócrinas autoimunes, ou seja, desequilíbrios hormonais. Você começa produzindo anticorpos para diferentes hormônios. Pode ficar diabético. Pode ter a doença de Graves, tireoidite de Hashimoto e vitiligo (manchas brancas na pele por perda de pigmentação), tudo isso por causa dos anticorpos elevados contra suas glândulas suprarrenais.

## categoria 04: o coração

**PEPTÍDEO MIOCÁRDICO E ALFAMIOSINA**
A cardiomiopatia, a doença reumática do coração, a miastenia grave, a miocardite autoimune, a febre reumática aguda, todas essas enfermidades podem ser associadas à existência desses dois anticorpos em níveis elevados. Eram esses os anticorpos elevados na história de Mark, página 170. Uma dieta sem glúten, sem laticínios e sem açúcar reverteu esses níveis elevados.

**FOSFOLIPÍDIOS E GLICOPROTEÍNA PLAQUETÁRIA**
Estes anticorpos estão associados às disfunções cardiovasculares e endócrinas (desequilíbrios hormonais). Elas podem manifestar-se como síndrome antifosfolipídica, como aconteceu com minha paciente Samantha. Os anticorpos antifosfolipídicos (AAF) representam o fator de risco adquirido mais frequente para uma causa tratável de interrupção e complicações frequentes na gravidez. Toda mulher na idade fértil, com um histórico familiar de abortos (mãe, tias, irmãs etc.) deveria conversar com o médico sobre a realização desse simples exame de sangue, antes de tentar engravidar. Se você tiver anticorpos elevados para fosfolipídios, terá uma janela de oportunidade para reverter essa situação, geralmente com algo simples como seguir uma dieta sem glúten.

Kathy sofreu dois abortos (aos trinta e aos 31 anos) e começou a desmaiar sem motivo aparente. Estava perdendo a paciência quando, depois de dar entrada no hospital, teve a sorte de ser atendida por um médico que se dispôs a investigar todos os aspectos da sua saúde. Fez uma bateria de exames e identificou que ela tinha uma série de problemas.

- Anemia recorrente por deficiência de ferro, que não melhorava com suplementos de ferro, mas sim com tratamento intravenoso de ferro (isso nos diz, imediatamente, que algo não está trabalhando direito no seu trato digestivo, ela não está absorvendo nutrientes).
- Altas enzimas pancreáticas
- Biormarcadores de inflamação elevados
- Anticorpos ANA elevados (sinal de um mecanismo autoimune que poderia estar ocorrendo em vários tecidos diferentes do corpo)
- Biomarcadores positivos da doença autoimune lúpus eritematoso sistêmico
- Baixos níveis de vitaminas B
- Anticorpos elevados para a tireoide
- Anticorpos elevados que a colocaram em grande risco de aborto (antibeta 2 glicoproteína 1)
- Sangue e cistos granulares na urina

Considerando a variedade de sintomas com indicadores de baixa absorção de ferro e vitaminas B, verificou-se sua sensibilidade ao glúten. Como era de se esperar, ela tinha doença celíaca. Foi submetida a uma dieta sem glúten, e no prazo de seis meses todos os seus biomarcadores autoimunes voltaram ao normal. Em 24 meses todos os seus índices anormais que a colocavam em risco de aborto, voltaram ao normal. Não foi feito nenhum outro tratamento, apenas uma dieta livre de glúten e os exames adequados.

Você também pode desenvolver diabetes tipo 2, ou lúpus, tendo anticorpos de fosfolipídios em índices elevados; bem como trombocitopenia autoimune, doença cardiovascular ou doença da artéria coronária, por causa das gliproteínas plaquetárias elevadas. Se seu cardiologista sugerir uma cirurgia para bypass coronário, é imperativo fazer esse exame. Tratar artérias bloqueadas sem cuidar da inflamação subjacente é um método de tratamento ineficiente.

## categoria 05: saúde reprodutiva

**OVÁRIO E TESTÍCULOS**

Estes são anticorpos sexuais específicos que podem levar a hipogonadismo, menopausa prematura, insuficiência ovariana prematura (endometriose), e outras doenças endócrinas.

## categoria 06: saúde musculo esquelética

**FIBULINA, COMPLEXO DE COLÁGENO,
E PEPTÍDEO ARTRÍTICO**

Estes anticorpos estão relacionados à produção de colágeno nos músculos, tendões, ligamentos e juntas, levando ao lúpus, esclerose, osteoartrite ou artrite reumatoide. Esses anticorpos também estão associados à aterosclerose. Especificamente os anticorpos fibulina causam aterosclerose (o entupimento do seu encanamento).

**OSTEÓCITO**

Este anticorpo é um biomarcador para inflamação nos ossos, a força propulsora no desenvolvimento da osteoporose.

## categoria 07: fígado

**CITOCROMO P450 HEPATÓCITO**

Seu fígado tem mais de 350 funções diferentes. Quando você tem anticorpos em níveis elevados para o seu fígado, criando inflamação, muitos sistemas diferentes podem ser afetados, produzindo doenças como diabetes, hepatite tipo 2, hepatite C crônica, câncer, doença renal, úlceras pépticas, epilepsia, insuficiência cardíaca congestiva, entre outras.

## categoria 08: pâncreas

**INSULINA + ANTÍGENO DA CÉLULA DE ILHOTA**

Estes são os anticorpos costumeiros que os médicos usam para diagnosticar a diabetes tipo 1, e uma hipoglicemia inexplicável. No capítulo 2, argumentamos que quando os bebês correm um alto risco de diabetes tipo 1 (por causa do seu histórico familiar), os pais são aconselhados a evitar alimentá-los no primeiro ano de vida com todos os produtos derivados do leite bovino. O motivo disso é a vulnerabilidade para produzir anticorpos da célula de ilhota, quando se é sensível ao leite.

## categoria 09: cérebro

### DESCARBOXILASE DO ÁCIDO GLUTÂMICO

Estes são anticorpos contra o seu cérebro, também relacionados à doença celíaca, à sensibilidade não celíaca ao glúten, diabetes tipo 1, síndrome da pessoa rígida e à ataxia cerebelar, que controla o equilíbrio e o movimento muscular. Estes anticorpos, quando em níveis elevados, também são associados a insônia e ansiedade. Uma dieta livre de glúten revelou-se efetiva nessas duas condições.

### PROTEÍNA BÁSICA DE MIELINA

Estes são anticorpos contra o seu cérebro, associados à esclerose múltipla (EM), autismo, lúpus e PANDAS (doença pediátrica neuropsiquiátrica autoimune, associada com infecções estreptocócicas, uma doença infantil). Na minha prática clínica, fiz um estudo informal nos meus pacientes. Testei 316 pacientes consecutivos, com idades entre 2 e 90 anos, quanto a anticorpos do glúten, de laticínios e do cérebro, incluindo a proteína básica de mielina. Quando os pacientes tinham anticorpos elevados para laticínios, 32% deles também tinham anticorpos elevados para a proteína básica de mielina. Este é um exemplo de um gatilho ambiental associado a um mecanismo autoimune.

A mielina é o filme plástico que envolve seus nervos tanto no cérebro quanto no corpo. É como o isolamento protetor em volta de um fio elétrico. Pense no fio que vai da bateria até os faróis do seu carro. Se o isolamento daquele fio estiver desgastado, de maneira que o próprio fio toque a estrutura do carro, a corrente elétrica pode entrar em curto-circuito e suas luzes irão tremeluzir. Quando você desenvolve um aumento de anticorpos da mielina, você destrói o revestimento ao redor dos seus nervos, e as mensagens que estão sendo mandadas através deles irão tremeluzir. É isto que causa os sintomas de esclerose múltipla. Juntamente com o tratamento dos sintomas (focando nos faróis que estão tremeluzindo), você precisa concentrar-se em interromper o dano dos fios.

### ASIALO-GANGLIOSÍDEO GM1
As células asialo-ganglosídeos funcionam em muitos nervos diferentes do seu corpo. É por isso que muitos sintomas diferentes são associados a esses anticorpos em níveis elevados. São anticorpos para o seu cérebro, que podem causar polineuropatia desmielinizante inflamatória crônica, acidente vascular cerebral (derrame), traumatismo cranioencefálico, síndrome de Guillain-Barré, doença neuromotora, mal de Alzheimer, neuropatias motoras multifocais, esclerose múltipla, miastenia grave, PANDAS, artrite reumatoide e lúpus.

### ALFA + BETA TUBULINA
A tubulina é uma proteína básica e um importante componente da estrutura interna de uma célula, chamada microtúbulos. Essas estruturas desempenham papéis-chave em muitas funções nervosas. Anticorpos em níveis elevados para a tubulina aparecem em doenças hepáticas alcoólicas, doenças desmielinizantes, diabetes tipo 1 de início recente, doença de Graves, tireoidite de Hashimoto, PANDAS, artrite reumatoide e exposições a toxinas (incluindo mercúrio e outros metais pesados). Este é outro exemplo de como um gatilho ambiental (excessiva exposição a metal pesado) pode desencadear uma doença neurológica autoimune.

### CEREBELAR
O cerebelo é a parte do cérebro que controla o movimento e o equilíbrio. Dentro do córtex cerebelar há grandes neurônios chamados células de Purkinje. O exame dos anticorpos cerebelares mensura os anticorpos contra as células de Purkinje do cerebelo. Esses anticorpos estão associados com o autismo, a doença celíaca, a ataxia de glúten e a síndrome da degeneração cerebelar paraneoplásica.

Níveis elevados desse anticorpo são geralmente o motivo de, ao começar o envelhecimento, as pessoas não se sentirem firmes ao subir e descer escadas. Isso não acontece por estarem ficando velhas. Em vez disso, seu cerebelo, a parte do cérebro associada ao equilíbrio, está encolhendo porque há anos os anticorpos em níveis elevados para o cerebelo estão destruindo lentamente as células de Purkinje. No estudo feito em meu consultório, a que me referi há pouco, quando os pacientes têm anticorpos elevados contra o glúten, 26% deles também têm anticorpos elevados para o cerebelo. Isto significa uma em cada quatro pessoas, cujos cérebros estavam encolhendo porque há anos ingeriam um alimento que pode não ter causado dores de estômago ao comê-lo, fazendo com que pensassem não haver problema no consumo de trigo, mas a reação imunológica estava indo em busca do seu cerebelo. Isto é um caso de mimetismo molecular: o sistema imunológico luta contra o glúten e como neste caso o tecido cerebral assemelha-se aos peptídeos do glúten, ele então é atacado.

Meu paciente Sam chegou um dia sentindo-se cambaleante. Investigamos e descobrimos que ele tinha uma sensibilidade ao glúten manifestando-se como uma inflamação no cérebro, descoberta com uma ressonância magnética. Contudo, não havia sintomas no trato digestivo. Seu cerebelo parecia normal no exame, havia apenas alguma inflamação. Ele se recusou a seguir a recomendação de dispensar o glúten. Sete anos depois, Sam voltou, mas dessa vez mal podia caminhar. Você sabe o que aconteceu: o nível elevado de anticorpos para o elo frágil de sua cadeia (seu cerebelo) continuou destruindo as células cerebelares, e seu cerebelo havia encolhido. Já não era possível interromper ou reverter sua condição.

### SINAPSINA

A sinapsina é uma importante proteína imunorreativa encontrada na maioria dos neurônios nos sistemas nervosos central e periférico. Trata-se de uma proteína cerebral envolvida na regulação dos neurotransmissores (hormônios cerebrais). Esses anticorpos contra o seu cérebro provocam doenças desmielinizantes como a esclerose múltipla, além de entorpecimento e formigamento em qualquer lugar do seu corpo. A sinapsina também inibe a liberação de neurotransmissores, podendo causar lúpus, bem como instabilidade de humor e depressão.

## como ler um resultado de exame

Jerry tinha 16 anos quando veio ao meu consultório. Tinha passado por vários médicos, sendo o mais recente um endocrinologista (especialista hormonal), porque Jerry não estava crescendo. Tinha apenas 1,58m de altura e queria participar da equipe de luta livre da escola. O endocrinologista descobriu que Jerry tinha doença celíaca. Havia um histórico familiar: seu pai tinha a doença e sua mãe apresentava uma sensibilidade ao glúten. A família imediatamente começou a seguir uma rígida dieta sem glúten.

Alguns meses depois, Jerry tinha crescido oito centímetros, mas então seu crescimento parou abruptamente. Seus exames de sangue mostraram que seus anticorpos celíacos ainda estavam 15 vezes acima do limite aceitável. Foi então que ele veio me ver, em busca da minha abordagem da medicina funcional. Puxamos o exame autoimune e descobrimos que Jerry não apenas tinha anticorpos em níveis elevados para a doença celíaca, como 18 de 24 anticorpos teciduais também estavam elevados. Esse resultado mostrou-me que Jerry tinha síndrome múltipla da reatividade autoimune, mesmo parecendo ser um rapaz saudável. Mas com 18 anticorpos diferentes atacando seus tecidos em todo o corpo, eu sabia que seu futuro não era brilhante.

Seguem os resultados dos primeiros exames de Jerry para autoimunidade. Olhe quantos anticorpos estão assinalados na coluna "fora do padrão". Isto diz tudo, mas como ele tinha apenas 16 anos, era viril e forte, não apresentava qualquer sintoma relevante, a não ser a impossibilidade de se desenvolver. Não tenho dúvida de que seu futuro seria cheio de reclamações quanto à saúde. Seriam em relação à tireoide, ao coração, ao cérebro, ao trato digestivo ou à sua taxa de açúcar no sangue? Impossível saber qual elo frágil em sua cadeia se revelaria em primeiro lugar.

| EXAME | RESULTADO | | | |
|---|---|---|---|---|
| Vetor 5 – Avaliação de Reatividade Múltipla Autoimune | Padrão | Ambíguo | Fora de padrão | Referência (Índice Elisa) |
| Célula parietal + ATPase | | | 2,15 | 0.1-1,4 |
| Fator intrínseco | 0,87 | | | 0,1-1,2 |
| ASCA + ANCA | | | 1,55 | 0,2-1,4 |
| Tropomiosina | 0,96 | | | 0,1-1,5 |
| Tireoglobulina | | 1,12 | | 0,1-1,3 |
| Tireoperoxidase | | | 1,36 | 0,1-1,3 |
| 21 – Hidroxilase (Córtex suprarrenal) | 0,85 | | | 0,2-1,2 |
| Peptídeo miocárdico | 1,07 | | | 0,1-1,5 |
| Alfa-Miosina | | 1,24 | | 0,3-1,5 |
| Fosfolipídeo | | | 2,44 | 0,2-1,3 |
| Glicoproteína plaquetária | | 1,30 | | 0,1-1,3 |
| Ovário/Testículo *** | | 1,17 | | 01-1,2 |
| Fibulina | | 1,44 | | 0,4-1,6 |
| Complexo de colágeno | 0,91 | | | 0,2-1,6 |
| Peptídeo artrítico | | 1,25 | | 0,2-1,3 |
| Osteócito | | 1,34 | | 0,1-1,4 |
| Citocromo P450 (Hepatócito) | 1,19 | | | 0,3-1,6 |
| Insulina + Célula de ilhota | | | 1,85 | 0,4-1,7 |
| Descarboxilase do Ácido Glutâmico 65 | | 1,38 | | 0,2-1,6 |
| Proteína básica de mielina | | 1,37 | | 0,1-1,4 |
| Asialo-gangliosídeo GM1 | | 1,26 | | 0,1-1,4 |
| Alfa Tubulina + Beta Tubulina | | | 1,93 | 0,4-1.4 |
| Cerebelar | | | 1,44 | 0,2-1,4 |
| Sinapsina | | | 1,30 | 0,1-1,2 |

| EXAME | RESULTADO | | | |
|---|---|---|---|---|
| Vetor 5 – Avaliação de Reatividade Múltipla Autoimune | Padrão | Ambíguo | Fora de padrão | Referência (Índice Elisa) |
| Célula parietal + ATPase | 0,56 | | | 0.1-1,4 |
| Fator intrínseco | 0,54 | | | 0,1-1,2 |
| ASCA + ANCA | 0,84 | | | 0,2-1,4 |
| Tropomiosina | 0,54 | | | 0,1-1,5 |
| Tireoglobulina | 0,59 | | | 0,1-1,3 |
| Tireoperoxidase | 0,60 | | | 0,1-1,3 |
| 21 – Hidroxilase (Córtex suprarenal) | 0,57 | | | 0,2-1,2 |
| Peptídeo miocárdico | 0,68 | | | 0,1-1,5 |
| Alfa-Miosina | 0,73 | | | 0,3-1,5 |
| Fosfolipídeo | 0,67 | | | 0,2-1,3 |
| Glicoproteína plaquetária | 0,66 | | | 0,1-1,3 |
| Ovário/Testículo *** | 0,57 | | | 01-1,2 |
| Fibulina | 0,65 | | | 0,4-1,6 |
| Complexo de colágeno | 0,67 | | | 0,2-1,6 |
| Peptídeo artrítico | 0,64 | | | 0,2-1,3 |
| Osteócito | 0,73 | | | 0,1-1,4 |
| Citocromo P450 (Hepatócito) | 0,81 | | | 0,3-1,6 |
| Insulina + Célula de ilhota | 1,07 | | | 0,4-1,7 |
| Descarboxilase do Ácido Glutâmico 65 | 0,73 | | | 0,2-1,6 |
| Proteína básica de mielina | 0,87 | | | 0,1-1,4 |
| Asialo-gangliosídeo GM1 | 0,85 | | | 0,1-1,4 |
| Alfa Tubulina + Beta Tubulina | 0,53 | | | 0,4-1.4 |
| Cerebelar | 0,76 | | | 0,2-1,4 |
| Sinapsina | 0,78 | | | 0,1-1,2 |

Foram precisos quatro anos de trabalho cuidadoso, incluindo o reforço do seu microbioma, seguindo uma dieta rígida sem glúten, prestando atenção na maioria das contaminações cruzadas mais comuns, e procurando outros gatilhos ambientais, para que o sistema imunológico de Jerry finalmente se acalmasse sem remédios. Seu hemograma final revelou um atestado de boa saúde e, melhor de tudo, aos vinte anos Jerry tinha 1,78m. Se você der uma olhada em seu último hemograma, todos os seus biomarcadores estão no padrão normal.

### mostre este livro ao seu médico

Recomendo que faça o Teste de Reatividade Autoimune Múltipla imediatamente para ver se você tem um problema. Se tiver, siga meu programa de três semanas e acompanhe seu progresso refazendo o exame de anticorpos anualmente. Se quiser pedir este exame para o seu médico, é possível que encontre alguma resistência. Ele, ou ela, poderá dizer: "Não é possível checar todos esses anticorpos em um único exame". Explique que é, e mostre este livro para ele. Se ele continuar não acreditando em você, pode estar na hora de incluir outro médico na sua equipe de saúde. Se seu médico recusar-se a fazer este exame, você pode saber mais sobre como pedir o exame no meu site <thedr.com>.

Faço parte do grupo de professores do Institute for Funcional Medicine <funcionalmedicine.org>. Para encontrar um profissional certificado da medicina funcional, como eu, em sua região, visite o site acima. A maioria dos planos de saúde cobrirá os serviços realizados por um profissional da medicina funcional. O tipo de profissional (médico, osteopata, quiroprático, acupunturista) não é tão importante quanto o diploma em medicina funcional que tenha recebido.

O mundo da doença autoimune é o melhor exemplo das limitações da medicina convencional. Assim como uma fazenda tem silos individuais para armazenar grãos diferentes, os silos da medicina tradicional são chamados de especialidades. Os médicos especialistas em autoimunidade têm seu próprio silo, e poucos profissionais procuram pistas para resolver um problema de saúde foram do seu campo de especialidade e prática clínica. Por exemplo, existe um endocrinologista para examinar a eficiência hormonal e um reumatologista para doenças musculoesqueléticas como a artrite. Todos eles sabem como responder a problemas autoimunes dentro da sua especialidade, mas poucos são treinados para avaliar todo o panorama. Um dermatologista tradicional foca na pele e trata da pele; um profissional da medicina funcional olha a pele, mas trata todo o corpo. O médico da medicina funcional sabe, por exemplo, que muitos problemas de pele, da acne à psoríase, são completamente resolvidos quando se enfatiza a dieta.

Normalmente, os médicos da medicina tradicional tratam apenas os sintomas (e geralmente através de medicamentos e/ou cirurgia). É raro que apresentem uma dieta como solução ou problema inicial da autoimunidade. Eis um exemplo de como isto pode ser um problema: imagine que seu filho sofra de convulsões. Você esteve em três médicos diferentes, e os remédios ainda não controlam os surtos. Isto se chama epilepsia resistente a medicamentos. Cinquenta por cento das crianças com esse tipo de epilepsia entraram em remissão completa com uma dieta livre de glúten. Por que nossos neurologistas não sabem disto e não pedem exame para isso? Porque essa pesquisa não foi publicada em uma publicação de neurologia; foi publicada num periódico de medicina geral.

O importante é que esses exames existem e os resultados são precisos. Na moderna era atual, a nova ciência vem sendo publicada exponencialmente mais rápido. Seu médico precisa se atualizar. Não que esses testes de anticorpos sejam novos. É que estamos mensurando uma grande variedade de anticorpos para ver onde ocorre a inflamação.

Ao iniciar as intervenções para um estilo de vida apropriado (dieta, exposições ambientais, redução de estresse, exercícios etc.), você deveria sentir não apenas as diferenças, mas também apresentar uma redução nos níveis de anticorpos. Leva-se um mínimo de seis meses para que a carga de anticorpos se reduza o suficiente para aparecer no hemograma. É por isso que você precisa refazer o exame seis meses ou um ano depois de iniciar o programa. Se os anticorpos não se reduzirem, como no caso de Jerry, significa que é preciso aprofundar a investigação. Assim como quando se tira as camadas de uma cebola, pode levar tempo até a descoberta do gatilho importante. Enquanto isso, é improvável que seus sintomas desapareçam completamente. Você pode conseguir mascarar os sintomas com um remédio potente, mas a patologia subjacente continua. Por favor, não me entenda mal; acho que medicamentos para alívio de sintomas podem ser às vezes muito úteis. No entanto, a exclusiva ênfase no alívio de sintomas tem feito com que nosso sistema atual nos cuidados com a saúde sofra de: prazo menor de vida para nossas crianças, classificações terríveis pela Organização Mundial da Saúde por causa da qualidade dos serviços de saúde nos Estados Unidos, e muito mais.

## os exames mostram como é comum a sensibilidade ao glúten

Bill vai ao médico reclamando que, de uma hora para outra, seus pensamentos estão dispersos e ele está tendo dificuldade para se concentrar. Conta ao seu clínico geral sobre sua confusão, e também o fato de que começou a sentir dores de cabeça. O médico recomenda para as dores de cabeça um *Tylenol* potente, vendido sob receita, e o manda ir em frente.

Bill faz uma tentativa com o remédio, mas isso não parece ajudar na confusão e, na verdade, piora suas dores de cabeça. O médico, sem nada mais em seu arsenal, manda Bill a um neurologista, que recomenda um medicamento mais forte. Isso ajuda nas dores de cabeça, mas faz com que Bill sinta-se o tempo todo enjoado. Quando ele volta com novas queixas, o neurologista encaminha-o a um centro de pesquisa, onde são avaliadas inúmeras pessoas como Bill, que estão sofrendo há um tempo. Assim como ele, elas já se consultaram com outros médicos, e nada pareceu ajudar.

O centro de pesquisa é dos mais avançados e conhece os testes de sensibilidade ao glúten, quando a causa de uma doença neurológica é desconhecida. Por quê? Quando a causa de uma reclamação neurológica em um centro de pesquisa é descoberta, o número de pacientes com anticorpos elevados para o glúten é de 5%. Quando a causa não é descoberta, o número de pacientes com anticorpos elevados para o glúten é de 57%.

Como inúmeros outros pacientes com reclamações neurológicas inexplicáveis, Bill teve suas dores de cabeça resolvidas em uma dieta livre de glúten. Nós sabemos que o glúten é o gatilho

---

## O teste genético não é preciso em relação à doença celíaca

Você deve ter ouvido que é possível realizar um exame genético para diagnosticar doença celíaca, mas não é verdade. Anteriormente, acreditava-se que um exame genético poderia ser um indicador suficiente na dedução de que a pessoa tinha doença genética, porque os estudos tinham demonstrado que chegavam a 95% os pacientes celíacos com o gene HLA-DQ2, e os outros 5% teriam o HLA-DQ8. Contudo, em 2013, estudos apresentados no International Celiac Symposium mostraram que até 7% dos celíacos confirmados positivamente através da endoscopia não tinham nenhum dos dois genes. Além disso, pesquisa publicada em 2010, no *International Archives of Allergy and Immunology*, mostrou que até 50% dos pacientes com sensibilidade não celíaca ao glúten carregam os genes HLA-DQ2 ou DQ8. Portanto, você poderia testar positivo geneticamente, mas não ter a doença celíaca em todas as suas características.

Nos próximos anos, à medida que mais estudos forem publicados sobre o assunto, descobriremos que não estamos de fato lidando com um "gene celíaco", mas, possivelmente, com um "gene do glúten", o que, a meu ver, dá crédito à ideia de um espectro de condições que podem ser causadas por um transtorno relacionado ao glúten.

---

ambiental mais comumente reconhecido no desencadeamento de uma reação autoimune. Como nenhum ser humano consegue digerir completamente o glúten, recomendo o seguinte: fazer o teste de sensibilidade ao glúten, assim como um exame de permeabilidade intestinal, para quem quer que tenha uma reclamação de saúde insolúvel. Esses hemogramas, juntamente com a

# conheça cameron

Cameron, agora com 17 anos, filho de minha amiga Pam, foi classificado em um artigo da *National Geographic*, quando tinha apenas cinco anos, como a criança-símbolo de alergias alimentares. Ele foi amamentado com leite materno, mas não conseguia manter a comida no estômago, mesmo continuando a ganhar peso, e estava coberto de eczema. Ainda bebê, recebeu um diagnóstico positivo como altamente alérgico a todos os alimentos favoritos de Pam, incluindo peixe, todas as nozes, amendoim, gergelim, soja e mostarda. Também reagia a gatilhos ambientais como mofo, pólen, feno, cachorros, gatos, árvores e grama. O alergista testou-o para a reação IgE, mas se também fizesse com que fosse examinado para IgA e IgM, é provável que descobrisse que tinha uma sensibilidade ao glúten e a laticínios.

Nos 15 anos seguintes, Cameron foi cuidadosamente observado por um alergista e acabou superando algumas de suas alergias alimentares; foi tratado com imunoterapia (injeções alérgicas) para suas alergias ambientais. Sua pele ficou imediatamente limpa, assim que os alimentos a que era alérgico foram evitados, a tal ponto que, quando o fotógrafo da *National Geographic* chegou, não foi possível usar sua foto no artigo porque ele parecia "saudável demais".

Há cerca de quatro anos, quando Cameron tinha 13, embora estivesse se sentindo bem, fez uma dieta livre de glúten e de laticínios como um otimizador de desempenho, em grande parte motivado por um treinador querido. Mas no verão passado, começou a comer pizza em excesso, como só acontece com um garoto. Aparentemente, do nada, suas costas ficaram completamente cobertas de acne.

Quando Pam contou-me esta história, sugeri que a pele dele poderia ser seu elo frágil, e que a acne poderia estar relacionada ao seu recém-descoberto amor pela pizza. Pam concordou e transmitiu a informação a Cameron. Felizmente, ele escutou, aboliu a pizza e a pele ficou limpa em menos de um mês.

Cameron é um excelente candidato ao teste da autoimunidade previsível, considerando seu passado e seu histórico de saúde. Expliquei a Pam que o teste mostraria exatamente onde se situa o elo frágil da sua cadeia, e como ele poderia se manifestar no cérebro, caso não fosse checado. Isso porque a sensibilidade ao glúten e a laticínios é um mecanismo comum no desencadeamento da disfunção cognitiva. O anticorpo transglutaminase 3 é um biomarcador de um mecanismo autoimune comum que afeta a pele. Esta informação seria muito útil a Cameron a longo prazo, para que ele possa ver, desde já, se tem anticorpos elevados para o cérebro ou qualquer outro tecido. Se tiver, poderá prestar mais atenção em sua dieta, para cortar de fato a inflamação. Depois de seguir a dieta por um ano, ele poderia repetir o exame e confirmar se seus anticorpos haviam se reduzido a níveis normais.

Ele teria que seguir esta dieta a vida toda? O único elemento que tem uma restrição para a vida toda é o glúten. Você se lembra das células de memória B a que nos referimos no capítulo 1? Cameron tem a possibilidade de voltar a comer todos os outros alimentos. Ele tem bastante sorte de ter biomarcadores para checar no futuro, caso tente reintroduzir alimentos aos quais já foi sensível.

Avaliação de Reatividade Múltipla Autoimune podem ser feitos com uma única retirada de sangue. Então você saberá quais os próximos passos mais adequados para você recuperar sua saúde. O ideal é que os exames a seguir sejam feitos antes de você dar início ao meu programa de três semanas, e repetidos depois num prazo de três a seis meses.

### avaliação de permeabilidade antigênica intestinal

Este é a mãe de todos os exames de permeabilidade intestinal. Trata-se de um exame de sangue que avalia o quanto seu intestino está permeável e qual é a extensão do dano em sua parede intestinal. Ele também mostra se seus LPS estão entrando em sua corrente sanguínea e provocando sua inflamação e seus sintomas crônicos. Além disso, é um ótimo teste de acompanhamento para avaliar o sucesso do seu programa.

### reatividade proteômica a glúten/trigo

Quase todos os laboratórios do país testam apenas para um componente do glúten mal digerido. Ele é chamado de alfa-gliadina, e 50% das pessoas com doença celíaca terão anticorpos elevados para ele. Isto significa que 50% não terão. Mas se a doença celíaca é causada por uma sensibilidade ao glúten, como é que o teste pode ser 50% errado? É porque existem muitos componentes no glúten mal digerido, e a alfa-gliadina é só um deles. Estudos mostram que existem mais de 62 diferentes peptídeos do glúten contra os quais o sistema imunológico pode reagir. Por que todos os laboratórios checam apenas um? Eu fiz essa pergunta, acredite. Não existe resposta.

Este teste avalia a sensibilidade para dez diferentes peptídeos do glúten (não apenas o alfa-gliadina). Ele também examina o indicador comum para a doença celíaca, os anticorpos de transglutaminase. Outros exames da celíaca avaliam os anticorpos de transglutaminases intestinais, mas este também examina os anticorpos de transglutaminases da pele e neurológicos, sendo uma avaliação muito mais completa e abrangente da sensibilidade ao glúten. A importância de procurar esses anticorpos (transglutaminase 6, ou TG6) é que, se estiverem elevados, são um componente importante do tecido cerebral, e anticorpos elevados para TG6 revelam que seu cérebro está ardendo. Esta é uma das razões pelas quais acreditamos que o mal de Alzheimer seja um processo que dure décadas. O cérebro está ardendo, destruindo células durante anos, e você pode não sentir nada além de uma névoa cerebral, ou uma ocasional dor de cabeça.

## o próximo passo

Agora que você conhece as opções de exames e identificou em que lugar do espectro poderá estar, estamos prontos para começar o programa. No capítulo 6, você aprenderá exatamente o que pode esperar conseguir nas próximas três semanas. Siga o esquema se suspeitar que tem problemas autoimunes, mesmo que não consiga fazer os exames, ou enquanto espera os resultados. Dezenas de milhares de pessoas já estão seguindo este plano, e a maioria não teve a oportunidade de fazer primeiro o exame. Espero que ele seja seu primeiro passo para uma ótima recuperação.

# parte dois:
# o tratamento

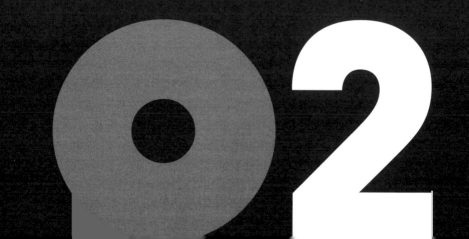

# 06
# o protocolo de transição
## o que você pode esperar

Chamo meu programa de Protocolo de Transição porque você estará fazendo uma transição para uma saúde melhor. Agora você está numa jornada onde será apresentado a novos alimentos, novos hábitos e novas ideias. A mudança nunca é preto no branco. Aprimoramos incrementos, quer nossos passos sejam pequenos ou grandes saltos. Ao longo do caminho, você passará de um estado de pouca saúde para um estado de saúde ideal. Você determinará exatamente como os alimentos que ingere e suas escolhas de estilo de vida estão afetando a maneira como você pensa e sente.

Você começará com um programa de três semanas, a que chamo de Transição Fase 1, onde seguirá uma dieta rígida, livre de glúten, laticínios e açúcar. Durante esse período, começará a criar um ambiente novo e saudável, que possa levar a uma recuperação ideal. A maioria de nós tem um lugar especial, onde já estivemos mais de uma vez, onde nos sentimos "perfeitos", um lugar onde tudo parece simplesmente fluir, quando estamos ali. Talvez seja onde você vai dar uma caminhada para pensar. Talvez seja uma praia onde consegue relaxar. Ou uma cadeira especial da sua casa, que o deixa no clima certo. O propósito da Fase 1 é criar um ambiente interno que permita que você esteja "no curso" do funcionamento do seu corpo, onde você possa começar a se sentir melhor, funcionando melhor.

O último estudo cerebral concentra-se no processo da neuro-gênese, onde o cérebro continua a criar novas células que crescem ao longo das nossas vidas. Esse mecanismo nos ensina que raramente é tarde demais para mudar nossos hábitos ou nossa saúde. Mas o "raramente" acontece. Você se lembra de Sam, sobre quem conversamos no capítulo 5? Sua degeneração cerebelar progrediu por sete anos depois de ele ter se recusado a desistir do glúten. Suas ressonâncias magnéticas mostraram que quando os elevados anticorpos contra o seu cérebro foram detectados pela primeira vez, ele tinha um cerebelo "normal"; mas sete anos depois seu cerebelo estava substancialmente menor. Não se pode fazer limonada com ameixas secas. Não se pode esperar um aumento da função cerebral, quando você eliminou uma enorme porcentagem do tecido. Algumas atitudes ajudarão, é verdade, mas esse grau de degeneração é muito difícil de reverter. E por isso que é tão importante identificar, o mais cedo possível, esses anticorpos em níveis elevados que estão destruindo o seu tecido. Neste capítulo, você aprenderá a treinar seu corpo de modo que ele fique em um estado constante de "recuperação e reparo" que afete cada célula do seu corpo. Fazemos isto, criando o ambiente interno adequado que, por sua vez, afeta como você pensa e sente.

Por exemplo, sua corrente sanguínea é uma estrada com muito tráfego. Nosso objetivo é assegurar que nela não haja congestionamentos ou inúmeros motoristas ensandecidos (radicais livres). Em vez disso, você quer ter uma corrente sanguínea com um tráfego onde todos dirijam com responsabilidade, sem provocar caos. É então que você automaticamente estimula seus mecanismos internos de "recuperação e reparo".

Podemos afetar nosso ambiente interno de várias maneiras diferentes. Isto inclui exercitar-se mais e aumentar a atividade física em geral, insistir em um aprendizado constante para uma função cerebral ideal, aprender hábitos de estilo de vida que reduzam estresse excessivo, evitar se expor a toxinas e produtos químicos desnecessários, e mudança de dieta. De fato, uma das mudanças mais impactantes, de longo alcance, que podemos fazer no nosso ambiente é tanto evitar alimentos que nos fazem mal quanto introduzir os que nos ajudam. Conforme você começa a eliminar os alimentos aos quais seu organismo é sensível, você para de abastecer a fogueira das doenças autoimunes. Quando isto acontece, o fogo se acalma. Embora, de início, ele possa não se apagar completamente, ao deixar de jogar gasolina no fogo você reduz a intensidade da inflamação e diminui a cascata inflamatória. Com o tempo, seus biomarcadores da inflamação se reduzirão para uma faixa mais normal. Essa mudança pode ser quantificada com hemogramas simples que qualquer laboratório pode realizar, incluindo o de proteína C-reativa de alta sensibilidade, TSE (taxa de sedimentação de eritrócitos), uma avaliação mais equilibrada dos seus glóbulos brancos chamada um "diferencial"; ou repetir análises de fezes, com medidas reduzidas dos marcadores inflamatórios calprotectina e proteína catiônica do eosinófilo.

No capítulo 2, discutimos o fato de que, de uma perspectiva celular, temos um corpo completamente novo a cada sete anos, porque todas as células do nosso corpo se reproduzem continuamente. Algumas delas (como o revestimento interno do nosso intestino) se reproduzem em um período que vai de três a sete dias. Outras levam muito mais tempo. O processo de regeneração do nosso corpo é ininterrupto. Uma premissa básica em biologia é que, quando uma célula se reproduz, ela reproduz uma duplicata exata de si mesma. Dentro das nossas células, nosso DNA carrega os *blueprints* para uma expressão genética saudável ideal, uma "biblioteca de *blueprints*" para o nosso eu perfeito. Em uma escala de 1 a 10, temos o potencial para ser um 10. Esta é a premissa de se usar células-tronco para estimular tecido novo mais saudável. Não vou entrar aqui na política do uso de células-tronco; só estou dizendo o que nossa anatomia contém. Então, por que não reproduzimos, por nós mesmos, células perfeitas da pele, do cérebro ou dos vasos sanguíneos? Por que já não somos um 10? Eis o motivo.

Digamos que você tenha 35 anos. Você vai indo muito bem no que diz respeito à sua saúde, não tão bem quanto aos 22, mas vai bem. Você passou o final da adolescência e o começo dos vinte anos talvez com uma vida um pouco louca demais, mas você não está de fato um caco nem tem do que reclamar. No seu *check-up* anual seus exames de sangue estão "normais", não existe nada de alarmante. Talvez seu fígado esteja funcionando a 7,6, numa escala onde o ideal seja 10. No entanto, lembre-se de que, quando uma célula se reproduz, ela reproduz uma duplicata exata de si mesma. Assim, uma célula funcionando a 7,6 replicará outra célula que funcione a 7,6, mesmo que o *blueprint* do seu DNA diga que você pode ser um 10. Seu funcionamento celular é determinado pelo que acontece ao redor da célula, o "epicel", por assim dizer. (Acabei de inventar uma nova palavra, mas espero que a imagem esteja clara para você). A epigenética significa que o ambiente ao redor de um gene determina se aquele gene entrará em funcionamento ou não. O epicel é o ambiente ao redor da célula, determinando como aquela célula funciona e se reproduz. Assim, se o ambiente que você criou em torno dessa célula está cheio de inflamação, ela está funcionando a 7,6, você reproduz este 7,6 e a vida segue.

Mas se você continuar levando o mesmo estilo de vida, ou seja, comendo alimentos aos quais é sensível, bebendo demais, comendo porcarias, você continuará a sobrecarregar o seu fígado. Logo, ele estará funcionando a 7,5. Quando essa célula se reproduzir, você reproduzirá este 7,5. Se seu estilo de vida prosseguir com os mesmos, ou ainda maiores, gatilhos inflamatórios, você começará a funcionar a 7,4, e aquela célula se reproduzirá como 7,4. Com o mesmo estilo de vida, você passa a funcionar a 7,3, e aquela célula se reproduzirá como 7,3. O corpo continuará a decair com o passar dos anos e a reproduzir células mais fracas, determinado pelo funcionamento dessas células. O processo do envelhecimento é tecnicamente chamado de *catabolismo*.

No entanto, quando você faz as mudanças para criar um ambiente interno mais saudável, aplicando os princípios deste livro, o funcionamento do seu fígado melhora. O dano na sua mitocôndria, o estresse oxidativo e a inflamação que afetava você no campo celular diminuem e seu corpo para de produzir anticorpos em níveis elevados. Seu corpo quer ser saudável, então está tentando regenerar um corpo mais saudável, criando células mais saudáveis. Agora, suas células estão prontas para reproduzir células mais novas e mais saudáveis, desde que você continue proporcionando um ambiente mais saudável, comendo alimentos mais ricos em nutrientes e menos inflamatórios. Em vez de ser um 7,3, você começa funcionando a 7,4. Quando essa célula se reproduz, ela se reproduz como uma 7,4. Você continua ingerindo uma dieta mais equilibrada, rica em nutrientes como consta neste programa,

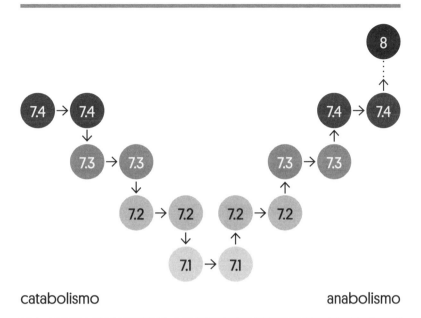

catabolismo                                anabolismo

e começa a funcionar a 7,5. E isso reproduz uma 7,5. Continuando o programa, passa a funcionar a 7,6. Quando aquela célula se reproduz, você reproduz uma 7,6. E o corpo continua a se refazer ao longo dos meses, reproduzindo células que funcionam melhor, determinadas pelo epicel (o ambiente que você proporcionou em torno da célula). Esse processo de rejuvenescer e se tornar mais forte é chamado tecnicamente de *anabolismo*.

Meus pacientes descobrem que, num prazo de três a seis meses, outras pessoas começam a notar como sua aparência melhorou. Seus amigos ou familiares que podem não tê-lo visto por alguns meses, dizem: "Uau, você está diferente. Está ótimo", mesmo que não consigam dizer o que foi que mudou. Pode ser que sua pele esteja ficando mais clara, que você tenha perdido alguns quilos, ou que sua energia interior esteja em alta, de modo que haja mais vida em seus olhos. O motivo é que, a essa altura, seu ambiente interno está replicando células mais saudáveis. Agora você está mudando de um estado catabólico para um estado anabólico, passando do mecanismo do envelhecimento para o de uma saúde melhor, jovem, vibrante.

## o que você pode esperar

Haverá duas mudanças sutis, mas impactantes, no seu corpo nesta Transição Fase 1. A primeira é que você diminuirá a inflamação, e a segunda é que irá regenerar um microbioma mais saudável.

Se você for como muitos dos meus pacientes, descobrirá que, depois de três semanas seguindo a Transição Fase 1, começará a se sentir melhor, não importam as condições em que ela foi iniciada. Quando você põe em prática os princípios que recomendo, eliminando os alimentos mais inflamatórios, a falta deles ajudará imediatamente a diminuir a inflamação. Não importa se o glúten, ou qualquer outra toxina ambiental a que esteve exposto, ainda permaneça no seu organismo, porque seus sintomas são primeiramente relacionados com a inflamação e não com a toxina. É por isso que você rapidamente começa a notar uma mudança na maneira como se sente. As toxinas armazenadas no seu corpo são um breque de emergência que impedem que você fique mais saudável, mas à medida que a inflamação diminui, naturalmente seu corpo irá eliminá-las com mais facilidade. Dependendo do tipo e dos níveis de toxina em seu organismo, é possível que você precise de alguma ajuda para eliminá-las. A isso se chama desintoxicação, sobre a qual você aprenderá como começar à página 215.

Num prazo de 24 horas, você começará a equilibrar seu microbioma – o universo de bactérias em seus intestinos. Uma vez que seu microbioma esteja reequilibrado, suas compulsões diminuem, sua energia aumenta (se estiver baixa), e seus hormônios cerebrais (os neurotransmissores) ficam mais equilibrados, resultando numa gama de boas sensações que vão de uma diminuição de ansiedade a menos depressão. Sua pressão sanguínea fica estável, o sono melhora, e o mecanismo que causa endurecimento das artérias (aterosclerose) começa a se reverter. Basicamente, toda sua perspectiva de vida e as funções do seu corpo melhoram. Agora, seu corpo tem uma chance de cuidar de quaisquer desequilíbrios com os quais você vinha lidando. Não existe desequilíbrio no seu organismo, nem mesmo o câncer, que não terá uma melhora se você conseguir reduzir a inflamação sistêmica. O primeiro passo para reduzi-la é, sempre, parar de jogar gasolina no fogo.

Todos esses avanços maravilhosos colocarão você na transição para uma saúde melhor. Eles não significam que você esteja necessariamente curado ou que seus sintomas desaparecerão completamente. No entanto, com certeza você deverá notar que eles estão diminuindo ou que você vem tendo benefícios como perda de peso ou diminuição na névoa cerebral. É muito improvável que você esteja curado em três semanas. No caso de Jerry, sobre o qual soubemos no último capítulo, foram quatro anos até que ele restaurasse completamente sua saúde. Mas você notará um desempenho melhor. Digo o tempo todo a meus pacientes que são as pequenas vitórias que vão se acumulando para uma saúde melhor. Tacadas certeiras, feitas repetidamente, ganham o jogo.

Embora você possa mudar seu microbioma no prazo curto de um dia, levará um pouco mais de tempo para que a inflamação diminua completamente e seu sistema imunológico receba a mensagem para deixar de atacá-lo. Quando você dá início às mudanças, num prazo de três semanas começa a notar diferenças em como se sente, porque está reduzindo a cascata inflamatória. Lembre-se de que mesmo quando você remove os invasores ofensivos – que, neste caso, são alimentos a que você deve ser sensível –, o sistema imunológico continua a criar anticorpos durante alguns meses. Isto significa que embora você possa notar o começo de uma melhora na sua saúde em apenas três semanas, pode esperar ver mudanças ainda maiores nos próximos três meses.

No meu consultório, sempre uso três semanas como regra geral. Descobri que é o tempo suficiente para que você saiba se um programa que esteja seguindo está funcionando. Se não estiver, isso significa que devemos ter esquecido alguma coisa, e precisaremos fazer um ajuste, possivelmente retirando outros irritantes potenciais, sobre os quais você aprenderá na Transição Fase 2.

Nossa sociedade está baseada em respostas rápidas, a síndrome do "Quero isto agora!". Mas mudar leva tempo. É esta a transição que você vai fazer. Pode ser que não consiga ver a mudança no dia a dia porque as tacadas certeiras – as vitórias diárias de selecionar alimentos, criando um ambiente mais saudável ao redor das suas células – são pequenas. Mas o processo é cumulativo, e logo você percebe: "Uau, está funcionando".

Mais tarde, na Transição Fase 2, você se fortalecerá com o seu sucesso. Com o passar dessa segunda leva de três semanas, descobrirá como é fácil evitar outros tipos de alimentos a que muitas pessoas são sensíveis. Você continuará seguindo uma dieta livre de glúten, laticínios e açúcar, mas também removerá uma exposição específica por vez e verificará como se sente. Muitas pessoas descobrem que bons hábitos se reforçam, e embora a segunda fase seja mais abrangente, é mais fácil de ser seguida porque você já está acostumado a fazer mudanças na sua dieta e no seu estilo de vida e percebe que as mudanças das três primeiras semanas estão funcionando. Você está numa boa fase!

Por fim, você determinará se quer reforçar sua experiência com suplementos que curam o trato digestivo, além de reforçar seu sistema imunológico. É aí que entram os prebióticos e os probióticos que mencionei no capítulo 3, assim como suplementos específicos que acentuam o processo anabólico de reconstrução e o protegem contra exposições acidentais ao glúten.

## o conceito de carga corporal

O corpo humano confronta-se diariamente com exposições tóxicas e lida com elas como um copo que está sendo continuamente enchido com água. Pense num copo que já esteja cheio até a metade. Se você continuar despejando água, ela vai acabar transbordando. Quando as exposições tóxicas são limitadas e o organismo consegue processá-las através dos seus próprios mecanismos – eliminações do fígado, da pele e do trato digestivo – antes que o copo esteja cheio as toxinas não causarão problemas de saúde. Mas depois que o copo está completamente cheio, com água derramando pelos lados, isso significa que os mecanismos de desintoxicação estão sobrecarregados e passamos do limite: é a carga corporal tóxica total. Agora, quantidades excessivas de substâncias químicas tóxicas estão circulando na sua corrente sanguínea.

Segundo um estudo de 2005 do Environmental Working Group, dois importantes laboratórios descobriram uma média de duzentas substâncias químicas e poluentes industriais no cordão umbilical de dez bebês nascidos entre agosto e setembro de 2004, em hospitais americanos. Testes revelaram um total de 287 substâncias químicas no grupo. O sangue do cordão umbilical dessas dez crianças, recolhido pela Cruz Vermelha, continha pesticidas, ingredientes de bens de consumo, resíduos de carvão queimado, gasolina e lixo. Esta é uma quantidade assombrosa de toxinas com as quais o corpo humano, especialmente enquanto bebê, não foi projetado para lidar. Esses produtos químicos entrariam, então, em sua corrente sanguínea, podendo interferir no desenvolvimento cerebral e endócrino/hormonal do bebê.

### exames mostram 287 substâncias químicas em dez recém-nascidos

Os poluentes incluem ingredientes de bens de consumo, produtos químicos industriais e pesticidas proibidos, resíduos de subprodutos.

| Origem e Usos de Produtos Químicos no Sangue de Recém-Nascidos | Nome da Família Química | Total de Substâncias Químicas Encontradas em 10 Recém-Nascidos (Variação individual) |
|---|---|---|
| Substâncias Químicas em Bens de Consumo (e seus Produtos de Decomposição) | | 47 substâncias químicas (23-28) |
| Pesticidas usados ativamente nos Estados Unidos | Pesticidas organoclorados (POPs) | 7 substâncias químicas (2-6) |
| Revestimento resistentes a óleo – e graxa – para embalagens alimentícias, tapete, móveis (Teflon, Scotchgard, Stainmaster, etc. | Perfluoroquímicos (PFCs) | 8 substâncias químicas (4-8) |
| Retardadores de fogo em TVs, computadores, móveis | Éteres difelínicos polibromados | 32 substâncias químicas (13-29) |
| Substâncias Químicas Banidas ou Severamente Restritas nos Estados Unidos (e seus Produtos de Decomposição) | | 212 substâncias químicas (111-185) |
| Pesticidas, uso descontinuado nos Estados Unidos | Pesticidas organoclorados (POPs) | 14 substâncias químicas (7-14) |
| Revestimento resistentes a óleo – e graxa – para embalagens alimentícias, tapete, móveis (pré-2000 Scotchgard) | Perfluoroquímicos (PFCs) | 1 substância química (1) |

| Origem e Usos de Produtos Químicos no Sangue de Recém-Nascidos | Nome da Família Química | Total de Substâncias Químicas Encontradas em 10 Recém-Nascidos (Variação individual) |
|---|---|---|
| Isoladores elétricos | Bifenilos policlorados (PCBs) | 147 substâncias químicas (65-134) |
| Substâncias químicas industriais de largo uso – retardadores de fogo, pesticidas, isoladores elétricos | Naftalenos policlorados (PCNs) | 50 substâncias químicas (22-40) |
| Subprodutos residuais | | 28 Substâncias químicas (6-21) |
| Incineração de lixo e resíduos da produção de plástico | Dibenzodioxinas e furanos polibromados e policlorados PBDD/F e PCDD/F) | 18 substâncias químicas (5-13) |
| Emissões de veículos e outras queimas de combustíveis fósseis | Hidrocarbonetos aromáticos polinucleares (PAHs) | 10 substâncias químicas (1-10) |
| Centrais elétricas (queima de carvão) | Metilmercúrio | 1substância química (1) |
| Todas substâncias químicas encontradas | | 287 substâncias químicas (154-231) |

O maior medo da exposição tóxica é o seu impacto no cérebro. Os Centers for Disease Control and Prevention's Autism and Developmental Disabilities Monitoring Network informou que, em 2014, aproximadamente uma em 68 crianças nos Estados Unidos tem uma distúrbio dentro do espectro autista. Quando iniciei minha prática em 1980, a prevalência do autismo era na base de uma em 10.000. Na década de 1990, a prevalência era de uma em 2.500, e mais tarde 1 em mil. Hoje é de uma em 68. Será que as exposições químicas que sobrecarregam os sistemas desintoxicantes do corpo são um motivo de a atual incidência de autismo ser tão incrivelmente alta? Sim, é possível.

### não se trata da dieta ou do detox da sua mãe

Há poucos anos, a novidade na área da saúde era o *detox*. Havia purificações por jejum, por sucos, por pimenta caiena e mel, até por bananas. Mas estas "desintoxicações" não são tão novas. As pessoas falam em purificação e desintoxicação desde os tempos de Hipócrates, há mais de 2000 anos. Esses programas deveriam tirar as toxinas do corpo, restaurar o equilíbrio e proporcionar uma saúde melhor. Trata-se de uma ferramenta valiosa na limpeza do nosso ambiente interno.

Se um programa de *detox* cria um momento de êxtase para você e o orienta na alteração das escolhas de alimentos que levam à intoxicação, da qual você precisa se livrar, então o programa se sustenta ou tem valor a longo prazo. Pessoalmente, faço um *detox* específico no mínimo uma vez por ano. Alguns funcionam, outros não. Mas até os programas de *detox* que funcionam são valiosos apenas por um período muito curto. Depois que você termina sua limpeza e retorna aos velhos hábitos, todo o bom trabalho feito para criar um ambiente interno melhor vai pelo ralo. Literalmente.

Meu Protocolo de Transição não é uma dieta e com certeza não é um *detox* extraordinário. Você não vai contar uma única caloria. Não precisa se preocupar com proporções de nutrientes, tamanhos de porções, nem em se pesar incessantemente. O objetivo não é a perda de peso, embora isso sempre aconteça, quando existem quilos extras a perder. Ainda que você esteja desintoxicando seu corpo naturalmente porque, ao evitar os alimentos a que é sensível, seu fígado começa a funcionar a 7,8, depois 7,9, depois 8 e assim por diante; a desintoxicação é apenas um dos muitos benefícios que você receberá. Todas as células do seu corpo funcionarão melhor, portanto, seus órgãos correspondentes funcionarão melhor. Suas células cerebrais funcionarão melhor; as células do fígado funcionarão melhor, as dos rins, dos músculos, da vesícula biliar, do sistema reprodutivo (é, cara, é isso mesmo); cada célula, cada tecido do seu corpo começará a funcionar melhor, enquanto você faz a transição para um estado anabólico. Ao conseguir os resultados que esteja esperando, como desejo que consiga, você saberá que é impossível seguir este programa por três semanas e depois voltar para seus velhos hábitos alimentares. Olhe para isto como uma chance de incrementar sua viagem; trate seu corpo como a Lamborghini que você merece em vez de arrastá-lo por aí como se fosse a caminhonete de vinte anos do seu pai.

Assim como cada um de nós é um indivíduo único e distinto, cada um de nós tem nosso próprio limite ou carga corporal. Nossas genéticas fazem com que alguns sejam melhores do que outros na desintoxicação. É possível lidar com substâncias químicas tóxicas sem sobrecarregar a capacidade de desintoxicação do nosso corpo. Mas se você se expõe a todas essas substâncias químicas, depois diariamente se expõe a alimentos a que seu organismo é sensível, está mais predisposto a transbordar o copo e passar do limite. Deste modo, a inflamação começa a se acumular como reação às toxinas que você não consegue eliminar. Seu corpo passa a aumentar as células adiposas brancas para armazenar essas toxinas, mantendo-as assim longe do cérebro. Daí vem o pneuzinho.

Um dos objetivos deste programa é baixar a carga corporal para que você possa lidar melhor com as exposições que armazenou e que continua a enfrentar. Se conseguir modificar sua dieta e eliminar os alimentos que estão causando uma reação imunológica, então seu corpo terá uma chance de eliminar os depósitos de toxinas que vem armazenando.

Quando atravessamos o limite tóxico, as toxinas secundárias, assim como a maioria das sensibilidades alimentares, podem se tornar grandes problemas. Por exemplo, seu corpo deveria conseguir processar exposições a mofo ou a certos produtos químicos como por exemplo os pesticidas, mas quando seu sistema desintoxicante está sobrecarregado, tendo de enfrentar as coisas que seu organismo normalmente poderia lidar com facilidade, agora têm "grandes efeitos tóxicos", incluindo inflamação excessiva e aumento de depósitos de células adiposas brancas. No entanto, quando você tira o glúten, os laticínios e o açúcar da sua dieta, está diminuindo as exposições tóxicas do seu corpo (deixa de despejar água no copo), e tem mais capacidade de desintoxicar as exposições inevitáveis que enfrenta diariamente, reduzindo sua carga corporal. Assim, em face de outros fatores estressantes, eles não responderão como tóxicos. Se você tiver cem toxinas entrando e reduzir oitenta delas, seu organismo poderá lidar com as outras vinte com muito mais facilidade.

É por isso que algumas pessoas conseguem, de fato, voltar a ingerir laticínios ou açúcar, depois que seu corpo fica completamente curado. Sua resposta imunológica pode se refazer completamente, e o corpo já não confundirá esses alimentos com invasores ofensivos. Vejo isto acontecendo com frequência.

## uma palavra sobre o seu peso

O mundo da dieta está cheio de especulações e pouca comprovação científica. É por isso que as dietas da moda mudam constantemente. É também por isso que as pessoas têm dificuldade não em perder peso, mas em manter o peso perdido. Não existe uma solução única que funcione para todos. Parte do problema é que o ganho de peso está associado a tudo, incluindo envelhecimento, os alimentos que comemos, mudanças hormonais que afetam o metabolismo, estresse emocional e o estado de saúde atual. A restrição calórica por si só está condenada a uma grande margem de fracassos. Os programas de emagrecimento são bem-intencionados, mas frequentemente resultam numa dieta ioiô: você perde dez quilos em dois meses, mas em um ano reassume os velhos hábitos e ganha o peso de volta. O Protocolo de Transição é diferente, porque aqui o objetivo é reduzir o volume dos gatilhos inflamatórios e construir um microbioma mais saudável, em vez de focar no emagrecimento. Descobri que, na maioria das vezes, as pessoas têm dificuldade em perder peso porque os alimentos que comem são realmente tóxicos para seu sistema. Existem duas importantes maneiras de suas escolhas alimentícias serem tóxicas para seu organismo.

Se as suas forças armadas (o sistema imunológico) dizem: "Temos um problema", não importa o que você "acha" da comida, seu corpo está dizendo não e criará uma reação inflamatória que por si só está associada à obesidade.

O alimento impacta diretamente seu microbioma, que mudará num prazo de 24 horas, e é agora reconhecido como um modulador fundamental (o centro de controle) na resistência à perda de peso.

A relação entre ganho de peso e exposição a alimento inflamatório é direta: quanto mais você se expõe a toxinas ambientais nas suas escolhas de alimentos, mais você alimenta a microbiota que retém peso, mais seu corpo reage com inflamação e mais peso você ganha. Quando a pessoa é exposta dia após dia a alimentos que seu corpo trata como toxinas (glúten, laticínios e açúcar) as consequências são várias.

Em primeiro lugar, esses alimentos sobrecarregam seu sistema reativo, ativando e alimentando as "bactérias sobreviventes" no trato digestivo. Décadas de escolhas alimentícias abaixo do ideal criaram um microbioma que tem vontade própria e quer sobreviver. Se você tem um microbioma que acumule calorias, ele mandará mensageiros químicos ao seu cérebro que dizem: "Quero mais...", qualquer que seja o alimento que nutra a bactéria da obesidade (tais como grandes volumes de gordura ruim, açúcar, alimentos alergênicos ou simples carboidratos processados).

Você se lembra dos índios Pima que apresentei no capítulo 3? Quando comparamos a dieta dos índios Pima dos Estados Unidos com a dieta dos índios Pima do norte do México, que têm uma dieta mais tradicional, com menos alimentos processados, os Pima americanos têm cinco vezes mais diabetes do que seus primos genéticos, ainda que os dois grupos tenham microbiomas de acúmulo calórico, com origem genética semelhante. O mecanismo que identificamos para que os Pima dos Estados Unidos tenham uma taxa tão alta de diabetes (50% têm diabetes tipo 2 aos 35 anos) foi a introdução de uma abundância de alimentos de baixa qualidade, extremamente calóricos, em bactérias intestinais projetadas para apoiar seu microbioma do tipo salve-toda-caloria-que-puder. Os Pima mexicanos continuam se alimentando com a dieta tradicional de seus antepassados, e ainda que tenham o mesmo microbioma, não enfrentam uma epidemia de diabetes.

Em segundo lugar, graças à excessiva inflamação, neste caso por causa das pobres escolhas alimentares, você aumenta a capacidade de armazenamento das células adiposas, especificamente a gordura branca, o "estepe" ao redor da cintura, do qual é difícil se livrar apenas com dieta. A gordura branca é importante para a nossa sobrevivência, mas se torna um problema em quantidades excessivas, em parte por causa de onde ela se localiza. Você não aumenta sua gordura branca simplesmente por ingerir demasiadas calorias. O corpo também produz um excesso de células adiposas brancas como um mecanismo de proteção para manter longe do cérebro as toxinas a que você se expõe, coisas como metais pesados, substâncias químicas tóxicas e alimentos que não consegue digerir completamente. Se sua capacidade de desintoxicação estiver sobrecarregada, e você não conseguir eliminar essas toxinas através do fígado, dos movimentos intestinais, da urina ou da pele então, para proteger o cérebro, essas substâncias químicas ficam armazenadas no corpo e podem criar mais células brancas adiposas. Uma quantidade excessiva de gordura branca cria mais inflamação, que se manifesta como retenção fluida (edema). Além da reação inflamatória, uma causa importante do edema são os altos níveis de sal nos alimentos preparados ou processados, até mesmo nas opções "saudáveis" como cereais de farelo e aveia prontos para comer, cereais instantâneos quentes (mingaus), pipocas de micro-ondas, *crackers* e pretzels.

Se você abaixar suas meias soquetes ou sua roupa íntima, e tiver marcas de elástico na pele, é possível que suas roupas estejam muito apertadas, mas para a grande maioria das pessoas isto é um sinal de retenção de líquido ou edema leve. Outros sinais de retenção de líquido incluem círculos escuros debaixo dos olhos (também chamados de olheiras alérgicas), e linhas abaixo dos olhos que não são rugas (linhas de Dennie-Morgan).

Uma vez que o corpo tenha criado essas células adiposas tóxicas e inchadas, não é tão fácil livrar-se delas. Um corpo tóxico pode, intencionalmente, agarrar-se a um excesso de gordura ou fluido corporal para evitar que seja novamente exposto às mesmas toxinas durante a eliminação. Em outras palavras, seu corpo pode estar protegendo-o de uma exposição tóxica, pois ao forçá-lo a manter o excesso de peso, ele mantém essas toxinas fora de circulação, de maneira que elas não consigam chegar ao cérebro. Quando você aprimora sua capacidade de desintoxicação, reduzindo a inflamação, e bebendo água suficiente (no mínimo 30 ml por quilo, diariamente), você aumenta sua capacidade de eliminação através de melhores movimentos intestinais e urinação mais frequente, maneira mais segura e mais fácil de seu corpo liberar as toxinas acumuladas.

Quando você deixa de se expor aos alimentos aos quais é sensível, seu corpo fica mais capacitado a focar na eliminação do excesso de líquido que vem retendo e em queimar a gordura onde as toxinas estão acumuladas. E como você passará a evitar os alimentos mais indesejáveis, ricos em calorias e pobres em nutrientes, substituindo-os por opções mais desejáveis, ricas em nutrientes, é provável que perca mais do que alguns quilos, caso precise. Esta é uma das razões pelas quais milhares de pessoas contaram ter perdido de cinco a quinze quilos com uma dieta livre de glúten num período de sessenta a noventa dias.

## erguendo o véu da doença insidiosa

Como você aprendeu no capítulo 1, existem mais de trezentas condições relacionadas a apenas uma sensibilidade ao glúten, sem falar ao açúcar ou aos laticínios. As maneiras como você pode começar a se sentir melhor são demasiadas para que eu as enumere aqui. Além disso, a saúde de cada um é diretamente determinada pela tensão no elo frágil da cadeia. Os resultados ao participar do Protocolo de Transição serão tão individuais quanto você. Acredito firmemente que quase todos se beneficiarão e verão mudanças positivas no funcionamento do corpo, e na maneira como se sentem, implementando este Protocolo de Transição. Independentemente de você ser ou não sensível ao glúten, a laticínios ou ao açúcar, estes são alimentos tóxicos que o aproximam do seu limite ou da sua carga corporal.

Descobri que a maioria das pessoas nota uma diferença em sua saúde em poucos dias, e certamente dentro das três primeiras semanas. Meus pacientes frequentemente contam que sua pele ganhou uma aparência melhor e que têm menos alergias sazonais graves. Normalmente, a diferença é bem marcante, embora às vezes seja sutil, mas raramente a pessoa não percebe uma diferença. Mas se você tiver uma nova exposição como Cameron, o menino que conhecemos no capítulo 5, com alergias alimentares extremas, poderá sofrer um revés. Cameron não sabia que tinha um problema com laticínios e glúten, até que os reintroduziu em sua dieta e sua acne irrompeu.

Você pode descobrir que alguns dos seus sintomas desapareceram, mas novos poderão surgir. Isto porque a maioria de nós tem mais de um elo frágil, e pouquíssimos indivíduos no espectro au-

# história de samantha
# parte 4

Você se lembra da minha paciente Samantha, que tinha um dos piores casos de lúpus que o centro de pesquisa de lúpus do Departamento de Reumatologia da UCLA tinha visto em vinte anos, cuja saúde geral estava muito comprometida por causa da autoimunidade? Assim como fiz com milhares dos meus pacientes, comecei colocando-a no protocolo da Transição Fase 1. Ela retirou o trigo, os laticínios e o açúcar da sua dieta, e veio me ver um mês depois.

A história de Samantha é um bom exemplo do espectro autoimune exaurindo muitos sistemas diferentes do corpo, o que o leva a se tornar disfuncional. Depois que a recuperação começou, Samantha notou um aumento em sua energia, mas continuava com algumas reclamações físicas. Os anos de dano não poderiam dar meia-volta imediatamente, mas a recuperação e a melhora no funcionamento continuaram gradualmente.

Perguntei como ela se sentia depois do início do programa. Ela me contou: "Estou ficando mais forte a cada dia. Todos os meus sistemas debilitados estão melhorando, alguns mais rápido do que outros. Em alguns dias tenho prisão de ventre, mas nem perto da frequência que eu tinha no passado. Em alguns dias ainda me sinto cansada, mas nem perto da frequência de antes. Acho que minha tireoide está funcionando melhor, porque raramente sinto frio. O programa fez diferença, deixando que eu conseguisse me recuperar dos meus sintomas mais terríveis".

Permanecendo dois anos nesse protocolo, Samantha recuperou cinco centímetros de altura, perdidos em seu colapso vertebral. Recentemente, ela me disse: "Sei que todo o meu corpo está caminhando para recuperar seu funcionamento normal".

toimune sofrem de apenas uma doença autoimune (em outras palavras, eles têm comorbidades). Por exemplo, se sua atual doença autoimune for celíaca, ou sensibilidade não-celíaca ao trigo com sintomas relacionados ao trato digestivo, e você seguir o Protocolo de Transição, removendo o glúten da sua dieta, sua cólica abdominal poderá diminuir, mas talvez você note, subitamente, que está com prisão de ventre. No passado, todas as vezes que você comia glúten seu sistema imunológico no trato digestivo era chamado a intervir, e você sofria de cólicas estomacais (seu estômago estava funcionando a 5.6, num total de 10). Sem o glúten, seu principal elo frágil foi resolvido e as cólicas sumiram, mas é possível que outro elo frágil fosse simultaneamente tensionado, mas esse sintoma não fosse tão dominante (a constipação era um 7, num total de 10). No entanto, ao solucionar as cólicas, você agora nota a prisão de ventre. Com o tempo, ela também se resolverá, desde que você permaneça numa dieta sem glúten (evoluindo de 7.0 para 7,1, para 7,2 e assim por diante).

Quando eu era mais novo, participei de muitas maratonas. Posso lhe garantir que ao término da exigência que eu fazia sobre o meu corpo (cruzando a linha de chegada), não me sentia um 10 (com muita honestidade, sentia-me um 5,5). Era incapaz de sair imediatamente e voltar ao meu dia a dia, com meus costumeiros níveis de energia e desempenho. Levava algum tempo para que eu voltasse ao normal. Meu cérebro não funcionava normalmente, ainda que não tivesse sido sobrecarregado durante a maratona. Contudo, todo o meu corpo e o meu cérebro precisavam descansar e se refazer. Quando você tem uma inflamação sistêmica por sensibilidade alimentar, vários sistemas são afetados, quer você perceba ou não. Assim, suas cólicas desaparecem, mas surge a prisão de ventre.

## o próximo passo

Vamos ao primeiro mergulho. No próximo capítulo, você aprenderá exatamente o que pode e o que não pode comer durante a Transição Fase 1. Boa sorte. Sei que se sairá bem!

# 07
# transição fase 1:
## semanas 1–3

Você pode começar o processo de recuperação ideal eliminando os principais alimentos que seu sistema imunológico possa reconhecer como tóxicos. Quando você remove de uma vez os três alimentos inflamatórios mais comuns – glúten, laticínios e açúcar –, tanto o seu sistema digestivo quanto o imunológico têm uma chance de se acalmar, se recuperar e se reajustar. Mas lembre-se de que mesmo que você deixe de jogar gasolina no fogo, ainda tem que lidar com o fogo. Não importa onde você esteja no espectro autoimune, além de reduzir a inflamação, precisamos refazer o tecido danificado para podermos criar um ambiente intestinal melhor e mais saudável, onde cresçam bactérias boas e o intestino permeável seja curado.

Juntamente com a Fase 2, o Protocolo de Transição é o primeiro passo para um estilo de alimentação que apresenta escolhas alimentares e nutrientes vitais, destinados a acalmar a inflamação e reverter a cascata autoimune. Uma dieta totalmente autoimune é um plano alimentar muito restrito, que elimina todos os potenciais gatilhos. Mas, clinicamente, percebi que nem todos precisam de uma dieta autoimune total. Em vez disso, descobri que eliminando os três gatilhos principais – glúten, açúcar e laticínios – mais de 80% dos meus pacientes sentiram-se acentuadamente melhor e começaram a reverter a cascata autoimune. Outros 10% deles necessitaram que outras sensibilidades alimentares comuns fossem investigadas, o que é feito na Fase 2. Os restantes 10% dos meus pacientes autoimunes exigiram uma dieta imensamente restrita, totalmente autoimune. Quero que você examine a sua saúde a pequenos passos, de modo que continue ingerindo alimentos que ama e que não afetam a sua saúde. Também descobri que quanto menos alimentos eu restrinjo, principalmente no início do programa, melhor o comprometimento.

A Fase 1 do Protocolo de Transição inicia o que é conhecido como uma dieta clássica de eliminação, onde eliminamos alimentos específicos por um período específico; assim, notamos o impacto físico em nosso organismo e como nos sentimos. Se, por algum motivo, o exame de ponta da sensibilidade alimentar não estiver disponível, este protocolo é considerado a melhor maneira de determinar quais alimentos estão causando sensibilidades. Nas próximas três semanas, ajudarei você a dispensar completamente os laticínios, o glúten e o açúcar. Em vez de comer alimentos prejudiciais que o tornam esquecido, doente, gordo e cansado, você estará aproveitando todos os tipos de frutas e vegetais, carnes limpas, peixe, aves e gorduras saudáveis. O objetivo é simples. Elimine o material ruim, inclusive alimentos altamente processados, e acrescente o que for bom, alimentos verdadeiros, completos, fáceis de achar e preparar.

A primeira pergunta que as pessoas sempre me fazem é o que elas *podem* comer. A verdade é que existem inúmeras opções. Como você logo verá, listei todas as que são aceitáveis. Não quero que você sinta que este programa seja restritivo sob nenhum aspecto. Na verdade, você pode escolher diariamente entre centenas de opções. Como este programa tende a ser inspirado no período paleolítico, você comerá da maneira que as pessoas comiam na maior parte da história humana. Plantas (vegetais, frutas, castanhas, sementes, ervas e condimentos) e animais (carne, peixe, aves e ovos) representarão a vasta maioria dos seus alimentos. Sua principal fonte de carboidratos saudáveis e micronutrientes (vitaminas, minerais, antioxidantes e agentes anti-inflamatórios) serão as plantas. Nozes cruas, sementes, manteigas que lhes são derivadas, e alimentos animais oferecem boas formas de proteínas e gorduras saudáveis. Na Fase 1 você pode adicionar arroz e milho, a não ser que tenha identificado uma sensibilidade a esses grãos.

## um panorama sobre os organismos geneticamente modificados

Uma das minhas maiores preocupações em relação à qualidade no fornecimento dos nossos alimentos é a prevalência de alimentos e organismos geneticamente modificados, conhecidos como transgênicos (OGMs). Essas plantas, ou animais, são criadas em laboratórios, onde sua composição genética é alterada para se criar versões que não podem ocorrer na natureza, nem através do cruzamento tradicional. A comercialização em larga escala de alimentos geneticamente modificados começou em 1994. Segundo o FDA e o USDA, atualmente existem mais de 40 variedades de plantas transgênicas, com o predomínio de três grãos, o arroz, a soja e o milho, sendo que, hoje, 89% do milho cultivado nos Estados Unidos é considerado transgênico.

Atualmente, existem no mercado nove produções agroalimentares geneticamente modificadas (GM): soja, milho, algodão (óleo), canola (óleo), açúcar da beterraba açucareira, abobrinha, abóbora de pescoço, papaia havaiano e alfafa. Os animais que comemos são alimentados com grãos transgênicos, o que afeta, portanto, os laticínios, os ovos, a carne de boi, as galinhas, os porcos e outros produtos animais. Alguns desses ingredientes crus também são adicionados até aos alimentos processados mais "naturais" como molhos de tomate, sorvetes e manteiga de amendoim. Tanto o milho quanto a soja transgênicos são adicionados a alguns condimentos e misturas de temperos, além de refrigerantes (sob a forma de xarope de milho, do adoçante artificial aspartame, de glicose, ácido cítrico e colorantes como betacaroteno e riboflavina). A onipresença dos derivados de soja e milho como aditivos alimentícios acaba garantindo que todos nós sejamos expostos aos alimentos transgênicos. Na verdade, mais de 80% de todos os alimentos processados, tais como óleos vegetais e cereais do café da manhã, contêm alguns ingredientes geneticamente modificados.

Repare que o trigo não foi citado acima como geneticamente modificado. Isso não significa que seja seguro ingeri-lo. Ao longo dos anos, o trigo tem sofrido hibridização através de técnicas de reprodução natural. No entanto, como a maioria dos

Diagnósticos de alta hospitalar (qualquer) de doença inflamatória intestinal
(Crohn e colite Ulcerativa ICD 555& 556)
Registradas em função do glifosato aplicado no milho e na soja (R= 0,9378, p<= 7,068e-08

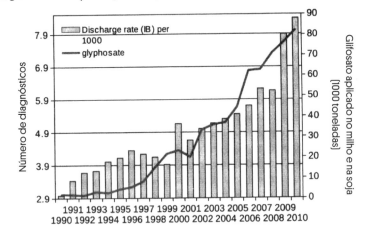

Prevalência de Diabetes nos Estados Unidos (ajuste de idades)
Registradas em função do glifosato aplicado no milho e na soja (R = 0,971, p <= 9,24e-09)
juntamente com %milho e soja GM cultivados nos Estados Unidos (R = 0,9826, p <= 5,169e-07)

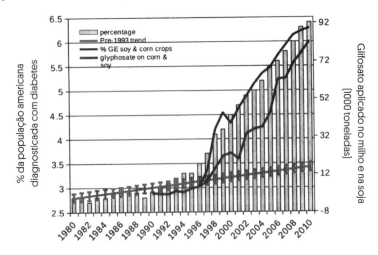

Reimpresso com a permissão de Nancy L. Swanson.

transgênicos, ele tem sido modificado para tolerar um herbicida chamado *Roundup*, cujo ingrediente ativo, o glifosato, é agora classificado, com embasamento científico, como um provável carcinogênico humano. A maioria das plantações de trigo americanas é borrifada com *Roundup* algumas semanas antes da colheita a fim de matar a planta. Uma plantação morta de trigo é mais fácil de ser colhida. Assim sendo, a maioria dos produtos de trigo nos Estados Unidos contém resíduos de glifosato, desencadeador do câncer.

Estudos em animais sugeriram que os transgênicos poderiam causar dano ao sistema imunológico, ao fígado e aos rins. Também foi mostrado que o *Roundup* altera a microbiota, criando um ambiente de acentuada permeabilidade intestinal. Cientistas estudam a interação desse produto químico com a capacidade de desintoxicação do fígado, chegando a dizer que este é um exemplo clássico de gatilhos ambientais desestabilizando a homeostase, o que pode levar a muitas doenças autoimunes, inclusive distúrbios gastrointestinais, obesidade, diabetes, doenças cardíacas, depressão, autismo, infertilidade, câncer e mal de Alzheimer.

Sei que esta informação é chocante e perturbadora, mas ela ajuda a explicar o dramático aumento de tantas doenças nos últimos trinta anos. Os gráficos da página anterior representam um mundo de preocupação quanto ao impacto, a longo prazo, dos alimentos e organismos transgênicos em nossa saúde. Essas são apenas duas de muitas condições diagramadas em um artigo, associando o aumento de alimentos GM no mercado e doença específica. Para mais informações você pode ler o embasado relatório de 13 páginas que ajudei a escrever: *Can Genetically Engineered Foods Explain the Exploding Gluten Sensitivity* (disponível no meu site <thedr.com>)

A parte mais assustadora em relação aos transgênicos é que os consumidores não sabem o que estão comendo, porque é proibido rotular como GMO nos Estados Unidos. Embora as nações mais desenvolvidas não os considerem seguros, e 64 países exijam que os produtos alimentícios transgênicos constem isso em sua embalagem, nos Estados Unidos não existe essa exigência nem quaisquer outras restrições. A única maneira de se evitar os transgênicos é seguindo estas três simples regras:

1. Compre de produtores locais. O modo mais simples de evitar as produções transgênicas nos Estados Unidos é participar de uma cooperativa de alimentos local, ou CSA (agricultura apoiada pela comunidade), ou comprar em feiras de produtores locais. Compre alimentos em seu estado bruto, completo, não processado. É mais provável que você encontre respostas verdadeiras de um fazendeiro local, ou de uma cooperativa, do que de uma grande empresa.
2. Compre orgânico. Produtos com certificação orgânica não podem incluir ingredientes transgênicos. Isto inclui hortifrútis e carnes, porque se o gado tiver sido alimentado com transgênicos, isso altera as bactérias em seu trato digestivo o que, por sua vez, afeta tanto a carne quanto o leite.
3. Procure, nos Estados Unidos, pelas etiquetas "Non-GMO Project Verified" (Projeto não transgênico comprovado) ou "USDA Organic", ou alimentos empacotados com um único ingrediente, como farinhas, sementes e castanhas. E enquanto estiver fazendo isso, preste atenção para que todos tragam o aviso "sem glúten" em algum lugar da embalagem, para reduzir seu risco de contaminação cruzada.

## saboreie seus alimentos frescos favoritos

Durante a Fase 1, você pode comer todos os tipos de frutas, vegetais e castanhas, principalmente, se estiverem frescos e forem da estação. Sempre recomendo frutas e vegetais frescos, quando existe a disponibilidade, mas para alguns nem sempre isso é possível. Frutas e vegetais congelados são aceitáveis porque são colhidos maduros e tiveram a oportunidade de produzir um farto repertório de antioxidantes e polifenóis. Escolha produtos orgânicos sempre que possível e, se puder, variedades de origem local. Evite frutas ou vegetais enlatados, que podem ter sido conservados com açúcar ou sal.

Sabe-se que vários alimentos recuperam o trato digestivo. São alimentos anti-inflamatórios por natureza, e você pode alterná-los entre suas escolhas diariamente:

- Canela – 1/10 de uma colher de chá diariamente é uma dosagem segura e eficiente.
- Vegetais crucíferos (brócolis, couve-de-bruxelas, couve-flor, couve, acelga chinesa) contêm uma família de nutrientes vitais chamados glucosinolatos, poderosos polifenóis particularmente úteis em diminuir a inflamação intestinal.
- Frutas de cor escura, com alta concentração de polifenóis como amoras, cerejas e uvas vermelhas.
- Chá verde (1 a 3 xícaras por dia), que também é um prebiótico.
- Os ácidos graxos do ômega-3 devem ser adquiridos através da dieta, porque o corpo não consegue produzi-los. Entre inúmeros outros benefícios que eles nos trazem, ativam os genes que diminuem a inflamação no trato digestivo.
  Os alimentos ricos em ômega-3 incluem carne alimentada em pastagens, peixes de água fria, frutos do mar, nozes pretas, pecãs, pinhões, sementes de chia, sementes de linhaça, manjericão, orégano, cravos, manjerona e estragão.
- Salsinha
- Suco de tomate (150ml)

Existe uma classe de carboidratos chamada frutano, que age como fertilizante no apoio às boas bactérias dos nossos intestinos. Os frutanos mais conhecidos estão na família chamada inulina. A inulina é um carboidrato de reserva natural, presente em mais de 36.000 espécies de plantas. Ela também é considerada um prebiótico, usado como reserva de energia e para regular a resistência ao frio. A raiz de chicória é um prebiótico que contém a maior concentração de inulina (nossos leitores de Nova Orleans ficarão felizes ao ouvir isto, já que essa raiz é um acréscimo cultural em sua cozinha regional). Outras plantas que contêm este saudável fertilizante bacteriano incluem o trigo, a beterraba açucareira, o alho-poró, o aspargo, a alcachofra, a cebola, o alho, a raiz do dente-de-leão, a banana e a banana da terra.

Uma das potenciais armadilhas de uma dieta sem glúten é que a maioria de nós tira mais de 70% da nossa inulina do trigo. Quando perdemos o trigo, qualquer que seja o nível de bactérias boas que tenhamos em nosso trato digestivo, cujo desenvolvimento dependeu do trigo como sua principal fonte fertilizante, começa a morrer de fome. Em geral, os produtos sem glúten têm muito menos inulina. Então, no esforço de consertar a permeabilidade intestinal, criamos em nosso microbioma um ambiente pior do que tínhamos antes. É por isso que precisamos estar atentos para incluir alimentos ricos em inulina como parte da nossa dieta diária. Alimentos fermentados, discutidos no capítulo 3, irão inocular e incentivar o crescimento de famílias de bactérias protetoras do trato digestivo. Outros vegetais ricos em fibras são igualmente importantes. Lembre-se, as células de crescimento mais rápido no corpo são o revestimento interno dos intestinos. Temos um revestimento totalmente novo num prazo de três a sete dias e precisamos de butirato para que esse revestimento seja forte. Os vegetais, especialmente os de raiz, contêm fibras insolúveis que produzem butirato no intestino.

**FRUTAS**
Na Fase 1, as frutas podem ser abundantes, a não ser que:

1. Você tenha uma alergia ou sensibilidade conhecida a uma determinada fruta.
2. O volume da fruta que você esteja comendo vá além do seu limite pessoal, com que os mecanismos reguladores do seu açúcar no sangue possam lidar.

As frutas contêm mais açúcar do que os vegetais, e algumas estão em valores muito altos no índice glicêmico discutido no capítulo 2. As consideradas "pouco glicêmicas" (damascos, ameixas, maçãs, pêssegos, peras, cerejas e berries) são escolhas excelentes. Outras frutas, embora tragam significativos benefícios à saúde, precisam ser ingeridas com moderação. Por exemplo, uma banana madura é uma fruta saudável, com índice glicêmico de 51 (um bom número). Mas se comermos bananas todos os dias, juntamente com outros alimentos com índice glicêmico de médio para alto, o impacto de açúcar em demasia acaba levando nosso corpo para a montanha-russa de níveis de açúcar no sangue que leva a estados de ansiedade e potencial diabetes.

- Abacate
- Abacaxi
- Açaí
- Ameixa
- Amora silvestre
- Azeitona
- Bagas de zimbro
- Banana
- Boysenberry
- Cantaloupe
- Carambola
- Caqui
- Cerejas
- Coco
- Damasco
- Figo
- Framboesa preta
- Gogi Berrie
- Goiaba
- Groselha verde
- Huckleberries
- Kinkan
- Kiwi
- Laranja
- Lichia
- Limão galego
- Limão taiti
- Maçã
- Manga
- Maracujá
- Marmelo
- Melancia
- Melão pingo de mel
- Mirtilo
- Morangos
- Nectarina
- Nêspera
- Oxicocos
- Papaia
- Pera
- Pêssego
- Pomelo
- Romã
- Toranja

**NOZES E SEMENTES**

As nozes e sementes são excelentes fontes de proteínas. Muitas delas são moídas agora como farinha ou transformadas em manteigas e podem ser usadas no lugar das tradicionais farinha de trigo ou manteiga (para torradas). Não existem nozes ou sementes proibidas na Fase 1, a não ser que você tenha alguma alergia ou sensibilidade específica. Os amendoins e cocos são aceitáveis (trato o coco como um superalimento), embora nenhum dos dois seja, tecnicamente, noz ou semente. Os amendoins pertencem à família das leguminosas, e o coco é uma fruta.

No entanto, este não é um convite aberto para que se comam todas as barras de nozes das prateleiras. É preciso ler atentamente os ingredientes e rótulos, evitar as barras feitas com açúcar ou laticínios, e as que não trazem o aviso de não conter glúten. Os alimentos orgânicos e sem glúten processados são frequentemente feitos com ingredientes nocivos.

As boas escolhas de sementes e castanhas para a Fase 1 incluem:

- Amêndoa
- Amêndoa chinesa
- Avelãs
- Cártamo
- Castanha
- Castanha-de-caju
- Castanha chinesa
- Castanha-do-Pará
- Faia
- Faia indiana
- Macadâmia
- Noz
- Noz-de-cola
- Noz-limão
- Noz negra
- Pecã
- Pinhão
- Pistache
- Semente de abóbora
- Semente de cânhamo
- Semente de chia
- Semente de gergelim
- Semente de girassol
- Semente de linhaça
- Semente de papoula

**VEGETAIS**

Os vegetais são extremamente adaptáveis. Existem inúmeras maneiras de prepará-los. O grão, em sua maioria, pode ser consumido cru, ligeiramente cozido no vapor, assado ou salteado, e ser saboreado como aperitivo, acompanhamento ou prato principal. Você também pode acrescentá-los a sopas, chilis, cozidos, assados, saladas e salteados. Procure comprar os de melhor qualidade que conseguir encontrar, ou seja, orgânicos, locais e frescos.

Quanto mais vegetais você comer diariamente, melhor. Lembre-se da orientação de "meio quilo por dia", da Polirrefeição no capítulo 3. A melhor maneira de atingir este objetivo é comer um pouco deles em todas as refeições. Sempre recomendo a inclusão de cinco cores diferentes de vegetais por dia. Cada cor oferece uma família diferente de antioxidantes e polifenóis, o que ativam diferentes genes que o manterão forte e saudável.

Sei que pode ser um desafio lidar com vegetais em todas as refeições, especialmente quando você cozinha para crianças. Meu conselho é prepará-los de tal maneira que seus filhos comam, o que é mais importante do que não comerem de maneira nenhuma. Esforce-se para fazê-los de modo que eles sofram um mínimo de alteração. É um exagero ver benefícios à saúde em vegetais mergulhados em fritura.

O tipo de vegetal também faz diferença. O índice glicêmico de um inhame é 37, o de uma batata-doce, 44, batatas novas, 57, purê de batatas de casca branca, 70, batatas fritas, 75, purê de batatas instantâneo, 86, e batatas cozidas de casca vermelha, 88. Uma vez que o índice glicêmico desempenha um papel importante no ganho de peso e na obesidade, a ideia é sempre optar por alimentos com o índice glicêmico mais baixo para nossas crianças. A carga glicêmica dos alimentos tem um papel sutil, mas determinante, nos efeitos do conjunto de alimentos que escolhemos, portanto, escolha com cuidado.

Na Fase 1, não existem vegetais proibidos, a não ser que você tenha uma alergia ou sensibilidade específica. As únicas ressalvas são a soja e o milho, não orgânicos. Praticamente toda a soja e todo o milho cultivados nos Estados Unidos são geneticamente modificados, e isso por si só pode causar permeabilidade intestinal. Você precisa ler as embalagens com cuidado, e procurar os orgânicos, que são sempre livres de modificações genéticas.

Os vegetais benéficos da Fase 1 incluem:

- Abacate
- Abobrinha
- Abóbora
- Abóbora-Moranga
- Acelga
- Acelga chinesa
- Agrião
- Aipo
- Alcachofra, folhas
- Alcachofra, fundo de
- Alface
- Alface romana
- Alho
- Alho-poró

- Aspargo
- Batata
- Batata-Doce
- Berinjela
- Beterrabas e folhas de beterrabas
- Bok choy
- Brócolis
- Brócolis japonês
- Cebola
- Cenoura
- Chalotas
- Chirívia
- Cogumelos
- Couve
- Couve-de-bruxelas
- Couve-galega
- Couve-flor
- Couve nabeira
- Erva-doce
- Ervilhas
- Ervilha-torta
- Espinafre
- Feijões (todos os tipos)
- Jicama
- Milho (apenas orgânico!)
- Mostarda
- Nabo e folhas de nabo
- Pepinos
- Pimentas (todos os tipos)
- Rabanetes
- Repolho
- Rúcula
- Ruibarbo
- Soja (edamame, tofu etc.) – Apenas orgânica!
- Tomates
- Tupinambo
- Vegetais marinhos

**PROTEÍNA ANIMAL**

Nossa prioridade máxima ao escolher fontes de proteína é evitar comer animais que tenham sido alimentados com grãos. A melhor opção vem de animais alimentados em pastagens e com folhagens, o que nos Estados Unidos podem ser comprados diretamente de uma fazenda local. A segunda melhor opção é orgânica. Por exemplo, a carne alimentada em pastagens tem quatro vezes mais ômegas-3 do que a alimentada com milho.

Ao escolher proteínas, um conceito importante é o valor biológico (VB), a proporção de proteína absorvida de um alimento que passa a se incorporar às proteínas do seu corpo. Existe um motivo para que os ovos sejam chamados de "alimento perfeito"; seu VB é de cem por cento. Isto significa que nosso corpo consegue usar toda a proteína de um ovo (desde que você não tenha alergia ou sensibilidade a ele). O leite de vaca tem um VB de 91%, motivo pelo qual sempre foi considerado uma opção saudável para as crianças, já que a proteína é o componente essencial para o crescimento. O problema, logicamente, é que o sistema imunológico pode reconhecer o leite como uma toxina. Pode ser fácil usar a proteína, mas não é um alimento que devemos ingerir. O peixe tem um VB de 83%. A caseína, uma das proteínas do leite encontrada geralmente em proteínas em pó, tem um VB de 80%. A carne bovina tem 80%, a soja, 74%, o frango, 79%, o trigo, 54%. O VB dos feijões não chega a 50%.

Esses números indicam o quanto é difícil conseguir proteína suficiente e aproveitável seguindo uma dieta vegetariana. É por isso que os vegetarianos frequentemente são meus pacientes mais enfermos. Normalmente, eles estão com deficiência proteica. No entanto, o European Food Information Council descobriu que, quando se combinam as proteínas de dois vegetais em uma refeição, os aminoácidos de uma delas podem compensar as limitações da outra, resultando em uma combinação de maior valor biológico. É por isso que muitas culturas diferentes servem combinações de fontes de proteína não oriundas da carne: feijões e milho no caso dos mexicanos, soja e arroz, no dos japoneses, feijões vermelhos e arroz com os cajuns, ou lentilha vermelha e arroz com os indianos. A combinação de legumes e grãos proporciona uma refeição rica em todos os aminoácidos essenciais.

Evite sempre que possível carnes de gado e peixes confinados, pois elas contêm antibióticos e hormônios. Todos nós sabemos a importância do peixe na alimentação. Ele tem um alto valor biológico, está cheio de gorduras benéficas que fornecem ao nosso cérebro exatamente o que ele necessita para um crescimento e funcionamento ideais e reduz nosso risco de doenças cardíacas. Além disso, de todas as vitaminas e minerais que você possa tomar, os nutricionistas do mundo todo concordam que a mais ideal é o ômega-3 encontrado em grandes concentrações nos peixes de água fria. Elas protegem o coração, reduzem o colesterol e são uma matéria-prima fundamental para células cerebrais saudáveis.

A opção mais saudável é o peixe capturado na natureza, portanto, evite as variedades cultivadas em cativeiro. Em um estudo, cientistas analisaram duas toneladas de salmões silvestres e em cativeiro, procurando dioxinas e bifenilos policlorados (pcbs) tóxicos, dieldrinas, toxafenos, dioxinas e pesticidas clorados. Quase todos os contaminantes encontrados no salmão de cativeiro (13) são conhecidos como prováveis ou possíveis carcinógenos humanos, segundo a Environmental Protection Agency – epa (Agência de Proteção Ambiental). O salmão criado em cativeiro tem seis vezes mais gorduras ômega-6. Precisamos de um pouco, mas não de tantos ômega-6. Em excesso, eles podem ser associados à doença da artéria coronária. Estudos sugerem que perdemos cerca de dois terços dos benefícios de proteção cardíaca das gorduras saudáveis com o salmão de cativeiro.

Dê uma olhada no resumo de outro estudo publicado no *Journal of Nutrition*: "Crianças, mulheres em idade fértil, grávidas e mulheres em fase de amamentação, preocupadas com danos à saúde, tais como redução de qi e outros efeitos cognitivos e comportamentais, podem minimizar a exposição a contaminantes escolhendo o salmão selvagem, que é menos contaminado, ou outras fontes de ácidos graxos (n-3)". Repito, coma salmão pescado na natureza ou outras fontes de ômega-3, evite peixe criado em cativeiro.

Tive o privilégio de conhecer alguns anos atrás Randy Harnell. Randy era um pescador de salmão no Alasca, que decidiu produzir para o mundo frutos do mar da mais alta qualidade possível. Juntou um grupo de pescadores no Alaska, que vendem seus produtos através de uma companhia, a Vital Choice Wild Seafoods and Organics <vitalchoice.com>. Você realmente sente a diferença. Eles têm o atum enlatado mais seguro que já encontrei, quase livre da contaminação de mercúrio. É ótimo para os sanduíches de atum das crianças, com pão sem glúten.

A não ser que você mesmo consiga fazê-las, evite carnes processadas como salsichas, *bacon*, linguiças, charque ou carne enlatada. Geralmente, esses alimentos são aromatizados com açúcar, contêm glúten como agente aglutinante e são cheios de conservantes.

Os ovos podem ser usados para uma vasta variedade de refeições rápidas e saudáveis. Procure os que estão marcados "ovos caipiras e orgânicos". Eles não apenas são mais saudáveis; são mais gostosos e têm uma aparência um pouco diferente: a gema tem um tom laranja, em vez de ser amarela.

As opções de boas proteínas para carnes, aves e peixes na Fase 1 incluem:

- Búfalo
- Carne bovina
- Carneiro
- Frango
- Ganso
- Javali
- Ovos (qualquer tipo)
- Pato
- Peru
- Porco
- Vitela

## a verdade sobre os peixes

O peixe, fonte alimentícia extremamente benéfica por causa das suas gorduras boas, é mais uma vítima da poluição ambiental. A maioria dos cientistas, as agências EPA e FDA concordam que mulheres grávidas, mulheres com possibilidade de engravidar, mulheres em fase de amamentação, bebês e crianças pequenas precisam ser extremamente cautelosos na escolha dos peixes e da quantidade consumida. Existe uma evidência convincente de sérios problemas para o desenvolvimento do cérebro de um bebê no útero por causa da exposição ao mercúrio (metilmercúrio, para ser exato), que continuam após o nascimento. O mesmo tipo de problemas no desenvolvimento cerebral e nervoso ocorre em bebês e crianças pequenas expostas a peixes com alto teor de mercúrio. As dioxinas e os bifenilos policlorados, presentes em peixes contaminados e criados em cativeiros, também podem apresentar risco tanto para bebês quanto para adultos.

Em 1988, meu filho de então cinco anos teve uma anemia resistente, que não conseguia ser curada pelos tratamentos normais. Pesquisei extensamente e descobri que a toxicidade do mercúrio podia produzir esses sintomas. Mas não podia imaginar como meu filho poderia ter altos níveis de mercúrio. Morávamos num bom bairro, e seus alimentos eram sempre da mais alta qualidade. Chequei mesmo assim, e como era de se esperar, seus níveis de mercúrio estavam na estratosfera. De onde viriam? Bom, mesmo lá em 1988, os primeiros estudos mostravam que o atum estava apresentando altos níveis de mercúrio, e ele comia sanduíche de atum todos os dias no jardim da infância! Depois que eliminamos o atum e retiramos o mercúrio do seu sistema, sua anemia resistente sumiu.

O National Resources Defense Council – NRDC (Conselho de Defesa de Recursos Naturais) compilou o "The Smart Seafood Buying Guide" (Guia da Compra Inteligente de Pescados), que detalha cinco maneiras de garantir que o peixe que você come é saudável para você e bom para o meio ambiente. O guia inclui: faça escolhas simples, compre produtos americanos, diversifique suas escolhas, coma peixes locais, fique atento. É uma ótima publicação para ser lida. E a seguir estão algumas regras gerais que acredito que irão proteger você e sua família.

Em geral, o peixe é uma boa fonte alimentícia, especialmente se você fizer escolhas inteligentes. A maioria dos estudos epidemiológicos prova que os benefícios no consumo de peixe excedem os riscos potenciais, com exceção de algumas poucas espécies selecionadas em populações sensíveis.

Sempre que possível, use as melhores procedências que conseguir encontrar. Escolha os tipos de peixe identificados pelo NRDC como os que têm "menos mercúrio".

**POUCO MERCÚRIO:**
**APROVEITEM ESTES PEIXES SEMPRE**

- Anchovas
- Arenque
- Badejo
- Bagre americano
- Camarão*
- Caranguejo (doméstico)
- Cavala (Atlântico Norte, caboz)
- Escamudo negro
- Haddock (Atlântico)*
- Lagostim
- Linguado
- Lula
- Merluza
- Mexilhão
- Ostra
- Pâmpano-manteiga
- Peixe vermelho
- Pescada (Atlântico)*
- Salmão (enlatado)**
- Salmão (fresco)**
- Sardinha
- Sável (americano)
- Solha
- Tainha
- Tilápia
- Truta (de água doce)
- Vieira*

**MERCÚRIO MODERADO:**
**COMA SEIS PORÇÕES MENSAIS OU MENOS**

- Alabote (Atlântico)*
- Alabote (Pacífico)
- Arraia*
- Atum (porção enlatada, light)
- Bacalhau (Alasca)*
- Bonito (atum gaiado)*
- Carpa
- Dourado do mar
- Jacksmelt (lateral prateada)
- Lagosta
- Pargo
- Peixe-carvão-do-Pacífico
- Perca (água doce)
- Pescada (branca Pacífico)
- Robalo (listado, preto)
- Tamboril*
- Weakfish (truta marinha)

**MUITO MERCÚRIO:**
**COMA TRÊS PORÇÕES MENSAIS OU MENOS**

- Anchova (Bluefish)
- Atum (albacora)*
- Atum (albacora enlatado)
- Cavala (golfo espanhol)
- Garoupa
- Robalo (chileno)

**O MAIS ALTO NÍVEL DE MERCÚRIO:**
**EVITE COMER**

- Agulhão*
- Atum patudo
- Cavala-verdadeira
- Peixe-espada*
- Peixe-relógio*
- Tilefish*
- Tubarão

\* Peixe em perigo! Estes peixes estão perigosamente em número muito reduzido, ou são capturados com métodos ambientalmente destrutivos. Para saber mais, visite os sites do Monterey Bay Aquarium e do Safina Center (antigo Blue Ocean Institute). Ambos fornecem guias para pescas a serem desfrutadas ou evitadas, baseados em fatores ambientais.

\*\* Salmão em cativeiro pode conter PCBs, substâncias químicas com sérios efeitos a longo prazo na saúde.

## gorduras saudáveis

O coco e os produtos do coco viraram sinônimos das dietas paleolíticas, e por uma boa razão. O óleo de coco, a manteiga de coco, o leite de coco, o creme de coco, e por aí vai, estão repletos de gorduras saudáveis, e sua durabilidade é longa. A textura cremosa do coco é ótima para pratos sem laticínios. Por causa do seu conteúdo rico em gordura, você pode substituir com o leite de coco qualquer receita que peça um laticínio equivalente.

A opção menos processada dos óleos de cozinha está claramente rotulada como extravirgem, ou prensada a frio. Procure óleos vendidos em frascos com proteção UV, para que não fiquem rapidamente rançosos. Uma das principais precauções, quando se cozinha com óleo é prestar atenção para não aquecê-los a ponto de soltar fumaça. Quando o óleo começa a fumegar, ele se oxida e produz grandes quantidades de radicais livres. Portanto, queira óleos saudáveis, com capacidade maior de aquecimento antes de fumaçar. As boas opções para a Fase 1 incluem:

- Azeite de oliva
- Ghee
- Óleo de abacate
- Óleo de coco
- Óleo de macadâmia

## farinhas para o forno

Depois que você se sentir à vontade na Fase 1, poderá explorar inúmeras receitas caseiras que vão ao forno, para imitar algumas das suas velhas favoritas. Poderá fazer seus próprios pães e *muffins* sem glúten, com o sabor exato dos *muffins* que costumava comer – e que são melhores para você. As farinhas a seguir são permitidas numa dieta sem glúten (a não ser que você tenha uma sensibilidade a elas), desde que a embalagem venha claramente sinalizada "sem glúten", e que não haja adição de açúcar ou laticínios (como numa mistura de panqueca).

- Farinha de amaranto
- Farinha e amido de batata
- Farinha de araruta
- Farinha de arroz glutinoso
- Farinha de arroz integral

- Farinha de banana-da-terra
- Farinha de batata-doce
- Farinha de feijão
- Farinha de painço
- Farinha de quinoa
- Farinha de trigo sarraceno
- Fubá ou farinha de milho
- Polvilho doce

## alimentos fermentados

Você sai ganhando ao comer uma garfada de alimentos fermentados diariamente. Esta é uma excelente estratégia para refazer e manter as bactérias saudáveis dos intestinos. Os próprios alimentos fornecem e produzem bactérias probióticas que então são introduzidas em seu trato digestivo.

É muito fácil preparar seus próprios vegetais fermentados. O chucrute (sauerkraut) típico, comprado no supermercado, contém benzoato de sódio, que interrompe a fermentação. Algumas marcas disponíveis em alguns pontos de venda são genuinamente fermentadas, e livres de açúcares ou aditivos.

Os alimentos fermentados deveriam ser vendidos em embalagens herméticas ou comprados frescos em quitandas. Esse tipo de armazenamento permite que os vegetais fermentem sem produzir mofo, já que ele pode desencadear histaminas a que algumas pessoas reagem (incluindo urticária, problema digestivo e inflamação). As boas opções incluem:

- Azeitonas
- Chucrutes (Sauerkraut)
- Gengibre em conserva
- Kefir de coco
- Kimchi
- Kombucha
- Picles naturalmente fermentados (diferentes dos picles feitos com vinagre de malte que pode conter glúten)

## tirando o glúten da sua dieta

Um componente importante do Protocolo de Transição é dispensar completamente o glúten. Uma dieta livre de glúten evita os grãos que contêm glúten: em primeiro lugar o trigo, juntamente com o centeio, a cevada, a espelta e o kamut. Não existe motivo para que você não possa ter o arroz, ou outros grãos que não contenham glúten, durante este período de três semanas, a não ser que saiba que tem uma sensibilidade a eles. Talvez algum médico já lhe tenha dito, ou você mesmo tenha percebido, que é sensível ao arroz, ao milho, ou mesmo à quinoa. Se for este o caso, junte-os à lista de "não".

A aveia não contém glúten tóxico. Contudo, quando você compra aveias vendidas comercialmente, é bem provável que contenham glúten por contaminação cruzada. Ou as plantações onde foram cultivadas estão contaminadas (o agricultor cultivou trigo na mesma área em anos anteriores), ou os caminhões que transportaram as aveias até a fábrica transportaram trigo na semana anterior, e os caminhões não foram lavados após a entrega, ou a fábrica processa trigo e aveia em suas linhas de montagem.

Em um estudo publicado no *New England Journal of Medicine*, que verificou quatro amostras diferentes de aveia de três companhias distintas (uma orgânica, uma onde as aveias eram manufaturadas em um local restrito a aveias, de modo a não haver chance de contaminação cruzada, e a terceira de um grande produtor bem famoso), apenas duas das doze amostras estavam livres de níveis tóxicos de glúten. Existem companhias que se orgulham do fato de suas aveias não conterem glúten; elas tomam um cuidado extra. Os flocos de aveia integral sem glúten das empresas Bob's Red Mill, GF Harvest <glutenfreeoats.com> e Trader Joe são alguns dos meus favoritos.

Não vou mentir: no início, dispensar o glúten é um desafio. O trigo está em toda parte em nossa dieta ocidental, incluindo massas, salgadinhos, cereais de café da manhã, a maioria dos pães, condimentos, molhos, espessantes e estabilizantes usados em sopa, alimentos congelados e carnes processadas. As listas a seguir e os planos de refeição facilitarão a transição. Só é preciso um pouquinho de planejamento.

Minha amiga Melinda Dennis é a nutricionista coordenadora do Celiac Center no Beth Israel Deaconess Medical Center, uma divisão da Harvard Medical School. Ela me lembrou que é importante substituir o trigo que você está tirando da sua dieta por inúmeras proteínas saudáveis e vegetais ricos em fibras, como listamos da página 224 à 231. Ela acredita, assim como eu, que se você tirar completamente o trigo da sua dieta, perderá uma quantidade imensa de fibra prebiótica, vitaminas B e ferro. Se você passar de uma dieta com trigo para uma dieta sem glúten, e não prestar especial atenção nos substitutos, estará se predispondo ao fracasso, com potencial deficiência de nutrientes e desenvolvimento de um microbioma insalubre. Poderá, inclusive, engordar, dependendo dos alimentos sem glúten que escolher para a modificação da sua dieta.

**EVITE COMPLETAMENTE ESTES ALIMENTOS, *A NÃO SER* QUE TENHAM RÓTULO DE NÃO CONTEREM GLÚTEN, LATICÍNIOS E AÇÚCAR**

Os produtores de alimentos entraram no trem da alegria com centenas de produtos sem glúten. O problema é que eles normalmente são tão ruins quanto seus equivalentes que contêm glúten, mas por motivos diferentes. Geralmente, esses alimentos são feitos com carboidratos altamente refinados, açúcar e várias substâncias químicas, como acontece com os alimentos sem gordura. Uma vez que o produtor tira um ingrediente, precisa repô-lo com alguma outra coisa que ofereça sabor, consistência e textura parecidos. Os produtos sem glúten frequentemente contêm uma tonelada de aditivos, num esforço de lhes acrescentar sabor. Assim, por mais tentadoras que pareçam as massas sem glúten, temos que evitá-las por conterem alta concentração de açúcar. Eis outros alimentos contendo glúten, vendidos comercialmente, que você deveria evitar:

- Aveias onde não conste a ausência de glúten
- Balas
- Biscoitos
- Bolo
- Cereais
- Cerveja
- *Crackers*
- *Croutons*
- Cubinhos de caldos
- Cuscuz
- Imitações de carnes ou frutos do mar
- Massas de macarrão
- Molho de soja
- Molhos
- Molhos para salada
- Pão
- Tortas

**PROCURE SEMPRE NO RÓTULO: "NÃO CONTÉM GLÚTEN"**

A maioria dos alimentos embalados com o rótulo "não contém glúten" são, de fato, seguros para você comer. Em um estudo de 2014 publicado no *Food Chemistry*, três cientistas do FDA demonstraram que 97,3% dos alimentos sem glúten, nos Estados Unidos, estavam etiquetados corretamente. Isto significa que as orientações estão funcionando no nível industrial, e que as exigências do FDA estão sendo atendidas. Isto é ótimo. Mas se você tiver doença celíaca e comer um dos 3% dos produtos contaminados com níveis tóxicos de glúten, poderá sentir uma reação imunológica que pensará ter vindo do nada e nunca saberá o motivo da recaída, já que vem se esforçando além da conta para se alimentar sem glúten.

Segundo instrução do FDA, todos os alimentos embalados, rotulados como "sem glúten", precisam conter menos de vinte partes por milhão (ppm) de glúten. No entanto, no mesmo estudo de 2014, pesquisadores descobriram que, entre os alimentos que deveriam naturalmente não conter glúten (não aqueles rotulados como sem glúten), tais como macarrão de arroz, onde os únicos ingredientes são arroz, sal e água, 24,7% ainda tinham níveis tóxicos de glúten. Este é um dos quatro alimentos que você deve considerar escolhas seguras, mas não são. Esta exposição inadvertida é uma razão importante para que algumas pessoas não se curem, mesmo quando seguem uma dieta rígida sem glúten. Na verdade, apenas 8% das pessoas com doença celíaca saram completamente com uma dieta sem glúten; outras 65% curarão as felpas, mas continuarão tendo inflamação que provoca permeabilidade intestinal. Provavelmente, isso se dá por causa dessas exposições despercebidas ao glúten. É isso que faz deste tópico de glúten escondido tão crítico para quem tem sensibilidade; a cada exposição, a pessoa corre o risco de meses de anticorpos elevados, destruindo tecido onde quer que se encontre seu elo frágil.

Por fim, quando um produto foi rotulado como "sem glúten", o equipamento fez testes apenas para alfa-gliadina, o fragmento de peptídeo mais comum do trigo mal digerido. No entanto, os anticorpos em níveis elevados de alfa-gliadina estão presentes em apenas 50% dos que são diagnosticados com doença celíaca. Os outros pacientes celíacos estão reagindo a outros peptídeos. Mas o equipamento testa apenas para alfa-gliadina. Assim, o termo "não contém glúten" é um termo impróprio na indústria. O termo preciso seria "não contém alfa-gliadina". Isto faz dos alimentos rotulados como sem glúten mais do que ligeiramente suspeitos para, no mínimo, 50% daqueles pacientes celíacos que não possuem sensibilidade alfa-gliadina ao trigo.

Por todas estas razões, recomendo enfaticamente que você evite ao máximo alimentos processados, durante a Fase 1. Nas próximas três semanas, é melhor você preparar sua própria comida, usando ingredientes como estão na natureza, como vegetais e frutas frescas e proteínas animais.

### ANALISE OS INGREDIENTES COM CUIDADO

A lista a seguir contém alguns dos ingredientes ardilosos que as pessoas nem sempre sabem como analisar. Todos estes ingredientes são trigo disfarçado.

- Amido comestível
- Amido de trigo
- Amido hidrolizado de trigo
- Centeio
- Centeio, farinha de
- Cereal, extrato de
- Cerveja
- Cerveja clara (Ale)
- Cerveja Lager
- Cerveja Stout (escura)
- Cevada (*Hordeum vulgare*)
- Cevada, aromatizante de malte de
- Cevada em flocos
- Cevada germinada
- Cevada, grãos de
- Cevada, extrato de malte de
- Cevada, malte de
- Cevadinha
- Coberturas comestíveis
- Croutons
- Cuscuz
- Cuscuz de trigo integral
- Einkorn (*Triticum monococcum*)
- Enzimas de cevada
- Espelta
- Espessante
- Extrato de *Hordeum vulgare*
- Farelo
- Farinha (normalmente isto é trigo)
- Farinha atta
- Farinha branqueada
- Farinha branqueada enriquecida
- Farinha de cevada maltada
- Farinha enriquecida
- Farinha com fermento
- Farinha forte

- Farinha Graham
- Farinha Granary
- Farinha moída em aço
- Farinha moída em pedra
- Farinha não branqueada
- Farinha de pão
- Farinha de rosca
- Farinha de trigo integral
- Farro
- Fécula
- Fu (glúten de trigo seco)
- Gérmen de trigo
- Glúten
- Glúten hidrolizado de trigo
- Grama de cevada
- Glúten de trigo vital
- Kamut (trigo de Khorasan)
- Kluski (massa/*noodles*)
- Leite maltado
- Levedura de cerveja
- Macarrão
- Macarrão de trigo integral
- Maida (farinha de trigo indiana)
- Malte
- Malte, aromatizante de
- Malte, extrato de
- Malte, vinagre de
- Malte, xarope de
- Matzah
- Matzah, farinha de
- Meripro 711
- Nishasta
- Orzo
- Películas comestíveis
- Perungayam
- Proteína hidrolizada de trigo
- Rosca
- Roux
- Seitan
- Sêmola de trigo
- Semolina
- Sooji
- Sulfosuccinato de sódio trigo germamido peg-2
- Tabule
- Teriyaki, molho
- Trigo (*Triticum aestivum* subespécie *compactum*)
- Trigo, aminoácidos do
- Trigo, brotos de
- Trigo duro (*Triticum durum*)
- Trigo duro abissínio (*Tricum durum*)
- Trigo, extrato de farelo de
- Trigo, extrato de gérmen de
- Trigo, extrato glicólico de, gérmen de
- Trigo germinado
- Trigo integral, bagas de
- Trigo Macha
- Trigo, óleo de gérmen de
- Trigo oriental (*Tricum turanicum*)
- Trigo para quibe
- Trigo persa (*Triticum carthlicum*)
- Trigo polonês (*Triticum turgidum*)
- Trigo, proteína de
- Trigo Vavilovi (*Triticum aestivum*)
- Trigo Zanduri (*Triticum timopheevii*)

- Triguilho
- Triticale ou x triticosecale
- Triticum aestivam
- Triticum vulgare
- Triticum vulgare (Lipídeos de farinha de trigo)
- Triticum vulgare (Óleo de germe de trigo)
- Udon
- *Wheatgrass* (Grama do trigo)
- Wheat Nuts

## e quanto ao suco de *wheatgrass*?

Muito foi escrito sobre os benefícios curativos do suco de wheatgrass. A meu ver, é indiscutível que, para algumas pessoas, as qualidades altamente antioxidantes e curativas do suco de *wheatgrass* sejam verdadeiras. Mas será que ele é seguro na Fase 1? A resposta é sim e não.

Por volta dos 170 dias de vida dos brotos de trigo, os genes para a síntese proteica são ativados, e a planta começa a produzir glúten e outras proteínas. Se você colher sua própria grama de trigo entre os dias 11 e 14, deverá ser seguro para quem tem sensibilidade ao glúten. Mas, no caso do suco de wheatgrass comercial, não há como saber quando a grama foi colhida. Assim, se você quiser os benefícios curativos do suco de wheatgrass, é mais confiável cultivar o seu.

## cozinhando ingredientes que podem conter glúten

Os fabricantes introduziram o glúten em inúmeros alimentos que você não pensaria duas vezes em cozinhar em uma dieta sem glúten. Este é o tipo de pergunta que nos é feita o tempo todo (ex.: "Tudo bem com a essência de baunilha?"). A resposta: algumas marcas contêm glúten, é preciso checar. Preste atenção para comprar versões cuja embalagem traga claramente o aviso de não conter glúten. Se você tiver que comer ou usar alimentos embalados livres de glúten, evite os que têm uma longa lista de ingredientes desconhecidos, especialmente se trouxerem qualquer um dos seguintes termos:

| | |
|---|---|
| Ácido cítrico | Pode ser derivado de trigo (ou milho/beterraba açucareira/melado). |
| Agentes clarificantes | Podem conter grãos que contenham glúten ou derivado. |
| Agentes estabilizantes/ estabilizadores | Podem ser derivados de grãos que contenham glúten. |
| Alfarroba | Pode conter cevada. |
| Amido | Pode conter cevada. |
| Amido alimentar modificado | Pode ser derivado de trigo altamente processado. |
| Amido hidroxipropilado | Pode ser derivado do trigo. |
| Amido pré-gelatinizado | Pode ser derivado de um grão que contenha glúten. |
| Amido de trigo Códex | Um amido de trigo altamente processado com remoção do glúten. |
| Amido vegetal | Pode ser produzido usando grãos que contenham glúten. |
| Aromatizante | Pode derivar de grãos que contenham glúten. |
| Aromatizante natural | Pode ser derivado de grãos que contenham glúten. |
| Avena sativa | Pode ter sido contaminada por outros grãos. |
| Banha | Banha embalada contém farinha de trigo. |
| Bebidas alcoólicas aromatizadas | Podem conter glúten. |
| Bicarbonato de sódio | Pode conter amido de trigo. |
| Caldo | Pode conter glúten. |
| Caldo de carne, tablete | Pode conter glúten. |

| | |
|---|---|
| Caramelo, cor | Pode derivar de trigo ou cevada altamente processado. Normalmente sem glúten na América do Norte. |
| Caramelo, sabor | Pode conter glúten, dependendo do fabricante. Normalmente sem glúten na América do Norte. |
| Celulose | Pode derivar de grãos que contenham glúten. |
| Cereais crocantes de arroz | Podem conter cevada. |
| Cereal | Pode consistir de grãos que contenham glúten. |
| Chá herbal | Pode conter glúten no aromatizante, como cevada. |
| Cidra | Pode utilizar cevada na produção. |
| Coberturas e películas comestíveis de alimentos | Podem conter amido de trigo. |
| Curry em pó | Pode conter amido de trigo. |
| Dextrina | Amido altamente processado que pode ser derivado do trigo (ou outro amido). |
| Dextrina maltose | Amido altamente processado que pode ser derivado da cevada. |
| Dextrose | Amido altamente processado que pode ser derivado do trigo ou da cevada (ou outro amido). Na Europa, a fonte de glúten não precisa vir assinalada. |
| Emulsificante | Pode ser derivado de grãos que contenham glúten. |
| Etanol | Pode ser derivado de grãos destilados de glúten. |
| Extrato de baunilha | Pode conter etanol. |
| Extrato de levedura | Pode ser produzido usando grãos que contenham glúten. |
| Fermento | Pode conter amido de trigo. |
| Flavorizante de baunilha | Pode conter etanol. |

| | |
|---|---|
| Gim | Derivado de uma combinação de grãos destilados. |
| Goma vegetal | Pode ser derivada de grãos que contenham glúten. |
| Goma xantana | Pode ser derivada do trigo. |
| Glutamato monossódico (MSG) | Pode ser derivado do trigo. |
| Heeng/Hhng | Geralmente misturada com farinha de trigo. |
| Hidrolisado de amido hidrogenado | Pode ser derivado do trigo. |
| Hidrolisados de proteínas | Podem ser derivados de grãos que contenham glúten. |
| Kekap/ketjap manis (molho de soja doce) | Pode conter trigo. |
| Malte de arroz | Pode conter cevada. |
| Maltodextrina | Pode ser derivada de trigo altamente processado. |
| Maltose | Pode ser derivada de cevada ou trigo. |
| Missô | Pode ser feito de cevada. |
| Mistos de temperos e ervas | Podem conter amido de trigo. |
| Molho de soja/shoyu | Pode conter trigo. |
| Mono e diglicerídeos | O trigo pode ser usado como veículo durante o processamento. |
| Mostarda em pó | Pode conter amido de trigo. |
| Papel comestível | Pode conter amido de trigo. |
| Perungayam | Geralmente vendido com farinha de trigo. |
| Proteína hidrolisada | Pode ser derivada do trigo. |

| | |
|---|---|
| Proteína de planta hidrolisada | Pode ser derivada do trigo. |
| Proteína vegetal | Pode ser derivada de grãos que contenham glúten. |
| Proteína vegetal hidrolisada (PVH) | Pode ser derivada do trigo. |
| Proteína vegetal texturizada | Pode ser derivada de grãos que contenham glúten. |
| Sabor de defumado | Pode conter cevada. |
| Saquê | Pode ser derivado de trigo, centeio e cevada destilados. |
| Sólidos de molho de soja | Podem conter trigo. |
| Substitutos de gordura | Podem derivar de trigo. |
| Tamari | Pode conter trigo. |
| Temperos | Podem conter amido de trigo. |
| Tocoferóis | Normalmente derivados de gérmen de trigo (ou soja). |
| Tocoferóis mistos | Normalmente derivados do gérmen de trigo (ou soja). |
| Uísque | Pode ser feito com grãos que contenham glúten. |
| Vinagre de malte | Derivado da cevada, contém apenas resquícios de glúten por causa do processo de fermentação. |
| Vodca baseada em grãos | Pode ser derivada de grãos destilados de glúten. |
| Xarope de arroz | Pode conter enzimas da cevada. |
| Xarope de arroz integral | Pode conter cevada. |
| Xarope de glicose | Adoçante altamente processado que pode ser derivado do trigo (ou de outro amido). Na América do Norte, ele normalmente deriva do milho. Na Europa, a fonte de glúten não precisa vir assinalada. |

## como dispensar os laticínios

A estrutura da proteína do leite de vaca é oito vezes o tamanho das proteínas encontradas no leite humano, razão pela qual tantas pessoas têm dificuldade em digerir o leite bovino. A estrutura da proteína do leite de cabra é seis vezes o tamanho das proteínas do leite humano. Não é tão ruim, mas ainda não é fácil de digerir. No entanto, alguns tipos de laticínios animal podem ser aceitáveis, se você puder encontrá-los. De acordo com um estudo de 2007 publicado no *Journal of Allergy and Clinical Immunology*, se o leite de um animal tiver uma proteína cuja estrutura seja mais de 62% semelhante ao tecido humano, esse leite tem mais probabilidade de ser não alergênico. Essas opções existem, realmente. Algumas lojas especializadas em produtos étnicos oferecem boas alternativas ao leite bovino: leite de camelo, leite de rena e leite de jumento.

Existem, também, inúmeros substitutos do leite animal. Não sou fã do leite de soja, mesmo em sua forma orgânica. Embora haja estudos que mostrem os prós e contras da soja, não existe dúvida quanto ao seu impacto fitoestrogênico. Essas moléculas de soja semelhantes a estrógenos, baseadas em planta, prendem-se em alguns receptores do corpo, funcionando como uma forma leve do hormônio estrógeno. Se você tiver uma deficiência em estrógeno, o consumo adicional de soja pode ser bom. Contudo, se seus níveis de estrógeno forem adequados ou excessivos, isso pode ser prejudicial tanto para homens quanto para mulheres. Além disso, os estudos que mostram os benefícios da soja vêm de institutos asiáticos, onde os participantes ingeriram alimentos feitos com grãos de soja integral. No processo de se produzir leite de soja perdem-se nutrientes importantes; para realçar seu sabor são acrescentados adoçantes, incluindo o malte de cevada (que pode conter glúten).

Meu substituto do leite preferido é o leite de coco, rico em ácido láurico, uma gordura saturada saudável para o coração, que promove o bom colesterol (HDL). Você também pode tentar leite de arroz ou de amêndoas, mas, como regra geral, sempre opte pelo tipo não adoçado. Os substitutos aromatizados do leite, rotulados como "natural", na verdade possuem seis gramas (uma colher e meia de chá) de acréscimo de açúcar por xícara. Os vários tipos aromatizados podem variar de 12 gramas (três colheres de chá) a vinte gramas (cinco colheres de chá) de açúcar por xícara. Você pode conseguir um sabor baunilha sem adição de açúcar, se procurar "sem adição de açúcar" na embalagem.

O Food Allergen Labeling and Consumer Protection Act (Decreto de Rotulagem de Alimentos Alérgenos e Proteção ao Consumidor) exige que todos os produtos alimentícios embalados que contenham leite precisam fazer constar a palavra *leite* na embalagem. No entanto, você ainda precisará ler toda a embalagem com cuidado. Muitas vezes, encontramos leite, mesmo em produtos rotulados como "sem laticínios". Muitos produtos sem laticínios contêm caseína (uma proteína do leite que constaria em um rótulo), inclusive algumas marcas de atum enlatado. E algumas carnes processadas podem conter caseína como um aglutinante. A exposição à caseína pode ser associada com enxaquecas. Tenho visto melhorias consideráveis, quando pacientes com enxaqueca dispensam o glúten e os laticínios. Esses pacientes, que podem ter sofrido durante anos, muitas vezes deixam de ter enxaqueca no período de um ou dois meses.

### fique atento ao rótulo "parve"

Segundo as regras de alimentação kasher, um produto rotulado "parve" não deve possuir leite. No entanto, um produto alimentício pode ser considerado parve ainda que possua uma quantidade muito pequena da proteína do leite – potencialmente o bastante para provocar uma reação imunológica. Na Fase 1, não suponha que os produtos rotulados como parve sejam seguros.

Os crustáceos são, às vezes, mergulhados no leite para reduzir o cheiro de peixe.

Muitos restaurantes colocam manteiga em carnes grelhadas para acrescentar sabor.

Alguns medicamentos contêm proteína do leite, portanto, sempre pergunte ao seu farmacêutico ao comprá-los; também converse com o seu médico antes de parar de tomar qualquer medicação.

A maioria das pessoas não é sensível às moléculas de gordura dos laticínios, e sim às proteínas. Se você já tiver comido lagosta ou patinhas de caranguejo em um restaurante, elas vêm com manteiga clarificada (também chamada ghee). O ghee são as gorduras da manteiga com a remoção de todas as proteínas, motivo pelo qual é geralmente ok para quem tenha sensibilidade a laticínios, e a razão de ser permitido na Fase 1.

Evite alimentos que contenham leite ou qualquer um destes ingredientes:

- Achocolatado
- Balas de caramelo
- Bolos, tortas, massas
- Leite coalhado
- Caseína
- Caseinato
- Cereais
- Coalhada
- Coalho
- Creme de leite
- Cultura iniciadora de ácido lático e outras culturas bacterianas
- Diacetil
- Fosfato de lactoalbumina, lactoalbumina
- Goma de mascar
- Hidrolisado de caseína
- Hidrolisado de proteína do leite
- Hidrolisado de proteína do soro
- Iogurte
- Lactoferrina
- Lactose
- Lactulose
- Leite (em todas as formas: condensado, derivados, em pó, evaporado, leite de cabra, parcialmente desnatado, maltado, integral, desnatado, proteína, sólidos)
- Manteiga, gordura de manteiga, óleo de manteiga, ácido de manteiga, éster(es) de manteiga
- Margarina
- Mingau
- Misturas de bolos
- Molhos para saladas
- Nisina
- Nougat
- Pratos gratinados e molho branco

- Pudim
- Recaldent
- Sabor artificial de manteiga
- Sherbet
- Sour cream
- Sour cream em pó
- Queijo
- Queijo cottage
- Soro de leite
- Sorvete
- Tagatose

ESTES INGREDIENTES PARECEM LEITE, MAS NÃO SÃO

Estes ingredientes não contêm proteína do leite, sendo assim seguros para comer:

- Ácido lático (contudo, a cultura iniciadora de ácido lático pode conter leite)
- Estearoil lactilato de cálcio
- Estearoil lactilato de sódio
- Lactato de cálcio
- Lactato de sódio
- Manteiga de cacau
- Molho tártaro
- Oleoresina

## como dispensar o açúcar

Somos uma sociedade louca por açúcar: 74% dos produtos alimentícios contêm adoçantes calóricos ou de baixa caloria, se não os dois. De todos os alimentos e bebidas embalados nos Estados Unidos em 2013, 68% (por proporção de calorias) continham adoçantes calóricos e 2% continham adoçantes de baixa caloria. Na minha entrevista online Gluten Summit com Liz Lipski, PhD, diretora acadêmica de nutrição e programas integrados de saúde na Maryland University of Integrative Health, ela me contou que o americano médio está ingerindo algo entre 60 e 65 quilos de açúcar por ano na forma de açúcar de mesa e xarope de milho rico em frutose. Isto é mais do que o peso de muitos adultos. Quando me aprofundei um pouco mais nesse tópico, descobri que o USDA afirma que cada americano consome uma média de 68 quilos de adoçantes calóricos por ano, o que chega a mais de 52 colheres de chá por dia!

Com todos os efeitos colaterais adversos do açúcar refinado, e sua inclusão na maioria dos alimentos processados que ingerimos, começa a fazer sentido as taxas inacreditáveis a que atualmente chegaram a obesidade e a diabetes em nosso país.

O açúcar de cana *in natura* realmente traz benefícios à saúde, variando da proteção ao fígado contra substâncias tóxicas à diminuição do colesterol e à estabilização do açúcar no sangue. Contudo, quando pegamos essa planta com seus inúmeros antioxidantes e flavonóides e extraímos apenas o pó branco cristalino a que chamamos de açúcar, perdemos toda a proteção que a planta poderia nos dar.

Com apenas algumas poucas exceções médicas, precisamos de um pouco de açúcar em nossa dieta. Mas esses açúcares deveriam vir do jeito que são encontrados na natureza, os chamados carboidratos complexos. Os carboidratos refinados são os açúcares que alimentam nossas células cancerígenas. Na verdade, existe todo um ramo da quimioterapia dedicado a reduzir a capacidade do açúcar de entrar nas células cancerígenas. O açúcar também é um irritante que funciona como uma escova em nosso revestimento intestinal, provocando muita inflamação (mais gasolina no fogo). O excesso de açúcar alimenta os tipos errados de levedura em nosso organismo e promove o crescimento excessivo de bactérias nocivas (disbiose), tudo isso levando a um aumento de inflamação no trato intestinal, criando o intestino permeável.

Na Fase 1, você evitará todos os açúcares, inclusive os adoçantes zero-caloria, que podem ser tão nocivos quanto o açúcar. Em um estudo de 2014 publicado no *Cell Metabolism*, pesquisadores descobriram que o adoçante artificial Splenda aumenta dramaticamente o crescimento de bactérias acumuladoras de calorias, que desencadeiam ganho de peso, matam as bactérias intestinais benéficas e bloqueiam a absorção de remédios receitados.

O açúcar é tão difícil de ser retirado da dieta quanto o glúten porque é igualmente insidioso. Para evitá-lo, você tem que se dedicar a ler os ingredientes descritos no rótulo dos alimentos embalados. Até as misturas de temperos às vezes contêm açúcar. Todo item de fast-food que já cheguei inclui açúcar refinado como ingrediente básico, até o sal. Esta é mais uma razão de eu sugerir, enfaticamente, que você se alimente apenas de alimentos integrais durante a Fase 1.

As bebidas são uma das maiores fontes dissimuladas de açúcar. Ele é injetado em refrigerantes, sucos de frutas e substitutos do leite (páginas 246 e 247); portanto, eles devem ser evitados. Um programa escolar educacional para crianças de 7 a 11 anos, que enfatizou a ingestão de mais água em vez de bebidas adoçadas produziu, em um ano, uma redução de 7,7% no número de crianças acima do peso ou obesas. Os refrigerantes dietéticos não são melhores por causa dos adoçantes artificiais que alteram as bactérias intestinais, incentivando mais obesidade.

As bebidas alcoólicas são basicamente açúcar em estado líquido – carboidratos derivados do trigo (começando à página 250) ou açúcar (como vinho ou rum). O álcool, mesmo os bons vinhos, danifica os intestinos, leva à permeabilidade intestinal (o intestino que vaza) e altera de maneira desfavorável as bactérias do trato digestivo. Se você estiver se tratando de permeabilidade intestinal, é importante evitá-lo completamente, enquanto seu revestimento intestinal estiver se recuperando. Recomendo que fique longe dessas bebidas nas primeiras três semanas para dar um descanso ao seu corpo. Depois disso, pode tentar alguns vinhos, cervejas e destilados sem glúten. Ou pode ser que você perceba que não sentiu tanta falta assim deles. Ora, sou meio italiano, e meu avô se reviraria no túmulo, se eu recusasse vinho. Mas todos nós temos que fazer uma análise realista de quais são os gatilhos que nos fazem passar do limite. Se depois do programa de três semanas da Fase 1, você acrescentar um copo de vinho por dia à sua rotina e notar que sua sensação de bem-estar está se revertendo por causa do açúcar nessas bebidas, vai precisar reavaliar a importância desse copo de vinho.

A dietista Erica Kasuli, diretora de nutrição da mundialmente famosa Amen Clinics, ensinou-me a considerar de maneira diferente esse ajuste do que a pessoa come. É dela a grande frase que uso com meus pacientes: "Não elimine, substitua". Neste caso, em vez de usar maioneses, ketchups ou molhos de churrasco, que estão cheios de açúcar, mude para guacamole caseira, molho caseiro de tomate, cebolas e pimenta, ou húmus. Pequenas mudanças podem levar a grandes resultados. Assim, se quiser assar alguma coisa sem glúten, substitua o açúcar por mel natural, que é muito diferente do mel refinado. O mel natural contém toda uma família de nutrientes e compostos, é um alimento completo. É sempre preferível o mel natural local, já que ele tem características preventivas contra os polens locais, aos quais você pode ser sensível.

**FONTES ENCOBERTAS DE AÇÚCAR**

- Açúcar de beterraba
- Açúcar de Barbados (Barbados sugar)
- Açúcar branco
- Açúcar bruto
- Açúcar de cana
- Açúcar de confeiteiro
- Açúcar demerara
- Açúcar de fruta
- Açúcar granulado
- Açúcar invertido
- Açúcar light
- Açúcar mascavo
- Açúcar orgânico
- Açúcar de tâmara
- Açúcar turbinado
- Açúcar de uva
- Açúcar vanille
- Adoçante de fruta
- Adoçante de milho
- Adoçante natural
- Amido alimentício modificado
- Amido de milho
- Amulet
- Aspartame
- Auamiel
- Caramelo
- Caramelo, cor de
- Concentrado de suco de fruta
- Dextrina
- Dextrose
- Dissacarídeos
- Frutose
- Galactose
- Garapa evaporada
- Glicerina
- Glicose
- Goma guar
- Lactose
- Levulose
- Malte de arroz
- Manitol
- Mel filtrado
- Melaço de sorgo
- Monossacarídeos
- Néctares
- Polissacarídeos
- Rapadura
- Ribose
- Sacarina
- Sacarose
- Soja
- Splenda
- Sorbitol
- Succanat
- Suco de fruta concentrado

- Suco de uva clarificado
- Xarope de açúcar invertido
- Xarope de agave
- Xarope de arroz
- Xarope de cana
- Xarope encorpado (Heavy syrup)
- Xarope de figo
- Xarope de glicose hidrogenada
- Xarope light
- Xarope de milho
- Xarope de milho rico em frutose
- Xarope natural
- Xarope de passas
- Xarope de ribbon cane
- Xarope de sorgo
- Xarope de tâmara
- Xilitol

## preste atenção nos sintomas de abstinência

Ocasionalmente, as pessoas relatam ter passado por sintomas de abstinência durante os primeiros dias da Fase 1, sentindo-se cansadas, deprimidas ou enjoadas. Algumas não querem fazer exercícios, e outras sentem dores de cabeça (exatamente como na retirada do café). Isto é especialmente verdadeiro com aqueles que acusaram níveis elevados do peptídeo do trigo chamado gluteomorfina nos exames de sangue, ou níveis elevados do peptídeo de laticínios chamado casomorfina. Esses peptídeos mal digeridos podem estimular os receptores de opiáceos no intestino e no cérebro. Os receptores de opiáceos acionam a produção de hormônios chamados endorfinas e encefalinas, que produzem a reação de bem-estar. Você se lembra da última vez em que riu alto num filme ou com seus amigos? Talvez você até tenha rido a ponto de sua barriga doer. Lembra-se de como se sentiu bem depois disso? É porque seus receptores de opiáceos foram estimulados, e havia um pouco mais de endorfinas circulando em sua corrente sanguínea. Bom, o glúten e os laticínios podem estimular levemente esses mesmos receptores. E exatamente como um viciado pode ter sintomas de abstinência, quando deixa de tomar sua droga, pode ser este o caso com a retirada do glúten e dos laticínios. Meu amigo William Davis, doutor em medicina, autor de *Wheat Belly*, até deu um nome para isto: abstinência de trigo. O mesmo pode ser verdade para a retirada dos laticínios ou do açúcar.

Se isso acontecer com você, não se surpreenda. Em primeiro lugar, pode ser que esta seja a primeira vez que você precise abrir mão de alguns de seus alimentos preferidos e confortantes de forma abrupta. E eles são preferidos e reconfortantes por um motivo: os alimentos cheios de açúcar, especialmente carboidratos refinados, são extremamente viciantes. Seu corpo está, de fato, passando por uma abstinência do opiáceo gliadina-caseína derivado do açúcar.

Percebi que uma pequena porcentagem de pessoas pode se sentir cansada, deprimida ou mesmo nauseada num prazo de dois a cinco dias depois de parar de comer trigo, laticínios e açúcar. Elas não conseguem se exercitar e frequentemente têm dores de cabeça. Trata-se do mesmo mecanismo dos dois a três dias de abstinência pelos quais tanta gente passa ao abrir mão do café. É por isso que o prazo de transição de três semanas é tão importante. Quero que todos permaneçam no programa e percebam o quanto se sentem melhor.

O dr. Davis acredita que a abstinência do trigo pode ser muito desagradável para quase 40% da população. Minha experiência clínica não diz isto. Nosso número tem ficado mais próximo a 10%, o que ainda é um número considerável. Pode ser que você tenha um amigo ou membro da família que tentou dispensar o glúten e lhe disse: "Meu corpo deve precisar de trigo. Faz três dias que não como nada que contenha trigo e me sinto péssimo!" Esta reação pode ser assustadora. Mas lembre-se, não é que o corpo precise de trigo ele *tem compulsão* por ele. É apenas o corpo ansiando por uma substância tóxica a que está acostumado. Não se preocupe, os sintomas desaparecerão rapidamente. E, melhor de tudo, a compulsão por açúcar e trigo diminuirá, e então você se sentirá ótimo.

Para diminuir os sintomas de abstinência:

- Hidrate-se bem. Há um efeito diurético, quando você deixa de ingerir trigo, laticínios e açúcar. Se perder peso na primeira semana, cerca de metade disso será água por excesso de inflamação.
- Tempere seus alimentos com um pouco mais de sal do que o normal. Algumas pessoas sentem cãibras nas pernas durante a

Fase 1, mas um pouco de sal marinho pode impedir isso. Nada de exagero, só uma pitada extra de sal por dia resolverá (a não ser que seu médico tenha dito o contrário). Experimente colocar o sal diretamente na língua. Se tiver deficiência de sódio e conseguir superar a crença de que "qualquer sal faz mal" (o que está muito longe da verdade), poderá notar que é realmente gostoso e que gostaria de um pouco mais. A linguagem corporal nunca mente. E não levará muito tempo até que você me diga a diferença entre uma mensagem do seu corpo para atender a uma verdadeira insuficiência nutritiva (a necessidade de um pouco de sal), e uma ansiedade por uma toxina estimulante (o glúten).

- Fique calmo. Comece este programa, quando a vida não estiver no auge do estresse. Não dê início a esta nova rotina no mesmo dia em que começar um trabalho novo ou terminar um relacionamento. Se você se permitir iniciar este novo esquema, quando se sentir confortável, poderá diminuir a carga sobre o seu corpo e reduzir os sintomas de abstinência.
- Movimente-se. O exercício afastará sua mente dos seus sintomas e criará as endorfinas que estiver procurando de uma maneira muito mais saudável.

## perguntas da fase 1 sobre os alimentos desta fase

**JÁ EXPERIMENTEI A DIETA PALEOLÍTICA. QUAL É A DIFERENÇA ENTRE ELA E ESTE PROGRAMA?**

Ainda que o Protocolo de Transição tenha algumas das mesmas características da dieta paleolítica, a abordagem é incrivelmente diferente. Uma das principais diferenças é que a dieta paleolitica é estritamente sem grãos. Durante a Fase 1 você pode saborear arroz e outros grãos. Evite apenas o trigo, o centeio e a cevada.

**EU NÃO POSSO COMER SÓ UM POUQUINHO DE TRIGO, LATICÍNIOS OU AÇÚCAR?**

Você não vai gostar da resposta, mas é um categórico não. Durante a transição não existe essa coisa de estar quase cem por cento. Trata-se de um tudo ou nada. Errinhos ou trapaças podem sabotar suas chances de se sentir melhor, já que basta um tantinho de glúten, açúcar ou laticínios para manter o sistema imunológico em alerta vermelho e furioso com a inflamação. Menos de 1/8 da unha do maxilar de uma toxina como o glúten tem a capacidade de ativar a cascata inflamatória, que durará de dois a seis meses.

Quero compartilhar uma das minhas histórias prediletas da literatura médica sobre pacientes. Uma mulher de 34 anos tinha sido diagnosticada com doença celíaca. Seus índices sanguíneos, tanto para doença celíaca quanto para sensibilidade ao glúten, estavam nas alturas, e uma endoscopia mostrou que seus microvilos estavam completamente desgastados. Seu histórico de saúde revelou que ela sempre tinha sido a mais baixa da classe e foi uma das últimas a menstruar (fatores que os médicos reúnem como *retardo no desenvolvimento*). Mais recentemente, ela teve perda de cabelo e anemia recorrentes, fadiga crônica e osteoporose prematura. Seus médicos puseram-na numa dieta sem glúten, mas quando ela voltou à consulta, um ano depois, não se sentia nada melhor. Os exames não revelaram nenhum progresso, tanto no exame de sangue quanto na endoscopia. Os médicos perguntaram se ela tinha seguido a dieta, e a mulher respondeu: "Totalmente. Tomei o maior cuidado com a minha alimentação". Todos ficaram completamente desconcertados e estavam prestes a rotulá-la como "*sprue* refratário", significando doença celíaca que não sara, ligada a um risco muito alto de câncer fatal.

Por fim, um médico perguntou: "A senhora é religiosa?" Acontece que essa mulher era, na verdade, uma freira vestida com roupas civis. Ainda que estivesse seguindo uma dieta sem glúten, continuava recebendo a hóstia da comunhão e se recusava a desistir de receber esse sacramento.

Os médicos tiveram acesso a uma hóstia e analisaram o glúten ali contido. Ao dividi-la numa porção típica, cada pedaço continha apenas uma miligrama de glúten, aproximadamente o tamanho de 1/8 da unha de um polegar. Essa porção minúscula foi tudo que bastou para manter a mulher doente e cansada.

Sem o conhecimento dos cientistas, o bispo fez a freira desistir da comunhão. Dezoito meses depois, ela voltou à clínica em plena saúde. Seu cabelo estava bonito e volumoso, a energia melhor do que nunca. A osteoporose tinha desaparecido e, ao ser examinada, os médicos ficaram entusiasmados ao ver que os microvilos estavam completamente curados. Seus índices sanguíneos estavam normais.

Espero que agora você entenda por que sou tão inflexível quanto a dispensar totalmente o glúten. Não existe "dia de folga" neste programa. No entanto, existem boas chances de que você se sinta tão melhor que acabará se perguntando por que comia alimentos que claramente o deixavam o tempo todo doente.

**COMO VOU SABER A QUAL DESSES TRÊS ALIMENTOS SOU SENSÍVEL?**
Depois da 6ª semana, você reintroduzirá uma amostra de apenas um desses alimentos. Um bom começo seria um pacotinho de açúcar no seu chá, um copo de leite, ou um punhado de *croutons*. Depois que você der uma limpada na sua dieta e começar a funcionar mais com o corpo que deveria ter, ou o cérebro com o qual deveria pensar, e tiver uma exposição, poderá sentir os sintomas de maneira mais rápida e contundente.

Se retomar um tipo de alimento e não sentir nenhum sintoma, então é sinal de que não é sensível a ele, e provavelmente poderá voltar a comê-lo sem problemas. No entanto, se retomar um tipo de alimento e começar a notar sintomas tais como cansaço, sensibilidade, retenção de líquido (marcas da meia), nariz entupido, urticária ou qualquer outro sintoma que tinha antes, então esse alimento terá que ser eliminado por um mínimo de três a seis meses, se não mais, numa tentativa de reajustar totalmente o seu sistema imunológico a esse tipo específico de alimento. Você saberá mais sobre como reintroduzir alimentos em sua dieta no capítulo 11.

O que se espera é que você esteja entre a maioria das pessoas para as quais esta dieta faz com que se sintam permanentemente incríveis. Nada me deixa mais feliz do que quando um paciente diz: "Segui o Programa de Transição e me senti ótimo. Depois, comi um pedaço de pizza e me senti péssimo". É então que parabenizo os pacientes pelo sucesso e lembro a eles que não se pode discutir com a linguagem corporal pois ela nunca mente. Agora, eles entendem como escutar seu corpo, quando ele é exposto a um alimento tóxico. Normalmente, isso leva a uma decisão mais firme de seguir com o esquema. É possível que, depois de um tempo, você se torne tão afinado com o seu organismo que note até mesmo o menor grau de disfunção. Não vai ser preciso que um sintoma acabe com você para reconhecer a linguagem do seu corpo.

Aqui, existe uma ressalva. Se você não teve a oportunidade de fazer um hemograma abrangente que verificasse sua sensibilidade ao glúten (com ou sem doença celíaca), não existe base científica para que eu possa dizer que deva evitá-lo pelo resto da vida. Quando a pessoa tem anticorpos em níveis elevados contra o glúten, significa que produz células de memória B ao glúten, que nunca esquecem; então ela terá uma sensibilidade de vida inteira. Mas se você não fez o exame, não podemos dizer que sua abstinência será permanente.

### COMO DEVO TOMAR MEU CAFÉ PELA MANHÃ?

Em primeiro lugar, não quero que você abuse da cafeína, que pode contribuir para a inflamação do trato digestivo, a permeabilidade intestinal e infecções bacterianas. Não estou dizendo para dispensar completamente o café, mas se você for uma dessas pessoas que tomam café o dia todo, está prejudicando seu trato digestivo. São raros os estudos que mostram que uma xícara de café por dia seja um problema. Depois de uma xícara, o risco de doença causada por inflamação cresce à medida que você for bebendo.

Comece analisando sua escolha de café. Algumas marcas de café instantâneo estão contaminadas com glúten. Se não gostar de beber café puro, tente com um dos substitutos aceitáveis do leite, listados anteriormente. Minha preferência pessoal é o creme de coco orgânico, não adoçado, Native Forest, que também pode ser batido para virar creme. Se você precisar adoçar seu café, experimente com um pouco de mel puro.

### E SE EU TIVER FOME O TEMPO TODO?

Em primeiro lugar, descarte a existência um parasita. Depois, concentre-se na seleção dos alimentos. O tipo de alimento que permanece mais tempo em seu trato digestivo, liberando energia para a corrente sanguínea, são as gorduras saudáveis, já que elas permanecem por horas. É por isso que eu, pessoalmente, gosto da receita Café à Prova de Bala, de Dave Asprey, mostrada em seu site <bulletproofexec.com/bulletproof-coffeee-recipe/>. Depois que você começa a preencher seu dia com proteínas satisfatórias, vegetais e frutas coloridas, e gorduras saudáveis, verá que este programa é "gratificante quanto ao bem-estar". Como suas escolhas serão todas saudáveis, você poderá petiscar ao longo do dia, caso sinta fome.

Também quero que você pense sobre a diferença entre fome e privação. A fome pode ser facilmente resolvida com um pedaço de fruta ou um punhado de nozes, mas a privação é um jogo mental. Como Erica Kasuli me disse: "Em vez de pensar que a minha vida tinha acabado por não poder comer trigo ou laticínios, sinto-me abençoada por ter descoberto quais gatilhos estavam contribuindo para os meus sintomas". Espero que você descubra a mesma coisa. Seus sintomas estavam impedindo-o de levar uma vida plena. Você não gostaria de saber se algo simples como escolhas diferentes de alimentos pudessem fazer com que se sinta melhor?

Durante uma entrevista online no Gluten Summit <theglutensummit.com>, Erica também me ensinou um grande truque para lidar com compulsões. Ela me disse: "Quando estou trabalhando com pacientes na Amen Clinics, que reclamam das compulsões, digo a eles para dizerem interiormente 'Pare. Pergunte a você mesmo: Por que estou comendo? Vou comer por estar com fome? Ou porque estou bravo com alguém, ou com alguma coisa? Estou me sentindo sozinho? Estou cansado? Se estiver realmente com fome, então coma um pouco de proteína porque ela lhe dará energia para ajudar a estabilizar seu açúcar no sangue, em vez de carboidrato. Se estiver bravo, talvez escreva em um diário. Se estiver se sentindo sozinho, telefone para um amigo. Se estiver cansado, durma um pouco'. Não precisamos comer para compensar nosso corpo de todas essas outras sensações que sentimos. E é melhor sentir essas sensações, caso contrário, estaremos apenas comendo-as. E então, a digestão será mais difícil porque não podemos processar o alimento".

**ACHO QUE ESTOU ENGORDANDO. O QUE ESTOU FAZENDO DE ERRADO?**

Como os pacientes celíacos têm uma incapacidade para absorver nutrientes, estudos têm mostrado que essas pessoas frequentemente têm uma preferência inata por uma dieta rica em gorduras (elas anseiam por gordura), juntamente com uma alta ingestão de doces e refrigerantes (elas anseiam por energia), e baixa ingestão de vegetais, ferro, cálcio e folato. Os pesquisadores acreditam, assim como eu, que seus corpos têm compulsão por gorduras e doces. Enquanto você estiver seguindo esta fase de transição, pode ser que passe por essas compulsões, e para o sucesso deste esquema é fundamental que substitua os alimentos que não pode comer por outros que forem aceitáveis. Eu digo: "Vida longa ao abacate!" Ele será seu melhor amigo.

Mas é preciso que você faça boas escolhas em termos de quantidade e qualidade. Por exemplo, se no passado você podia parar num café a caminho do trabalho e pegar um *muffin* de mirtilo, agora você sabe que não poderá continuar com esse costume. Mas se começar a fazer muffins sem glúten, ou a vê-los expostos em seu café, pode ser que resolva experimentar um, ou mesmo dois, porque, tecnicamente, eles são permitidos no protocolo. Infelizmente, esses *muffins* não são de fato nada saudáveis, principalmente, se você não souber todos os ingredientes com que são feitos. Embora possam não conter glúten, provavelmente ainda são feitos com algum tipo de farinha de pasta branca pouco nutritiva. Os produtos sem glúten não são normalmente enriquecidos, como as farinhas de trigo, então têm menos valor para você quanto a ser saudáveis e à densidade de seus nutrientes. Este é o principal motivo de as pessoas ganharem peso com uma dieta sem glúten; elas confundem produtos sem glúten com opções saudáveis. Um *muffin* sem glúten continua sendo um *muffin*.

Mesmo que você não seja celíaco, ao evitar açúcar, trigo e laticínios, seu corpo pode continuar ansiando por gordura. Nenhum problema em escutar o seu corpo e comer gorduras saudáveis como o abacate. A gordura não é uma coisa ruim, o que é ruim é a gordura ruim. Use o bom senso e fique longe de gorduras obviamente nocivas como frituras, manteiga artificial usada em balcões de cinemas, margarinas e por aí vai.

**UMA VEZ QUE EXISTA UM COMPONENTE GENÉTICO PARA A AUTOIMUNIDADE, SERÁ QUE EU DEVERIA FAZER OS MEUS FILHOS SEGUIREM ESTE PROGRAMA?**

Com certeza! Quanto antes a pessoa puder aprimorar a sua dieta, melhor. Você se sairá muito melhor no cumprimento do programa, se todos na sua família estiverem juntos. Desta maneira, não será preciso preparar refeições à parte.

Rodney Ford, doutor em medicina, é pediatra, gastroenterologista e alergista; ele coloca o tempo todo crianças neste tipo de alimentação da Fase 1. Ele me contou, durante uma entrevista do Gluten Summit, que para as crianças "(...) não é um grande problema ficar sem glúten. As crianças que vêm ao meu consultório estão doentes, cansadas e mal-humoradas. Sentem dor de barriga, têm refluxo ácido, enxaqueca, outras dores de cabeça, talvez vômitos, diarreia, constipação, eczema, urticária e assim vai. São predominantemente crianças irritadas, letárgicas, sem energia e dormem mal. Algumas eram hiperativas e já tinham sido diagnosticadas com déficit de atenção ou TDAH. A maioria não tem resultado positivo para doença celíaca. Mas quando fazem uma dieta sem glúten a maioria melhora".

Mesmo que os sintomas que seu filho possa estar tendo sejam muito diferentes dos seus, a origem do problema ainda pode ser um desses três alimentos inflamatórios: glúten, laticínios ou açúcar. Mais uma vez, a diferença está em onde se localiza o elo fraco da sua cadeia. Seu filho pode ter um elo frágil diferente do seu, mas vocês dois podem reverter o dano da autoimunidade seguindo este programa.

## guia do protocolo de transição: fase 1

| | permitido | proibido |
|---|---|---|
| Grãos | Arroz branco e integral<br>Grãos e farinhas embalados, rotulados como sem glúten | Milho não orgânico<br>Soja não orgânica |
| Frutas/Vegetais | Todas as frutas e vegetais frescos. Vegetais fermentados. | Frutas e vegetais secos ou enlatados |
| Proteínas | Carnes frescas, aves, ovos, peixes, crustáceos, todos frescos.<br>Feijões secos<br>Nozes não temperadas (dentro da casca) e sementes embaladas, rotuladas como sem glúten. | Carnes processadas<br>Presunto, bacon ou linguiça de café da manhã.<br>Produtos de carne curados ou já temperados<br>Atum ou frango em lata<br>Nozes e sementes não empacotados e não rotulados como sem glúten |
| Condimentos | Óleos de coco e de abacate, azeite de oliva.<br>Vinagre<br>Mel<br>Sal | Óleo "vegetal" genérico<br>Vinagres de malte e aromatizados |
| Bebidas | Água<br>Chá, café (não adoçado, sem leite).<br>Leite de coco, de cânhamo, de amêndoa ou arroz, não adoçados.<br>Sucos de fruta não adoçados<br>Kombucha | Todos os refrigerantes, incluindo os diets.<br>Leite bovino, de cabra ou de soja.<br>Substitutos adoçados do leite<br>Sucos de fruta adoçados<br>Energéticos |

# 08
# sustentando sua transição:

O objetivo final do Protocolo de Transição é reduzir a inflamação do corpo, especialmente do trato intestinal, que definirá o estágio para a cura da permeabilidade intestinal. Lembre-se de que um intestino poroso é a porta de entrada para o desenvolvimento da doença autoimune. Segundo pesquisa publicada no *Nature Clinical Practices: Gastroenterology and Hepatology*, "O processo autoimune pode ser interrompido, se a interação entre genes e gatilhos ambientais for impedida pelo restabelecimento da função de barreira do intestino". Com a cura de um intestino permeável, você minimiza a passagem de bactérias tóxicas e de grandes moléculas alimentícias para dentro do corpo, que são as causadoras da reação protetora imunológica que cria a inflamação sistêmica.

Neste capítulo, você saberá o que mais pode fazer, além de boas escolhas alimentares, para ajudar na cura do trato digestivo e proteger sua saúde como um todo. Ao focar no reabastecimento do ambiente intestinal, enquanto reduzimos a carga tóxica que está acionando o sistema imunológico (parar de jogar gasolina no fogo), estaremos começando a reverter a doença. Lembre-se, as células de crescimento mais acelerado do corpo constituem o revestimento interno dos intestinos. É por isso que se levam três semanas para constatar melhorias. Depois que o vazamento intestinal começa a sarar você começa a recuperar a sua saúde. Melhor de tudo, estas são algumas das estratégias mais fáceis de serem postas em prática para melhorar a sua saúde.

Agora que você sabe o que comer, o próximo passo é, literalmente, apagar o fogo da inflamação. Mesmo quando a pessoa para de jogar gasolina no fogo, ainda é preciso apagar o fogo. Os nutrientes que discutiremos neste capítulo ajudarão a diminuir a inflamação e depois a curar o intestino, ajudando na volta do crescimento celular.

Os nutrientes certos podem ajudar a reduzir a probabilidade de desenvolver doenças autoimunes, independentemente de onde você esteja no espectro. Inúmeras pessoas acreditam que estão "se sentindo bem", ainda que tenham um fogo bradando por dentro. Isso se dá apenas porque a condição ainda não destruiu tecido suficiente para produzir sintomas óbvios. Mas depois que a pessoa começa a curar o intestino, mesmo quem não estava sentindo sintomas se sentirá muito melhor.

Tenho certeza de que você leu em outros livros, ou na internet, que devemos "alavancar" o sistema imunológico com nutrientes tais como os antioxidantes. Isto não está inteiramente correto. A verdade é que é mais importante um *equilíbrio* imunológico do que um estímulo imunológico. Você não vai querer impulsionar seu sistema imunológico, se já tiver uma doença autoimune. Também não vai querer reprimir o sistema imunológico. O que você quer é equilibrar a função imunológica para que ela possa protegê-lo, mas não reagir de maneira exagerada.

Quando nosso sistema imunológico detecta uma ameaça e ativa a reação inflamatória, ele produz diferentes balas químicas conhecidas como *citocinas*, que criam o fogo para combater a ameaça. Um problema atual do nosso sistema médico é que os remédios que geralmente são receitados como anti-inflamatórios normalmente miram em uma dessas citocinas específicas, como o fator nuclear kappa B ou o fator de necrose tumoral, e levam à interrupção completa de sua produção. Quando isso acontece, não temos mais a necessária proteção adequada dessa citocina para nenhuma outra ameaça que surja. Como resposta, a retaguarda do sistema imunológico criará mais inflamação, usando uma citocina, ou bala, diferente. Isto significa que, enquanto o medicamento reduz o desenvolvimento da inflamação ao longo do caminho ligado àquela citocina específica, a excessiva inflamação sistêmica pode continuar a ocorrer (e geralmente isso acontece).

Se você estiver passando por uma dor muito debilitante, ou uma cascata autoimune que ponha a sua vida em risco, a abordagem padrão farmacêutica para lidar com as doenças autoimunes é suprimir completamente o sistema imunológico. Embora esses medicamentos receitados tenham sua função, com muita frequência o uso dessas drogas a longo prazo suprime o sistema imunológico a tal ponto que a pessoa acaba com um sistema imunológico de baixo desempenho, não podendo protegê-la de outros gatilhos ou agressores que apareçam. Pior do que isso, pode haver significativos efeitos colaterais desses remédios que afetam outros tecidos do corpo. Esta é uma das razões pelas quais esses poderosos medicamentos, que a curto prazo podem ser úteis, possam ter efeitos colaterais a longo prazo, como câncer ou sérias infecções bacterianas ou fúngicas. Meu conselho sempre tem sido: "Sra. ou sr. Paciente, vamos continuar com a medicação que seu médico anterior prescreveu, porque ela está ajudando. E vamos ver se conseguimos reduzir a necessidade dessa medicação".

## os medicamentos podem aumentar o desenvolvimento da sua doença autoimune

Alguns medicamentos podem, na verdade, acelerar o desenvolvimento da sensibilidade ao glúten e o desenvolvimento das doenças autoimunes. Os mais agressivos são a categoria de drogas que suprimem ácidos, indo de simples antiácidos vendidos sem receita, como Maalox, a antagonistas de receptores $H_2$, incluindo Zantac, Tagamet e Pepcid, inibidores da bomba de prótons como Prilosec, Prevacid, Nexium, supressores a longo prazo do ácido gástrico. Todos esses medicamentos elevam nosso pH e reduzem o ácido hidroclorídrico. Este resultado aumenta a probabilidade do aumento de intolerâncias alimentícias e sensibilidade alimentar em mais de cem vezes.

O ácido hidroclorídrico é uma enzima digestiva fundamentalmente importante. A produção de ácido em nosso estômago deve quebrar alimentos e ativar muitos sinais mais abaixo, no trato intestinal. Somos projetados para estocar ácido hidroclorídrico no estômago. Se você pegasse o ácido hidroclorídrico produzido em nosso estômago e o colocasse sobre uma mesa de madeira, ele começaria a destruir a madeira. Mas esse mesmo ácido pode ficar em nosso estômago o dia todo sem jamais causar problema. Quando interferimos nas células do estômago produtoras de muco (por exposição alimentar), consumo de café por aqueles sensíveis a ele, ácido fosfórico em refrigerante gasoso etc começamos a causar danos estomacais como úlceras e azia. Em vez de tratar o estômago com supressores de ácido, podemos equilibrar esse tecido eliminando os gatilhos que causam inflamação estomacal, perda da produção e função das células mucosas.

Quando interferimos na produção do organismo de enzimas digestivas, e juntamos a isso a má absorção da permeabilidade intestinal, não é possível obter as vitaminas e minerais dos nossos alimentos numa porcentagem suficiente. É importante conversar com o seu médico sobre como você vai garantir uma boa digestão, quando ele recomenda antiácidos, PPIs ou antagonistas de receptores $H_2$.

---

Nosso objetivo ao criar um sistema imunológico equilibrado é permitir que ele funcione como o pretendido, para que você possa ficar saudável. Lembre-se, para equilibrar um sistema imunológico super ativo, ou com baixo desempenho, não basta tomar uma pílula. Precisamos cuidar dos hábitos de estilo de vida que provocaram o desequilíbrio (uma sensibilidade alimentar, uma toxina ambiental etc). Pode levar meses para fazer isto. Mas depois que você equilibra seu sistema imunológico, dando continuamente boas tacadas, seus sintomas começam a diminuir, a vitalidade volta, o sono melhora, e você ficará melhor equipado para lidar com os desafios e estresses da vida cotidiana.

## nutrientes que atacam a inflamação e curam e selam o intestino

O desenvolvimento de uma inflamação envolve a ativação de um programa altamente coordenado de expressão genética que inclui mais de 1.100 genes. Lembre-se, a inflamação não é ruim para você, o que faz mal é a inflamação excessiva. Para cuidar de uma reação inflamatória excessiva, você precisa modular sua expressão genética inflamatória, desativando todos os genes ativadores inflamatórios que conseguir e acionando todos os genes ativadores anti-inflamatórios que conseguir. Este é o mundo notável da epigenética – o que fazemos em nosso ambiente influencia nossos genes.

A maneira mais segura de modular nossa expressão genética com o mínimo de efeitos colaterais, ou problemas a longo prazo, é dupla. Em primeiro lugar, e o mais importante, coma alimentos da mais alta qualidade, preferivelmente orgânicos. Em segundo lugar, suplemente sua dieta com os nutrientes corretos. Vitaminas naturais e anti-inflamatórios minerais não chegam nem perto de serem tão poderosos ou perigosos quanto os anti-inflamatórios farmacêuticos, nem estão na mesma escala. São como David em relação a Golias, bicicletas em relação a Ferraris, canoas em relação a lanchas... Você entendeu.

As substâncias de um anti-inflamatório natural sob a forma de vitaminas, antioxidantes, polifenóis e suplementos nutricionais – como o polifenol antioxidante epigalocatequina galato (EGCG) encontrado sobretudo no chá verde, o licopeno em tomates, a curcumina na cúrcuma, ou a vitamina C – ativam alguns dos 1.100 genes associados à cascata inflamatória, enfraquecendo os genes inflamatórios ou ativando os anti-inflamatórios. Eles não acabam completamente com a atividade genética, como os produtos farmacêuticos. Mesmo sendo muito mais fracos, ainda são uma parte importante de uma estratégia mais efetiva; o time que se mantém dando belas tacadas ganha o jogo. Nenhum deles também é um fracote de quarenta quilos, todos se garantem. Só não são brutamontes esmagadores que entram no organismo e assumem uma posição da maneira que os produtos farmacêuticos fazem.

Você se lembra do velho ditado: "Todos os caminhos levam a Roma"? A melhor maneira de livrar o corpo de uma inflamação crônica é fazer uma *abordagem pleiotrópica*, do grego *pleio*, significando "muitas", e *trepein*, significando "transformar, converter", ou seja, muitos que convertem. Com uma abordagem que usa muitas substâncias naturais e seguras, que ativam múltiplos genes e oferecem múltiplos benefícios discretos, você não apenas reduz a inflamação excessiva como também ativa os genes para iniciar o processo de cura. Com esta abordagem, usamos múltiplos anti-inflamatórios naturais. Você só não pode usar um produto natural e esperar conseguir resultados semelhantes a um produto farmacêutico na extinção de um fogo.

Eis um exemplo, apenas um em centenas, mas este sempre ficou na minha cabeça. Foi comprovado que o chá verde modula genes para curar a permeabilidade intestinal, proteger do dano de um poderoso medicamento que interrompe a produção de TNF (um poderoso anti-inflamatório), e proteger a elasticidade dos seus vasos sanguíneos (característica muito importante). O chá verde também protege nossa capacidade de raciocínio e estabiliza nossas taxas de açúcar no sangue, protegendo nosso fígado. Eu poderia continuar falando. O chá verde, com o seu polifenol EGCG ativo, é um alimento/nutriente benéfico porque modula inúmeros genes para que produzam um efeito anti-inflamatório.

Agora, sinceramente, li todos esses estudos e comecei a tomar chá verde de vez em quando. Mas um estudo fez diferença para mim. Em um artigo de 2006, publicado no *Journal of the American Medical Association*, pesquisadores estudaram os efeitos do consumo do chá verde quanto ao risco de morte por doença cardiovascular e quanto ao risco de morte por qualquer outro motivo (conhecido como mortalidade em geral). Durante onze anos, eles acompanharam 40.530 adultos entre 40 e 79 anos, sem histórico de derrame, doença coronariana ou câncer como padrão de referência. Em termos de mortalidade em geral (morte por câncer, doença cardíaca, doença cerebral etc), se os homens bebessem de uma a duas xícaras de chá verde por dia, tinham um risco de morte reduzido em 7%. Com três a quatro xícaras por dia, a redução era de 5%, e com cinco ou mais xícaras por dia, o risco era reduzido em 12%. Para as mulheres, as que bebiam uma ou duas xícaras de chá verde por dia tinham uma redução de 2% no risco de mortalidade; de três a quatro xícaras por dia a redução do risco era de 18%, e de cinco a mais xícaras diárias o risco de morte era reduzido em 23%. E quando os pesquisadores olharam especificamente a morte por doença cardiovascular, se os homens bebessem de uma a duas xícaras por dia, tinham o risco reduzido em 8%; de três a quatro xícaras por dia a redução era de 21%; e de cinco a mais xícaras por dia o risco era reduzido em 27%. Para as mulheres, as que tomavam de uma a duas xícaras de chá verde por dia o risco de morte era reduzido em 26%; de três a quatro xícaras por dia a redução era de 39%, e de cinco a mais xícaras diárias, o risco de morte por doença cardiovascular caia em 38%. Esses números são contundentes, mas o que eles realmente significam? Será que o chá verde é *a* resposta para todas as nossas preocupações com a saúde? Embora não tenhamos certeza, sabemos que ele ativa muitos genes para um efeito prático anti-inflamatório. Desde que li esse estudo, em 2006, tenho tentado tomar um pouco de chá verde diariamente.

Uma abordagem pleiotrópica (usando alguns produtos naturais pouco substanciosos) para tratar a permeabilidade intestinal virará o jogo a seu favor. Lembra-se da Polirrefeição? O pleiotropismo é a base do enfoque da Polirrefeição. Nenhum componente isolado da dieta produzirá por si só aquela redução de risco de 75% de uma doença cardíaca, mas a sinergia de todos os ingredientes (meio quilo de vegetais, chocolate amargo, amêndoas, alho, peixe, e vinho tinto) produz o resultado por acumulação.

## Mortalidade em geral

| Copos de chá verde por dia | | | | Copos de chá verde por dia | | |
|---|---|---|---|---|---|---|
| 1-2 | 3-4 | 5+ | | 1-2 | 3-4 | 5+ |
| Mortalidade em geral | | | | Mortalidade em geral | | |
| -7% | -5% | -12% | | -2% | -18% | -23% |
| Morte por doença cardiovascular | | | | Morte por doença cardiovascular | | |
| -8% | -21% | -27% | | -26% | -39% | -38% |

Os americanos tomam, facilmente, mais de sessenta bilhões de doses de suplementos nutricionais anualmente, e com índice zero de mortes relacionadas. Este é um recorde notável de segurança. Os dados mais recentes vêm do relatório anual do US National Poison Data System (Sistema Nacional de Dados de Venenos dos Estados Unidos), que compilou dados de 57 centros americanos de veneno e mostrou que vitaminas e suplementos minerais não causaram nenhuma morte.

Há quem contra-argumente, focando no fato de que a nutrição é um campo não regulamentado, e que alguns produtos não contêm o que dizem conter ou as quantidades registradas no rótulo. Essas reclamações são válidas. Em todos os campos existem espertinhos que querem sair lucrando de todo jeito. É por isso que você deve procurar fontes confiáveis para seus suplementos. Seu médico deve saber quais marcas têm a melhor qualidade e são as mais seguras. Mas antes de perguntar a ele, você precisa esclarecer se ele é a pessoa certa a quem perguntar.

Em primeiro lugar, pergunte a seus médicos quantos cursos de nutrição eles fizeram ou qual foi o último seminário de nutrição para pós-graduados a que assistiram. É uma pergunta esquisita de se fazer a alguém que não fez nenhum curso, e na verdade não está qualificado a dar conselho sobre esse assunto. Achamos que nossos médicos deveriam saber tudo sobre saúde, o que não é justo. Quase todos os médicos têm uma especialidade, uma área de estudo pela qual são apaixonados e da qual têm um amplo conhecimento. Mas se não tiverem uma paixão específica por nutrição, infelizmente, no campo da medicina sua formação em nutrição será bem pobre.

Por exemplo, um artigo da publicação *Academic Medicine* afirmou que, em 2010, apenas 28 (27%) das 105 faculdades de medicina dos Estados Unidos atingiram o mínimo exigido de 25 horas de formação em nutrição estabelecido pela National Academy of Sciences. Seis anos antes, em 2004, 40 (38%) das 104 faculdades tinham cumprido essa exigência. O que isso nos diz? Em primeiro lugar, apenas um quarto dos médicos receberam o *mínimo* de horas de formação em nutrição estabelecido pela National Academy of Sciences (e posso garantir que seu médico não sabe se sua formação atingiu o mínimo). Em segundo lugar, a tendência está indo pelo caminho errado.

Após ler centenas de estudos que mostram os benefícios dos nutrientes que influenciam os genes da inflamação e da cura, identifiquei 22 nutrientes anti-inflamatórios diferentes, que trabalham em conjunto sinergicamente para diminuir a inflamação e restaurar o revestimento intestinal. Ensinei este modelo de nutrientes a muitos médicos, que o usaram em mais de 10.000 pacientes. Até onde sei, não existem efeitos colaterais nesse tratamento.

Os Gluten Sensitivity Support Packs são uma combinação de seis pílulas que contêm esses 22 nutrientes diferentes. Minha fórmula promove a criação de um tecido saudável nos intestinos, na pele, no cérebro, nas juntas, em todo o sistema digestivo e em quase todos os outros sistemas do corpo e não contém nada de trigo ou glúten. Você pode encontrar esses pacotes exclusivos no meu site <thedr.com>.

Nesse tratamento, não existem contraindicações para pessoas que atualmente tomam medicamentos vendidos sob receita médica. Recomendo que você tome o GS Pack, ou sua própria versão, no mínimo durante seis meses, e depois refaça o exame de sangue descrito no capítulo 5 para confirmar se os biomarcadores anormais voltaram ao normal. Você também pode refazer o Teste de Sintomas Médicos do capítulo 4 para ver se consegue quantificar uma mudança.

Embora seja muito provável que você comece a se sentir melhor quase imediatamente, no começo do Protocolo de Transição, leva-se um tempo para que cesse a produção de anticorpos, a cascata inflamatória se acalme, os genes anti-inflamatórios se ativem e os genes para a recuperação sejam estimulados. Sem um novo exame de sangue, fica muito fácil assumir que você esteja "bem", quando os sintomas diminuem notavelmente. Lembre-se de que no espectro do desenvolvimento autoimune existem anos de destruição tecidual sem que haja sintomas. Na regeneração do tecido autoimune também existe um espectro de cura que leva tempo. É por isto que é preciso um mínimo de seis meses a um ano para que você veja melhoras marcantes no exame de laboratório.

## focando em nutrientes fundamentais

Seis nutrientes-chave são críticos para reverter a permeabilidade intestinal. Os primeiros três (vitamina D, glutamina e óleo de peixe) podem ser encontrados nos GS Packs. O restante são suplementos adicionais que você deveria considerar.

1. Vitamina D: Um motivo básico de a vitamina D ser excepcional para a cura da permeabilidade intestinal é o fato de ela supervisionar a função das *tight junctions* (junções intercelulares), os espaços entre as células em seu intestino que poderiam permitir que moléculas grandes e não digeridas entrassem na corrente sanguínea, caso você tenha permeabilidade intestinal. A família proteica chamada zonulina, que mantém nossas células estreitamente unidas no intestino, funciona como cadarços que deveriam ficar bem amarrados a maior parte do tempo. O mecanismo normal é que os cadarços se afrouxem um pouco para deixar que pequenas moléculas passem por entre as células para serem examinadas e liberadas pela segurança (nosso sistema imunológico) antes que possam entrar na corrente sanguínea. É assim que deveríamos absorver as vitaminas e os minerais dos nossos alimentos. No entanto, quando os cadarços estão desamarrados, as partículas maiores dos alimentos chamadas macromoléculas infiltram-se pelas *tight junctions* e entram na nossa corrente sanguínea. A isso chamamos de *permeabilidade intestinal patogênica*. As macromoléculas não deveriam entrar na corrente sanguínea, pois ativam o sistema imunológico que, por sua vez, produz anticorpos contra essas macromoléculas. Se for uma macromolécula de frango, você pode se tornar alérgico a frango; se for de tomate, pode se tornar alérgico a tomate. É por isso que quando algumas pessoas fazem um panorama completo de IgG e o resultado é uma sensibilidade a vinte alimentos ou mais, elas dizem: "Ah, não, sou sensível a tudo que como!" É claro que é. Seu sistema imunológico está fazendo exatamente o que deve para protegê-lo. Depois que você sarar da permeabilidade intestinal e voltar a fazer o exame, descobrirá que é sensível a muito menos alimentos.

A vitamina D desempenha um papel importante no amarrar e desamarrar dos cadarços intestinais. Sem vitamina D suficiente, os cadarços não ficaram firmes, levando à permeabilidade intestinal. Essa é uma das razões de tantas doenças autoimunes serem mais prevalentes em países longe do equador; as pessoas dessas regiões têm menor exposição ao sol, o que faz com que seus corpos fabriquem menos vitamina D. Também sabemos que essa vitamina pode parar e, em muitos casos, reverter a produção de anticorpos deletérios, que podem influenciar algumas doenças imunomediadas, incluindo dermatite e asma.

2. Glutamina: O trato gastrointestinal é, de longe, o maior consumidor do aminoácido glutamina no corpo. As células epiteliais (as de crescimento mais rápido no corpo) usam a glutamina como seu principal combustível metabólico. Sabe-se que a glutamina ajuda na proteção de intestinos danificados. Ela tem sido usada com sucesso em pacientes com HIV e câncer, ajudando-os numa melhor absorção de nutrientes e, portanto, no ganho de peso necessário. A glutamina aciona vários genes cuja expressão permite que o intestino se recupere.

   No entanto, se você tem um histórico de candidíase, é preciso monitorar cuidadosamente a quantidade de glutamina que for tomar, porque esse aminoácido pode aumentar o crescimento de leveduras. A glutamina também é uma matéria-prima para as células imunológicas, que produzem uma quantidade saudável de inflamação em nossos intestinos. Mas se você já tiver uma inflamação, a glutamina pode aumentá-la (raramente, mas pode acontecer). É por isso que sempre digo aos meus pacientes: "Sra. ou sr. Paciente, raramente, mas às vezes, alguém é sensível aos GS Packs. Se você não se sentir bem tomando os GS Packs, tire a glutamina por umas duas semanas e continue tomando todo o resto para ativar os genes e produzir o efeito anti-inflamatório. Depois de algumas semanas, reintroduza a glutamina". Você pode fazer o mesmo, se estiver criando seus próprios pacotes de suplementos.

3. Óleos de peixe: Os óleos de peixe são marcantemente úteis porque contêm ácidos graxos ômega-3, que ativam ou desati-

vam muitos genes para produzir um efeito anti-inflamatório. Os óleos de peixe também são conhecidos por reduzir o risco de doenças cardiovasculares (principalmente derrame e infarto agudo do miocárdio), baixar a pressão sanguínea e aumentar a função cerebral e também por modularem os genes para inflamação em muitas áreas diferentes do corpo.

Os principais ingredientes dos óleos de peixe são EPA e DHA. O EPA tem propriedades anti-inflamatórias, pois ele consegue ativar os genes para a anti-inflamação no intestino e desativar outros genes inflamatórios. O DHA desempenha um papel importante no desenvolvimento do cérebro do feto e da retina dos olhos durante os primeiros dois anos de vida. Cerca de 35% das paredes das suas células cerebrais são feitas de gorduras ômega-3. Se não houver disponibilidade suficiente dessas gorduras boas para a produção de células cerebrais boas e fortes, o corpo usará como fonte de gordura qualquer matéria-prima que encontrar. Se você comer batatas fritas ou alimentos mergulhados em fritura, o corpo usará isso como matéria-prima para as suas células cerebrais. E essas gorduras são muito mais espessas e pegajosas, não permitindo uma passagem fácil pela transmembrana.

Estou entregando a minha idade aqui, mas houve época em que, se a pessoa fosse colher uma amostra de urina no consultório de um médico, ela entrava no banheiro, enchia o recipiente que lhe davam e o colocava no prato giratório disposto na parede. A enfermeira que ficava do outro lado da parede rodava o prato, e a amostra chegava ao outro cômodo. É assim que suas células cerebrais se comunicam entre si – mensageiros químicos produzidos em uma célula cerebral passam diretamente pelas paredes dessa célula para dentro da célula cerebral vizinha. Mas se sua dieta for cheia de tipos errados de gordura, seu prato giratório vai ficar enferrujado e não girará bem, interferindo na mensagem de uma célula cerebral para outra. É por isso que o suplemento com óleos de peixe ricos em ômega-3 pode elevar o QI de uma criança em mais de três pontos (isto é substancial). Seu cérebro eliminará as gorduras ruins dentro das paredes das células, substituindo-as pelas gorduras boas, e assim seu prato giratório começará a funcionar melhor.

Os ômega-3 podem ser aquiridos apenas através de dieta, porque não são produzidos pelo organismo. Os peixes têm altos índices de ômega-3, mas como muitos não são seguros para serem ingeridos, suplementos de óleo de peixe de alta qualidade (testados para metais pesados e contaminantes químicos) oferecem uma maneira perfeita de se obter esses nutrientes essenciais. Dosagens terapêuticas de até três gramas para adultos têm se revelado consideravelmente efetivas e seguras. Costumo receitar o seguinte para meus pacientes:

**DOSAGENS TERAPÊUTICAS:**
- De 15 a 34 quilos – pelo menos um grama por dia (ômega-3 total)
- De 35 a 57 quilos – pelo menos dois gramas por dia (ômega-3 total)
- 58 quilos – 3+ gramas por dia (ômega-3 total)

4. Probióticos: A suplementação probiótica sustenta o microbioma da mesma maneira que os alimentos fermentados: introduz bactérias benéficas. O microbioma tem um impacto direto em praticamente todas as funções do nosso organismo, da conversão do hormônio inativo T4 da tireoide ao hormônio ativo T3; na organização da produção de hormônios cerebrais (chamados neurotransmissores); na redução dos fatores de risco cardiovasculares, incluindo índice de massa corporal, circunferência da cintura, pressão sanguínea e níveis de triglicérides. Como a ciência continua a se expandir nos benefícios de se trabalhar com o microbioma, acredito que veremos protocolos mais sofisticados para a ingestão de probióticos.

Há trinta anos, sabíamos que era importante dar probióticos a nossos pacientes, mas todos nós trabalhávamos com dados científicos limitados. A melhor recomendação que podíamos dar era "Tome alguns probióticos, quanto mais, melhor". Hoje, sabemos que existem milhares de diferentes cepas de boas bactérias no microbioma, que podem reagir positivamente com probióticos. No entanto, muitas perguntas ainda permanecem atualmente sem resposta quanto ao que acontece, se você der uma grande quantidade de um ou dois tipos de probióticos. Até que saibamos mais, parece racional ingerir uma dosagem moderada de uma quantidade de probióticos diferentes do que uma dose maior de um ou dois.

Esta é uma das razões de eu enfaticamente sugerir que você obtenha seus probióticos de alimentos integrais fermentados, e não de suplementos. Tente variar os vegetais fermentados, porque cada um deles pode abrigar culturas e famílias diferentes de boas bactérias. Também recomendo a ingestão de uma cápsula mista de probióticos juntamente com seus vegetais fermentados. As famílias de bactérias que procuro em um suplemento probiótico incluem Lactobacillus, Bifidobacterium (são as mais comuns), *Bacillus subtilis* (que aumentarão a contagem de *Bifidobacterium* em mais de 500%), e *Saccharomyces boulardii*.

5. Zinco carnosina: Existem 18 tipos diferentes de zinco e cada um tem uma função específica. O zinco carnosina há muito foi identificado como possuidor de propriedades que curam o trato gastrointestinal. Ele é usado no tratamento de úlceras porque é conhecido por promover um aumento de 75% na proliferação e migração de células novas para a cura do dano no estômago. Pesquisa recente mostrou que ele também promove um aumento de 50% na proliferação e migração de células novas para curar danos no intestino delgado. Este mecanismo é crucial para o tratamento de um intestino permeável, já que muito do dano da permeabilidade intestinal ocorre no intestino delgado.

O zinco carnosina também pode ajudar a reverter o dano causado pela ingestão de AINEs (drogas anti-inflamatórias não esteroidais), como aspirina e ibuprofeno. Em 1998, o mundo da saúde foi abalado quando um estudo de referência mostrou que, só por tomarem AINEs, mais de 16.000 pessoas morriam por ano e mais de cem mil eram hospitalizadas. Hoje, é amplamente conhecido que os AINEs aumentam a permeabilidade intestinal levando a inflamação, erosões, úlceras, sangramentos, perfurações e obstruções. Ironicamente, esses medicamentos, criados para serem anti-inflamatórios, podem causar dano inflamatório no intestino. Um terço das mortes causadas por AINEs está ligado a uma baixa dose diária de aspirina. Mesmo uma dose pequena, como dez miligramas diárias, causa úlceras gástricas (uma aspirina infantil normalmente tem 81 miligramas).

Por favor, considere estas estatísticas sempre que for pegar um desses medicamentos. Culturalmente, confiamos cegamente neles. Na verdade, estudos mostram que 44% dos pacientes consomem uma dosagem maior de AINEs do que a recomendada. Se optar por usar AINEs e aspirina, com certeza faz sentido usar um tanto de proteção nutricional para curar o intestino. Recomendo a meus pacientes que, se forem tomar AINEs, ingiram um GS Pack por dia, como medida de proteção, juntamente com um comprimido diário de zinco carnosina (75 mg por comprimido), se você pesar até 58 quilos, e um comprimido duas vezes por dia, se pesar mais.

6. Colostro: Quando uma criança nasce, nos primeiros três a cinco dias de leite materno, o que existe não é leite, é colostro. O colostro é produzido no final da gravidez pelas gândulas mamárias de todos os animais. Ele contém anticorpos necessários aos recém-nascidos para que fiquem protegidos contra doenças. O colostro modula genes como nenhuma outra substância no planeta, e agora sabemos que é o melhor remédio para a saúde do intestino em vários aspectos. Contém fatores de crescimento e hormônios destinados a fechar as *tight junctions* nos bebês recém-nascidos (todas permeáveis no útero). Nos adultos, ele ativa os mesmos genes para ajudar no reparo do dano do revestimento intestinal, restaurar a integridade do trato digestivo, fechar as *tight junctions* e servir como importante modulador dos genes inflamatórios no intestino. Ele também promove a recolonização dos intestinos com bactérias boas.

Um quarto do total de sólidos no colostro são, grosso modo, anticorpos necessários (IgG, IgE, IgA, IgD) aos recém-nascidos para colonizar seu microbioma. Os IgGs do colostro fornecem ao bebê uma proteção imediata contra micróbios, bactérias, vírus, fungos e parasitas. No caso dos adultos, o colostro também fornecerá proteção contra esses mesmos invasores. Ele também ativa os genes que reparam os microvilos, de modo que as felpas desgastadas possam voltar a crescer caso você tenha doença celíaca. Como Andrew Keech, PhD, autoridade em colostro reconhecida mundialmente, disse no meu Gluten Summit: "Nas prateleiras das lojas de alimentos naturais existem vários músicos de uma nota só que podem ajudar a curar intestinos danificados: só o colostro toca toda sinfonia".

Podemos suplementar nossa dieta com colostro de vacas para ajudar na cura dos nossos intestinos. A estrutura do colostro de vacas e seres humanos é idêntica. Na verdade, a parte imunológica do colostro – aqueles peptídeos – é exatamente igual em todos os mamíferos. Contudo, existe uma diferença na qualidade do colostro vendido. O produto que eu promovo em nosso site é exatamente o mesmo produto licenciado por seis governos na África como o primeiro tratamento escolhido contra o HIV. Aí está a extensão dos benefícios do colostro. Procure colostro produzido por vacas que pastem, que não receberam antibióticos nem hormônios bovinos de crescimento. Para a maioria dos adultos, uma concha do pó de colostro por dia é a dose recomendada.

Ainda que o colostro possa ser considerado um laticínio, normalmente ele tem um nível baixo de proteínas alergênicas, e extremamente baixo de caseína. No entanto, se você for sensível a laticínios, converse com o seu médico antes de tomar esse suplemento. Juntos, vocês podem determinar se é ou não uma boa ideia tentar o colostro e ver se você nota algum sintoma.

Sempre que descubro um paciente com verdadeira sensibilidade a laticínios, sugiro experimentar o colostro por, no mínimo, dois meses, porque ele ativará mais genes para reduzir a inflamação e curar os intestinos do que qualquer outra coisa que eu pudesse recomendar. Ao mesmo tempo, elimine todos os outros laticínios da dieta. Se descobrir que está tendo qualquer sintoma de gases, distensão abdominal, dor etc, interrompa o colostro. Clinicamente, descobri que sete ou oito, entre dez pacientes com sensibilidade a laticínios, melhoram com este tratamento.

## leia todas as bulas de medicamentos e suplementos: evite estes ingredientes

Dentro dos suplementos, e até de remédios, pode haver pequenas e ocultas exposições a glúten, laticínios ou açúcar. Assim como tudo que você põe na boca, leia as bulas com cuidado, e procure indícios que sinalizem contaminações por glúten. O regulamento atual de rotulagem não exige que o glúten conste dos rótulos de vitaminas ou medicamentos. Embora os suplementos e medicamentos geralmente não contenham glúten, ele pode ser adicionado como um agente aglutinante ou como outro ingrediente inativo. Com frequência, ele é o o amido usado para absorver umidade nas pílulas, para que elas tenham uma durabilidade maior nos pontos de venda. Quando um produto contém a palavra "amido", a origem precisa ser identificada. O principal agressor é a maltodextrina, um amido normalmente derivado do milho, mas que também pode ser extraído do trigo, da batata ou do arroz.

Os comprimidos e as cápsulas são a fonte potencialmente mais provável de contaminação por glúten já que geralmente contêm excipientes, absorventes, protetores, aglutinantes, colorantes, lubrificantes e agentes de massa que podem conter glúten. Cada um desses aditivos pode ser feito de material sintético ou de fontes naturais derivadas de plantas ou animais. Embora sejam considerados inativos e seguros para uso humano pelo FDA, ainda podem ser uma fonte potencial de contaminação. Os farmacêuticos dizem que alguns desses agentes são seguros, enquanto você estiver seguindo a Fase 1, e outros não. O manitol ou xilitol seria considerado seguro. Eles são álcoois de açúcar, refinados a ponto de não causarem problema para a maioria das pessoas, mesmo que alguns deles possam ser derivados do trigo. Outros aditivos seguros que você pode encontrar em medicamentos são dióxido de titânio, lactose (a não ser que seja sensível a lactose), gelatina, dextrina e estearato de magnésio.

Um bom princípio básico é sempre perguntar ao seu farmacêutico para ter certeza de que qualquer remédio que você esteja comprando não contenha glúten. Os farmacêuticos conseguirão analisar a bula e dirão o que o medicamento contém, ou poderão dá-la a você para que leia os ingredientes. Eles também poderão acessar a internet e checar para você, ou ainda lhe ensinar como entrar em contato com o fabricante.

Infelizmente, não é tão fácil descobrir as fontes escondidas de glúten nos suplementos. Embora alguns funcionários de lojas de alimentos naturais sejam brilhantes no que fazem, a maioria deles não tem treinamento formal sobre a composição e os aditivos dos produtos nutricionais. Se você tiver a sorte de ter profissionais ligados à saúde que recomendem suplementos nutricionais, eles poderão responder às suas perguntas como um farmacêutico. E, se não souberem a resposta em relação aos ingredientes, eles têm os canais para descobri-la. Pode ter certeza que qualquer produto que recomendo foi analisado mais de uma vez para garantir que seja seguro.

Trate cada recarga de um suplemento nutricional, ou de um remédio, como se fosse um produto totalmente novo. As empresas muitas vezes mudam as formulações e os genéricos não precisam ser duplicatas exatas de remédios de marca no que tange a ingredientes inativos. O mesmo se dá com os remédios vendidos sem receita. Leia toda a embalagem com cuidado, e evite os seguintes ingredientes:

- Ácido cítrico
- Álcool
- Alfa tocoferol
- Alfa tocotrienol
- Amido
- Amido modificado
- Amido modificado pré-gelatinizado
- Amido pré-gelatinizado
- Amido reticulado
- Aveia, extrato de
- Aveia, farelo de
- Aveia, fibra de
- Aveia, grama de
- Aveia selvagem
- Avena
- Avena sativa
- Beta-glicanas
- Beta-glucanos
- Beta-glucano de aveia
- Beta-glucanos de cevada
- Beta-tocoferol
- Beta-tocotrienol

- Caramelo, cor
- Cernilton (extrato de pólen de grama de centeio)
- Centeio, extrato de pólen de grama de
- Centeio, grama de
- Cereal, fibra de
- Cevada
- Cevada, farelo de
- Cevada, folha de
- Cevada, grama de
- Cevada, pó de
- D-alfa-tocoferol
- D-beta-tocoferol
- D-gama-tocoferol
- Delta-tocotrienol
- Dextrano
- Dextrina (se a fonte não for especificada, geralmente é milho ou batata, o que é aceitável, mas às vezes usa-se trigo.)
- Dextrinomaltose
- Fibra dietética
- Gama-tocoferol
- Gama-tocotrienol
- Glicolato de amido sódico
- Goma xantana
- *Hordeum distichon*
- *Hordeum vulgare*
- Levedura
- Levedura de cerveja
- Maltodextrina
- Maltose
- *Secale cereale*
- Tocoferóis mistos
- Tocotrienóis mistos
- Tocoferol
- Tocoferol, acetato de
- Tocoferol, succinato de
- *Triticum aestivum*
- Trigo, amido de
- Trigo, extrato de germe de
- Trigo, farelo de
- Trigo, óleo de germe de
- Trigo, proteína de
- Vitamina E
- *Wheatgrass*

## proteja-se contra exposições alimentares acidentais

Exposições involuntárias – ingerir, por engano, glúten, laticínios, açúcar ou qualquer outra coisa à qual você tenha uma sensibilidade – é uma preocupação bem real, pois elas podem interromper seu sucesso no Protocolo de Transição. Infelizmente, a exposição acidental é a principal razão de tantas pessoas não se sentirem bem, mesmo quando estão seguindo uma dieta "estritamente" sem glúten. Não é que elas estejam trapaceando e comendo alimentos com glúten com frequência. A maioria dos meus pacientes com sensibilidades alimentares está se esforçando muito para levar uma vida saudável, mas continua sofrendo, geralmente sem saber, sintomas por estar ingerindo glúten. É por isso que, no último capítulo, listei todos os ingredientes possíveis de conter glúten. No entanto, nem sempre conseguimos ler as listas de ingredientes, principalmente quando comemos fora de casa. A exposição ao glúten tóxico (de trigo, centeio e cevada) desencadeia a permeabilidade intestinal, passagem para o desenvolvimento das doenças autoimunes em todas as pessoas. Os americanos consomem uma média de sessenta quilos de trigo por ano. Ora, eu não como nada. Isto significa que alguém está comendo 120 quilos de trigo por ano. E cada garfada provoca um rasgo no revestimento intestinal. Para algumas pessoas, esse rasgo sara com facilidade. Mas quando a pessoa ultrapassou o limite, criou suficiente permeabilidade intestinal impossível de curar, e se o elo frágil da sua cadeia estiver no intestino, ela desenvolverá a doença celíaca. É por isto que um membro da família de alguém com doença celíaca confirmada pode fazer o exame para a doença e obter um resultado negativo, mas se voltar a fazer o exame sete anos depois, é possível que, então, tenha a doença. Seu corpo já não pode curar os rasgos na gaze que resultaram da exposição ao glúten. A verdade é que apenas um pequeno número de pacientes celíacos fica completamente curado. Segundo um artigo de 2012, publicado no *American Journal of Gastroenterology*, mesmo depois de doze anos seguindo uma dieta sem glúten, 31% dos pacientes do estudo ainda tinham os mesmos sintomas com os quais se depararam originalmente: inflamação acentuada nos intestinos. Acontece que apenas 8% das pessoas com doença celíaca saram totalmente com uma dieta sem glúten, levando esses pesquisadores a escrever: "Apenas uma dieta sem glúten pode ser insuficiente para controlar completamente a doença em alguns pacientes".

 Pior do que isso, como aprendemos no capítulo 1, ter uma condição autoimune coloca você em um risco maior de desenvolver outras condições autoimunes. Um segundo estudo do *American Journal of Gastroenterology* acompanhou 7.600 pacientes celíacos que seguiam uma dieta sem glúten, dos quais 43% continuavam a ter uma persistente atrofia da vilosidade, as felpas desgastadas em seus intestinos. Para essas pessoas, o risco geral de câncer nos intestinos era quase três vezes maior do que para o restante da população.

Para você isto pode signficar que, mesmo que as suas dores de cabeça desapareçam, ou sua má digestão se resolva após você seguir a Fase 1 por três semanas, a inflamação subjacente pode permanecer. Você ainda pode ter um pouco de permeabilidade intestinal causada por exposições acidentais. É por isso que você não pode basear o sucesso deste programa simplesmente com a solução dos seus sintomas, e então voltar a seu velho estilo de vida. É preciso estar mais atento. Dispensar o glúten é fundamental, mas apenas uma parte da solução. Você continuará com a inflamação, a não ser que ataque as outras causas da permeabilidade intestinal. Aí é que está a utilidade de se medir os biomarcadores da inflamação com exames de sangue ou urina depois que seus sintomas sumirem. Esta é a única maneira de ter certeza de que a inflamação já não está causando permeabilidade intestinal.

Para que você fique completamente curado é preciso se proteger das fontes ocultas de glúten. Precisamos dar munição extra ao corpo, e a maneira mais eficiente de fazer isto, pelo que eu conheço, é suplementando sua dieta com enzimas digestivas adicionais. As enzimas digestivas são produzidas naturalmente no pâncreas e no intestino delgado. Elas quebram nosso alimento em nutrientes de modo que nosso corpo possa absorvê-los. Você também pode suplementar sua dieta com enzimas adicionais específicas, que irão digerir mais completamente o glúten acidental. Essas enzimas protegem-no dos efeitos de uma exposição involuntária a qualquer um dos oito principais alérgenos: trigo, laticínios, soja, ovos, nozes, peixe, cânhamo e ervilha.

Tome enzimas digestivas de auxílio ao glúten antes de cada refeição, para ter certeza de que nenhum vestígio do glúten mal digerido deixe o estômago. Isso inclui qualquer hora em que estiver comendo uma refeição que contenha qualquer coisa além de simplesmente carnes e vegetais preparados. Porque acrescentam-se frequentemente glúten, laticínios ou açúcar a sopas, molhos, temperos, recheios etc.

Embora existam muitas enzimas digestivas de glúten no mercado, não fiquei satisfeito com os resultados. Ao longo dos anos, alguns dos meus pacientes não respondiam tão bem quanto deveriam a este passo a mais de se tomar enzimas. A pesquisa mostrou que essas enzimas funcionavam no laboratório, mas nem sempre na prática clínica. Comecei a procurar o motivo de essa abordagem não ser totalmente efetiva. Descobri pesquisadores que passaram 11 anos desenvolvendo uma enzima que ajudasse a digerir o glúten de maneira mais completa e mais rápida. Passamos dois anos a mais em colaboração, tentando entender qual seria o fator desconhecido. Então ele nos atingiu.

Percebemos que as sentinelas do sistema imunológico, designadas para proteger você, ficam de guarda na primeira parte do intestino delgado (o duodeno), bem onde ele se conecta com o estômago. Essa área contém células dendríticas e células apresentadoras de antígenos (as sentinelas). Se alguma molécula proteica mal digerida sair do estômago, as sentinelas mandam uma mensagem de alarme, ativando nossos mecanismos de defesa. A reação do sistema imunológico produz uma grande quantidade de inflamação nos lugares em que absorvemos vitaminas e minerais. É por isso que pessoas com reações adversas a alimentos têm sintomas em tantas áreas diferentes do corpo, o que depende de dois fatores: como seu sistema imunológico reage, e que deficiências de nutrientes resultam da absorção insuficiente.

Lembre-se, depois que o sistema imunológico entra em funcionamento, ele pode ficar ativo de três a seis meses a cada exposição. Notando que o alarme é acionado, assim que o alimento sai do estômago, decidimos que precisávamos ter certeza de que esses alimentos fossem completamente digeridos *antes* que entrassem no intestino delgado. Precisávamos criar uma enzima digestiva que produzisse uma digestão completa dos oito alimentos mais agressivos à sensibilidade, num prazo de 60 a 90 minutos, antes que eles saíssem do estômago e entrassem no intestino delgado. Essas enzimas digestivas são chamadas de E3 Advanced Plus, e estão disponíveis no meu site <thedr.com>. O profissional encarregado dos cuidados com a sua saúde poderá encomendá-las através da empresa de nutrição NuMedica. Todas as outras enzimas digestivas do mercado podem funcionar, mas levam de três a quatro horas para digerir o glúten, o que ainda permite que peptídeos parcialmente digeridos saiam do estômago, ativando as sentinelas que montam guarda e dando início a toda a cascata autoimune.

Essas enzimas respaldam um microbioma saudável porque contêm prebióticos que ajudam nossas bactérias benéficas. Isto cria um ambiente equilibrado, especificamente em nosso intestino delgado, o que é muito difícil de acontecer com outros suplementos. Elas também contêm probióticos especialmente selecionados que resultam na reinoculação e auxílio da digestão do glúten.

Você pode conseguir um resultado semelhante, incluindo vários vegetais fermentados e prebióticos diariamente em sua dieta.

## impeça a permeabilidade intestinal já na sua boca

As principais bactérias que causam doença na gengiva, *Porphyromonas gingivalis*, desprendem uma toxina extremamente potente que desestabiliza a flora intestinal e provoca permeabilidade intestinal. Essas bactérias podem causar uma leve permeabilidade na boca, permitindo que bactérias nocivas passem da boca para a corrente sanguínea. Atualmente, os pesquisadores estão associando essas bactérias a um número de condições crônicas incluindo doenças cardíacas, demência, diabetes e infertilidade. Agora, os dentistas prescrevem antibióticos aos pacientes com problemas cardíacos antes de mexer em suas bocas, para o caso de criar permeabilidade gengival durante uma limpeza. Mas já sabemos que os próprios antibióticos podem desequilibrar as bactérias do trato digestivo e provocar permeabilidade intestinal.

Uma coisa simples que você pode fazer para garantir uma flora saudável em sua boca, além de escovar e passar fio dental nos dentes, é bochechar diariamente com um pouco de óleo de coco, mesmo que apenas por trinta segundos. A isso se chama *terapia do bochecho com óleo*. Em um estudo de trinta dias sobre o uso do bochecho com óleo de coco notou-se uma redução da placa, estatisticamente signficativa, após sete dias. Os pesquisadores também ressaltaram que a saúde da gengiva melhorou consideravelmente. Esses dois dados continuaram progredindo à medida que o estudo avançou.

# história de samantha
# parte 5

Você se lembra da minha paciente Samantha? Depois de tomar Glutenza por alguns meses, ela me escreveu esta carta que preciso dividir com você.

*Dr. Tom, agradeço por mudar a minha vida! Desde que começamos o tratamento juntos, sobrevivi ao pior caso de SNC lúpus vasculitis que o UCLA Medical Center já tinha visto em vinte anos. Eu também tinha síndrome antifosfolipídica, bem como várias outras condições derivadas de altas doses de prednisona, dois tipos de quimioterapia durante um ano e meio e uma variedade de outros remédios usados no tratamento das doenças. Na minha jornada pela cura e reversão de todo o dano causado ao meu corpo pelas doenças e remédios, sofri repetidas recaídas por causa de exposições veladas aos alimentos aos quais eu era sensível. Mas agora, NÃO TENHO MAIS essas recaídas, se sou exposta a fontes veladas de glúten como soja, laticínios ou milho. Não passo mais duas semanas com sintomas causados pela exposição, e de quatro a seis meses no exercício de desintoxicar meu corpo e equilibrar meu sistema imunológico depois de uma agressão! Na verdade, estou percebendo uma rapidez muito maior no progresso de reconstrução do sistema imunológico, e sei que o segredo de fazer todos os protocolos que o senhor recomenda funcionarem é por estar agora protegida contra exposições veladas ao glúten!*

*Agora posso viajar, ter uma vida social e continuar no meu caminho de reconstrução do meu sistema imunológico e do trato gastrointestinal. Obrigada por inventar Glutenza!*

Aprendi a fazer óleo de coco, meu caro. O óleo de coco é bom para cozinhar e fica sólido em temperatura ambiente. É um componente básico nos pratos de muitos países tropicais, inclusive na Índia, e também é usado por suas qualidades cosméticas. O óleo de coco contém triglicérides de cadeia média, com efeito anti-inflamatório e antimicrobiano comprovados.

Mantenho uma pequena quantidade de óleo de coco em um recipiente no meu chuveiro e bochecho cerca de uma colher de chá por alguns minutos, antes de cuspir. No início, o gosto e a consistência são um pouco difíceis de se acostumar. Agora, não vejo a hora de fazer isso porque minha boca fica muito refrescada depois.

## exposições a alimentos tóxicos acontecem nos lugares mais improváveis

Embora estejamos fazendo o possível para manter o corpo limpo por dentro e por fora, também temos que examinar nosso ambiente e como cuidamos do nosso lado externo. Infelizmente, existem outras fontes escondidas de glúten, com as quais podemos entrar em contato apenas usando produtos industrializados do dia a dia. Ele pode estar no seu xampu, no sabão em pó ou em qualquer coisa que você esteja inalando.

A ciência por trás do efeito do glúten nos produtos industrializados é real e bem documentada. Isto posto, alguns pesquisadores argumentam que as moléculas do glúten não podem penetrar na pele. Eles dizem que os produtos domésticos que contêm glúten, incluindo produtos de limpeza, xampus, batons e até maquiagem para os olhos, não podem penetrar na pele nem no couro cabeludo, e não deveriam constituir um problema. No entanto, para algumas pessoas, isso acontece. É possível que essas moléculas entrem no nosso organismo através do sistema respiratório, quando inaladas. A rota respiratória que carrega uma toxina alimentar é bem referenciada na literatura científica. Quando você usa algum desses produtos que contêm glúten, aspira suas partículas minúsculas que podem ativar uma reação imunológica. Mesmo que você não tenha sintomas, pode estar danificando seu tecido interno.

As proteínas do glúten encontradas em cosméticos podem ser um problema para indivíduos altamente sensíveis. No encontro anual do American College of Gastroenterology, em 2013, pesquisadores apresentaram um estudo de caso de uma mulher de 28 anos que conseguiu controlar com sucesso sua doença celíaca através de dieta. Depois de experimentar uma nova loção corporal, contudo, ela desenvolveu uma erupção com coceira e bolhas ao longo dos braços, juntamente com distensão abdominal e diarreia. Depois que parou de usar a loção, seus sintomas desapareceram. Em um artigo científico de 2014, "Food Allergen in Cosmetics" (Alérgenos Alimentares em Cosméticos), os autores relataram uma meta-análise de oito estudos diferentes, feitos com mais de 1.900 pacientes que sofriam com sintomas de graves alergias a trigo, embora não estivessem comendo trigo. Os autores descobriram que a causa dessa reação era um sabonete facial contendo uma proteína do trigo. Assim que os pacientes deixaram de usar o sabonete, seus sintomas desapareceram.

O sintoma mais comum de uma reação por sensibilidade ao trigo a produtos de tratamento corporal é urticária. Outros sintomas relatados incluem asma e dermatite atópica, uma condição inflamatória crônica da pele, cujos sintomas são coceira severa, pele seca e lesões visíveis. A prevalência estimada de dermatites atópicas cresceu dramaticamente nos últimos trinta anos especialmente nas áreas urbanas, enfatizando a predominância de exposições ambientais, como aos cosméticos, no desencadeamento da doença.

O trigo não é o único responsável pelos problemas com cosméticos, apenas é bastante comum. Por exemplo, os protetores solares – cruciais no impedimento de queimaduras de sol, envelhecimento precoce da pele, e câncer de pele – contêm mais de vinte substâncias químicas não aprovadas para uso pela US Food and Drug Administration. Os benzofenonas e dibenzoilmetanos são as substâncias químicas mais comumente contidas em protetores solares, provocando dermatite de contato alérgica e fotoalérgica.

Felizmente, fabricantes especializados criaram linhas completas de produtos de beleza orgânicos, sem açúcar, sem laticínios e sem glúten. Uma das empresas que mais empolgam meus pacientes é a Annmarie Skin Care <annmariegianni.com>.

Procure os seguintes ingredientes em produtos cosméticos e de beleza corporal, porque podem conter glúten:

- Acetato de tocoferol
- Acetato dimethicone PEG-7/proteína do trigo hidrolisada
- Ácido cítrico
- Ácido lático
- Álcool
- Álcool de cereais
- Álcool desnaturalizado
- Amido de aveia
- Amido de trigo
- Amido de trigo hidrolizado
- Amido de trigo hidrolisado hiroxipropil laurdimonium
- Amido de trigo hidrolisado hidroxipropiltrimônio
- Amidofodiacetate de trigo dissódico
- Aminoácidos de aveia
- Aminoácidos de cocoil de sódio de aveia
- Aminoácidos de lauroil de potássio de trigo
- Aminoácidos de lauroil de sódio de aveia
- Aminoácidos de lauroil de sódio de trigo
- Aminoácidos de soja/trigo/milho hidroxipropiltrimônio
- Aminoácidos amp-isostearoil de trigo
- Aminoácidos de trigo
- Aminoácidos undecilenoil de trigo
- Arroz, extrato de
- Aspergillys/saccharomyces
- Aveia, extrato de
- Aveia, farelo de
- Aveia, farinha de
- Aveia, fibra de
- Avena sativa
- Avena sativa (aveia), amido de
- *Avena sativa* (aveia), estearina de palma de
- *Avena sativa* (aveia), extrato de farelo de
- *Avena sativa* (aveia), extrato de farinha de
- *Avena sativa* (aveia), extrato de proteína de
- *Avena sativa* (aveia), farelo de
- *Avena sativa* (aveia), óleo de semente de
- *Avena sativa* (aveia), peptídeo de
- Avenantramidas
- Beta-glucano de aveia
- Betaína de germamido propil de trigo

- Cera de resíduos de grão
- Ceramidas de trigo
- Cevada, lipídeos de
- Cevada (Hordeum distichim), extrato de
- Cevada (Hordeum vulgare), pó de
- Ciclodextrina
- Cloreto epoxipropildimônio germamido propil de trigo
- Cloreto de germamido propalcônio
- Complexo amino-peptídeo
- Copolímero de acetato PEG-20/proteína de trigo hidrolizada
- Copolímero fostato de dimentichone PEG-7
- Crospolímero dimetilsilanodiol PG-propil proteína de trigo hidrolizada trimetilsilil
- Crospolímero PVP/proteína de trigo hidrolizada
- Dextrina
- Dimetilamina de germamido propil de trigo
- Esfingolipídeos de trigo
- Ésteres aminopropanedióis de óleo de palma/óleo de germe de trigo
- Ésteres butilocatóis PEG-40 de óleo de germe de trigo
- Ésteres PEG-8 de óleo de germe de trigo
- Etanol
- Etossulfato etildimônio germamido propil de trigo
- Extrato de farelo de aveia
- Extrato de farelo de trigo
- Extrato de farinha de aveia
- Extrato de fitoplacenta de centeio hidrolisado
- Extrato de germe de trigo
- Extrato de glúten de trigo
- Extrato de grão de arroz
- Extrato de grão de aveia
- Extrato de grão fermentado
- Extrato de grão secale
- Extrato de levedura
- Extrato de malte
- Extrato de malte hidrolizado
- Extrato de palha de aveia
- Extrato de *phytosphingosine Hordeum vulgare*
- Extrato de proteína de aveia
- Farinha de aveia coloidal
- Farinha de aveia hidrolizada
- Farinha de grão de aveia
- Farinha de palha de aveia
- Filtrado fermentado de semente de cevada
- Filtrado de fermento de farinha de centeio/lactobacilos
- Germamida DEA de trigo
- Germe de trigo em pó
- Glicérideos de germe de trigo

- Glicosídeo cestoestearílico de farelo de trigo
- Glúten de trigo hidrolisado
- Goma zantana
- Hidrolisado de proteína
- Hidrolisado de proteína de trigo
- Hidrolisado de trigo
- Hidroxipropil germanidopropilamina de trigo
- Hidroxipropil de polisiloxano da proteína de trigo hidrolisada
- Hidroxipropil de esteardimônio
- *Hordeum distichon* (cevada), extrato de
- *Hordeum vulgare* (cevada), extrato de
- Lactato de germamido dimetilamina propil de trigo
- Lipídeos de farelo de trigo
- Lipídeos de farinha de trigo
- MEA Sulfossuccinato dissódico ricinoleamido
- Óleo de germe de trigo hidrogenado
- Óleo de germe de trigo
- Óleo de germe de trigo ésteres PEG-8
- Óleo de grão de aveia
- Palmitato de dextrina
- PG-Propil metilsilanediol/ proteína de trigo hidrolisada
- Pg-propil silanetriol/ proteína de trigo hidrolisada
- Peptídeos de aveia
- Peptídeos de trigo
- Prolamina
- Proteína de aveia hidrolisada cocoil potássio
- Proteína de aveia hidrolisada palmitoil potássio
- Proteína de cevada hidrolizada
- Proteína de germe de trigo
- Proteína de grão de aveia
- Proteína de trigo
- Proteína de trigo hidrolisada
- Proteína de trigo hidrolisada amp-isostearoil
- Proteína de trigo hidrolisada cocodimonium hidroxipropil
- Proteína de trigo hidrolisada cocoil
- Proteína de trigo hidrolisada cocoil sódio
- Proteína de trigo hidrolizada cocoil potássio
- Proteína de trigo hidrolisada hidroxipropil Laurdimonium
- Proteína de trigo hidrolizada hidroxipropiltrimônio

- Proteína de trigo hidrolisada hidroxipropil de steardimônio
- Proteína de trigo hidrolisada olivoil potássio
- Proteína de trigo hidrolisada palmitoil
- Proteína de trigo hidrolisada palmitoil potássio
- Proteína de trigo hidrolisada palmitoil de sódio
- Proteína de trigo hidrolisada propiltrimônio
- Proteína de trigo hidrolisada quaternium-79
- Proteína de trigo hidrolisada TEA-undecilenoil/sódio
- Proteína de trigo hidrolisada undecilenoil potássio
- Proteína de trigo PG-hidrolisada
- Secale cereale
- Secale cereale (arroz), extrato
- Secale cereale (arroz), extrato de grão
- Secale cereale (arroz), farinha de grão
- Sulfonato de sódio C8-16 isso alquil succinil de proteína de trigo
- Silicato de siloxy/proteína de trigo hidrolizada hidroxipropiltrimônio
- Tocoferol
- Tocoferol, acetato de
- Tocoferol/polipeptídeos do trigo
- Trigo, farelo de
- Trigo, glúten de
- *Triticum aestivum*
- *Triticum aestivum* (trigo), farelo de
- *Triticum aestivum* (trigo), extrato de farelo de
- *Triticum aestivum* (trigo), extrato de folha
- *Triticum aestivum* (trigo), extrato de gérmen
- *Triticum aestivum* (trigo), extrato de grão
- *Triticum aestivum* (trigo), lipídios de farinha
- *Triticum aestivum* (trigo), lipídios de farelo
- *Triticum aestivum* (trigo), óleo de gérmen
- *Triticum aestivum* (trigo), peptídeo de
- *Triticum vulgare*
- *Triticum vulgare* (trigo), amido de
- *Triticum vulgare* (trigo), extrato de broto de
- *Triticum vulgare* (trigo), extrato de farelo de
- *Triticum vulgare* (trigo), extrato de gérmen de
- *Triticum vulgare* (trigo) extrato de glúten de

- *Triticum vulgare* (trigo), extrato de grão de
- *Triticum vulgare* (trigo), farelo de
- *Triticum vulgare* (trigo), farinha de grão de
- *Triticum vulgare* (trigo), glúten de
- *Triticum vulgare* (trigo), lipídos de farelo
- *Triticum vulgare* (trigo), lipídios de farinha
- *Triticum vulgare* (trigo), óleo de gérmen de
- *Triticum vulgare* (trigo), óleo de gérmen não saponificável
- *Triticum vulgare* (trigo), pó de gérmen de
- *Triticum vulgare* (trigo) proteína de
- *Triticum vulgare* (trigo) proteína de gérmen de
- Vitamina E

## produtos domésticos

Os produtos domésticos podem desencadear permeabilidade intestinal e causar inflamação devido a uma reação direta inflamatória, ou indiretamente por causa de um dos ingredientes ocultos (como o glúten).

Os sintomas podem ou não ser óbvios. Para algumas pessoas eles são. Se elas são expostas a um determinado produto, ou substância química, têm uma reação. Mas para a maioria não é tão claro. Os sintomas podem ser baixos níveis de energia ou dores nas juntas que vêm e vão.

Uma dificuldade em isolar um produto que pode causar sintomas é que, para a maioria deles, não existe supervisão governamental. Por exemplo, a Environmental Protection Agency – EPA (Agência de Proteção Ambiental) fiscaliza a rotulagem dos sabões de lavar roupa, mas não adere às exigências de classificação estipuladas pelo FDA. A preocupação do EPA é se um sabão de lavar roupa respeita o meio ambiente e não se contém glúten como aglutinante. Sendo assim, não exige que os rótulos dos produtos domésticos listem todos os ingredientes.

Para aqueles de nós que precisam evitar o glúten ou têm outras sensibilidades químicas, fica por conta do cuidado do comprador. Procure nos rótulos do produto a mesma lista de ingredientes anterior. Se não estiverem incluídos, ou se não houver rótulo e você achar que está tendo reação a algum produto doméstico, pare de usá-lo imediatamente e veja se os sintomas passam.

Alguns fabricantes produzem produtos de limpeza atóxicos, usando ingredientes naturais que não soltam vapores prejudiciais nem contêm glúten. Suas fórmulas baseiam-se nos mesmos ingredientes usados e comprovados por gerações, e descobri que é bem fácil fazer o nosso. As fórmulas são fáceis de misturar e os ingredientes não são caros. A única desvantagem é que, em geral, eles exigem um pouco mais de esforço.

As fórmulas a seguir são algumas das minhas preferidas:

**LIMPA TUDO**
**MISTURE TUDO EM UM FRASCO COM SPRAY:**
1 xícara de água
1/4 de colher de chá de lava-louça líquido,
    sem glúten, orgânico
1 colher de sopa de bicarbonato de sódio
1/2 colher de chá de bórax

**PÓ PARA ESFREGAR MULTIÚSO**
**MISTURE EM UMA LATA COM TAMPA PERFURADA:**
1 xícara de bicarbonato de sódio
10 gotas de óleo essencial de alecrim

**DESINFETANTE MULTIÚSO**
**MISTURE TUDO EM UM FRASCO COM SPRAY:**
1 xícara de água
2 colheres de sopa de sabão de Castela
1 colher de chá de óleo de tea tree
8 gotas de óleo essencial de eucalipto

**LIMPA-VIDRO**
**MISTURE TUDO EM UM FRASCO COM SPRAY:**
1 xícara de água
1 xícara de vinagre
10 gotas de óleo essencial de limão

**POLIDOR DE PORCELANA**
**MISTURE TUDO EM UMA PEQUENA VASILHA:**
2 colheres de sopa de cremor de tártaro
1/2 xícara de peróxido hidrogenado

**LIMPADOR DE PISO DE MADEIRA – MISTURE EM UM BALDE GRANDE:**
3 colheres de sopa de sabão de Castela
1/2 xícara de vinagre
1/2 xícara de chá preto
2 galões de água

**LIMPA-MÓVEIS DE MADEIRA – MISTURE EM UM FRASCO DE ESGUICHAR:**
2 xícaras de água
2 colheres de sopa de vinagre
1 colher de sopa de óleo de limão

## o próximo passo

Na Fase 2, exploraremos alguns dos alimentos agressivos mais comuns além do glúten, dos laticínios e do açúcar, que possam ser facilmente eliminados. Quando você andou reagindo ao glúten durante anos, ou possivelmente até décadas, isso pode ter danificado o intestino consideravelmente, desencadeando reações a outros alimentos. Mesmo que você esteja se sentindo incrível depois da Fase 1, recomendo que tente a Fase 2. Quanto mais você souber sobre o seu corpo e o que ele anda tentando lhe dizer, melhor você ficará.

## itens domésticos que possam conter glúten

| PRODUTO | MOTIVO A SER EVITADO | SOLUÇÃO |
|---|---|---|
| Briquetes de carvão | Podem conter glúten como agente aglutinador. | Substitua por carvão vegetal natural. |
| Cola | Algumas colas domésticas podem conter amido de trigo. | Use luvas de algodão quando mexer com cola. |
| Cola para artesanato (pastas) | Pode ser usada pasta de farinha para papier-mâché, decoupage, encadernação de livro, colagem. Pasta de farinha também pode ser usada para colar cartazes ou flyers. | Use luvas de algodão quando mexer com cola. |
| Cola para compensado | Pode ser feita de farinha de trigo. | Use luvas de algodão quando mexer com a cola. |
| Cola para papel de parede (pasta) | Pode conter amido de trigo. Na Polônia, usa-se farinha de trigo e água como cola para papel de parede. | Remova o papel de parede da sua casa. |
| Desinfetante | Pode conter álcool de um grão que contenha glúten. | Veja receita à página 292. |
| Detergente para lavar roupa/em pó/líquido/amaciantes/ tira-manchas | Podem conter proteínas de grãos com glúten. | Procure opções orgânicas, sem glúten. |
| Drywall/placa de gesso | Amido de grão que contenha glúten pode ser usado na produção de drywall. | Se você se sente melhor quando fica longe de casa alguns dias, pode ser que sua casa seja a toxina. |
| Envelopes | A cola do envelope normalmente deriva de amido de milho ou goma arábica, mas também pode ser feita de outros amidos, inclusive dextrina. | Use uma esponja molhada para colar envelopes, em vez de lambê-los. |

| PRODUTO | MOTIVO A SER EVITADO | SOLUÇÃO |
|---|---|---|
| Granulado ou areia para animais domésticos | Pode conter trigo. | Procure uma marca orgânica, sem glúten. |
| Lava-louça/líquido para lavar | Pode conter proteínas de grãos com glúten. | Procure opções sem glúten, orgânicas. |
| Massinha infantil | Contém trigo | Escolha argilas orgânicas ou siga esta receita da Celiac Disease Foundation:<br>1/2 xícara de farinha de arroz<br>1/2 xícara de amido de milho<br>1/2 xícara de sal<br>2 colheres de chá de cremor de tártaro<br>1 xícara de água<br>1 colher de chá de óleo de cozinha<br>Colorante de alimento sem glúten, se quiser.<br>Misture os ingredientes numa panela média. Cozinhe e mexa em fogo baixo por 3 minutos ou até que se forme uma bola. Deixe esfriar completamente, antes de guardar em uma sacola plástica reciclável. |
| Produtos domésticos de limpeza | Podem conter proteínas ou amidos de grãos com glúten | Veja receitas às páginas 292-293. |
| Ração para animais domésticos | Pode conter grãos com glúten. | Procure uma marca orgânica, sem glúten. |
| Sabonete | Pode conter ingredientes derivados de grãos com glúten | Procure opções orgânicas sem glúten. |

# 09
# transição fase 2:
## semanas 4–6

Se você estiver vendo progresso na sua saúde durante a Transição Fase 1, pode não querer fazer maiores mudanças na sua dieta. É bem provável que, simplesmente pela retirada do açúcar, dos laticínios e do glúten, você esteja diminuindo a sua inflamação a tal ponto e reduzindo a necessidade de ser protegido pelo seu sistema imunológico desses alimentos invasivos, que já esteja se sentindo melhor do que vinha se sentindo há muito tempo. Se for este o caso, você está no caminho certo. Continue assim, surfe por essa onda o tanto quanto puder. Não existe motivo para complicar ainda mais a transição.

Contudo, se seguiu a Fase 1 durante três semanas, mas não percebeu diferença em sua saúde, é provável que existam outros responsáveis. É por isso que coloquei um limite de três semanas no plano alimentar da Fase 1. Se você não perceber em um prazo de três semanas que está no caminho certo, deve haver outros tipos de gatilhos ambientais fomentando uma reação imunológica.

Na Fase 2, quero que você continue evitando glúten, laticínios e açúcar. Mesmo que eles não sejam os únicos responsáveis pelos seus sintomas, são alimentos imensamente inflamatórios. Quero que você os evite até que possamos identificar corretamente seus gatilhos. Enquanto você estiver sem glúten, sem laticínios e sem açúcar, poderemos determinar se existem outros elementos agressivos afetando sua saúde, através de um exame abrangente de sensibilidade alimentar, ou eliminando da sua dieta os irritantes secundários mais comuns.

Neste capítulo, você saberá o quanto alimentos específicos, além das três principais escolhas inflamatórias, são particularmente incômodos em pessoas dentro do espectro autoimune. Mais cedo, no capítulo 2, aprendemos que a permeabilidade intestinal é um dos três fatores que devem estar presentes para que aconteça a autoimunidade. Quando fragmentos mal digeridos de certos alimentos vazam para fora do intestino e passam para a corrente sanguínea, o sistema imunológico, num esforço para protegê-lo, ataca esses fragmentos e começa a reação em cascata. O resultado disso é que você pode desenvolver uma alergia ou sensibilidade a vários alimentos que a maioria das pessoas tolera com facilidade, ou que você conseguia tolerar antes disso.

Segundo Natasha Campbell-McBride, doutora em medicina, essas sensibilidades alimentares podem se manifestar como qualquer sintoma, de uma erupção cutânea a cistite crônica, de uma dor de cabeça a um lapso de memória ou queda de açúcar no sangue, de uma energia preguiçosa a um ataque de asma. A reação pode ser imediata ou retardada; pode acontecer imediatamente, duas horas depois ou até dois dias depois. Na minha prática clínica, descobri que os "sintomas inexplicáveis" que sentimos ocasionalmente são frequentemente associados a uma exposição anterior a um agente irritante. É por isso que, às vezes, é quase impossível relacionar o que você sente com o que você comeu. Em um determinado dia, você pode não ter a menor ideia de contra exatamente o que está reagindo. Na verdade, você pode estar reagindo a vários agentes irritantes sobrepostos: pode ser o glúten, tomates, até estresse emocional, todos empurrando a cascata inflamatória. Removendo o glúten e os tomates, você terá mais amplitude para cuidar melhor do estresse emocional.

Na Fase 2, vamos eliminar todos os alimentos mais prováveis de desencadear inflamação, até você perceber uma reação positiva, o que significa que está se sentindo melhor. Ao mesmo tempo, você estará restaurando o revestimento intestinal com uma nutrição "cure e sele", de modo que esses mesmos alimentos tenham chance de ser digeridos adequadamente. Depois, uma vez que o intestino esteja completamente restaurado, é possível que você consiga reintroduzir alguns dos alimentos sem dificuldade.

## transição fase 2: alimentos a evitar

Se você precisar explorar outros alimentos responsáveis, as próximas três semanas poderão parecer mais desafiadoras. Mas nesse período você finalmente conseguirá determinar se o que está comendo faz com que fique doente, gordo ou cansado. Faz sentido começar evitando os alimentos alérgenos mais comuns. Oito milhões de americanos, ou 2,5% da população, têm alergias a alimentos – uma reação IgE que pode produzir anafilaxia com risco de morte, mas também pode causar qualquer sintoma relacionado à autoimunidade.

Os alimentos mais frequentes na causa de alergias estão na lista abaixo. Você já está evitando leite bovino e trigo na Fase 1. Nas próximas três semanas, evite:

- Amendoins
- Castanhas (como nozes, pecãs, castanhas-de-caju)
- Leite bovino
- Ovos
- Soja
- Trigo

Muitos outros milhões de pessoas têm sensibilidades alimentares (reações IGg, IgA, IgM) a esses mesmos alimentos e inúmeros outros. Clinicamente, descobri que existem camadas de sensibilidades alimentares (alimentos com grande probabilidade de serem problemas):

- Camada 1: Glúten, laticínios, açúcar
- Camada 2: Soja, outros grãos e vegetais *nightshade* (tais como berinjela, pimentas, batatas, tomates)

### SOJA

Existem dois motivos principais para que a soja seja um irritante comum. O primeiro é o fato de a soja ser quase sempre geneticamente modificada, a não ser quando rotulada como orgânica. Segundo o USDA, 93% da soja cultivada nos Estados Unidos sofreram modificação genética. O segundo motivo é que a soja é um dos oito principais alérgenos passíveis de causar sensibilidade alimentar em muitas pessoas.

Na Transição Fase 1, era aceitável ingerir soja orgânica, mas na Fase 2 você evitará todos os produtos à base de soja. A soja é um ingrediente em alimentos processados sob diversos nomes, incluindo óleos hidrogenados, lecitina e emulsificantes. É encontrada com frequência como ingrediente em cereais, molhos de saladas, alternativas de carne e produtos que vão ao forno, mesmo os que não contêm glúten.

Procure o que se segue ao ler os rótulos.

- Edamame
- Farinha de soja texturizada (FST)
- Isolado de proteína de soja
- Lecitina de soja
- Leite de soja
- Molho de soja
- Missô
- Mono e diglicérides
- Óleo de soja
- Proteína de soja em pó
- Proteína de soja texturizada (PST)
- Proteína de vegetal texturizado (PVT)
- Tamari
- Tempeh
- Tofu
- Vitamina E (a soja é um componente de baixo custo, do qual se pode extrair tocoferol, nome científico da vitamina E)

### GRÃOS

Na Fase 1, os únicos grãos que eliminamos foram os que continham glúten tóxico: trigo, centeio e cevada. Na Fase 2, você vai cortar todos os grãos. Uma parcela substancial de pessoas com doenças autoimune tem sensibilidade a diferentes componenentes dos grãos. Componentes como FODMAPs (sobre o qual você aprenderá mais tarde, neste capítulo) proteínas sem glúten, e lectinas em grãos e legumes são gatilhos comuns às reações imunológicas.

Além disso, alimentos processados de um único ingrediente, como grãos, com frequência contêm glúten tóxico por causa da contaminação. Eles podem ter sido produzidos com glúten, podem ter sido processados em uma fábrica que também processa trigo, ou podem ter sido preparados em uma empresa ou restaurante com adição de glúten. Em um estudo publicado em 2015 no periódico *Food Chemistry*, quase 24,7% dos alimentos naturalmente sem glúten, como soja e aveia, estavam contaminados com glúten.

Alguns médicos acreditam que todas as proteínas do glúten são tóxicas. Alguns estudos, incluindo um de 2005 na importante publicação científica *Gut*, mostraram que pacientes com sensibilidade ao glúten podem ter reação ao glúten do milho e do arroz. Mais recentemente, um estudo feito em 2012 indicava que algumas das estruturas proteicas no glúten do milho podem estimular exatamente o mesmo receptor genético que vemos em pacientes celíacos.

Estes grãos precisam ser evitados na Fase 2, porque podem conter diferentes famílias de glúten, ou podem estar contaminados com glúten tóxico:

- Amaranto
- Arroz
- Arroz selvagem
- Aveia
- Milho
- Painço
- Quinoa
- Sorgo
- Teff
- Trigo sarraceno
- Todos os grãos que possuem glúten

Cada tipo de grão apresenta seu próprio e singular conjunto de problemas, alguns dos quais discutirei à frente. É por isso que na Transição Fase 2 você evitará todos os grãos por três semanas, e depois reintroduzirá um por vez, desde que esteja claramente rotulado como não contendo glúten.

### MILHO

Segundo o USDA, 88% do milho cultivado nos Estados Unidos são geneticamente modificados. E 50% das pessoas com doença celíaca têm reação cruzada ao milho, por causa do seu mimetismo molecular; as proteínas do glúten no milho são bastante semelhantes às proteínas do glúten no trigo, e o sistema imunológico pode reagir a elas.

Outro problema com o milho é o fungo comum que cresce nele, cuja toxina se chama fumonisina, contra o qual o sistema imunológico o protegerá. Em geral, pessoas com risco de toxicidade pela fumonisina vivem nos países do Terceiro Mundo, porque têm a dieta composta basicamente de trigo. Mas se você seguir uma dieta sem glúten, pode estar compensando com a ingestão de uma porção de milho maior do que a média do consumidor americano, inadvertidamente se expondo à toxicidade do fungo. Pior do que isso, um estudo descobriu que os níveis tóxicos da fumonisina foram encontrados em 105 de 118 alimentos rotulados como sem glúten. O consumo desses alimentos pode manter seu sistema imunológico em alto estado de alerta.

O milho também pode ser encontrado em:

- Angu de milho
- Amido de milho
- Amido vegetal
- Caramelo
- Dextrina
- Dextrose
- Espiga de milho
- Farinha de milho
- Fermento
- Fubá
- Goma vegetal
- Goma xantana
- Malte de milho
- Maltodextrina
- Masa
- Milho congelado
- Polenta
- Proteína vegetal
- Semolina
- Sorbitol
- Tortillas de milho
- Xarope de milho rico em frutose

**ARROZ**

Nos restaurantes, os pratos de arroz são, às vezes, preparados com farinha, acredite ou não. Três dos sete últimos restaurantes japoneses em que estive serviam arroz preparado com farinha de trigo. Sempre peço aos garçons que perguntem ao *chef* como é preparado o arroz, e se ele acrescentou farinha para deixá-lo mais grudento.

Embora raramente o arroz que você prepara em casa esteja contaminado com glúten, ele contém um pouco de glúten e de lectinas, que estamos evitando na Fase 2.

## conteúdo de glúten de vários grãos

| Alimento | Total de proteínas | Gliadins [% do total de proteínas] | Glutenins [% do total de proteínas] |
|---|---|---|---|
| Trigo | 10-15 | 40-50 | 30-40 |
| Centeio | 9-14 | 30-50 | 30-50 |
| Aveia | 8-14 | 10-15 | ~5 |
| Milho | 7-13 | 50-55 | 30-45 |
| Arroz | 8-10 | 1-5 | 85-90 |
| Sorgo | 9-13 | >60 | |
| Painço | 7-16 | 57 | 30 |
| Trigo sarraceno | | | Alta |

Reimpresso com permissão da *Alternative Medicine Review*, vol. 10, nº 3, 2005: 174.

### QUINOA

A quinoa, na verdade, não é um grão, e sim uma erva que vem do Peru. É uma das oções mais saudáveis por ser naturalmente rica em proteínas. Agora que ela ficou tão popular entre os que se preocupam com alimentação, passou a ser cultivada também nos Estados Unidos. Os agricultores têm conseguido cultivá-la aqui porque criaram uma nova linhagem cruzada com outras plantas como o trigo. Em um estudo de 2012, publicado no *American Journal of Clinical Nutrition*, 4 entre 15 linhagens de quinoa continham níveis tóxicos de glúten, com ele aparecendo na própria planta, não por contaminação cruzada durante o processo de manipulação.

## vegetais nightshade

Vegetais *nightshade* são uma família de vegetais que inclui berinjelas, pimentas, batatas, tomates e várias plantas com floração, que usamos como ervas. O termo *nightshade* deve ter sido cunhado porque algumas delas preferem crescer em áreas sombreadas, e algumas florescem à noite. Todas elas contêm uma substância química chamada saponina, que pode aumentar a permeabilidade intestinal e a inflamação. Durante a Fase 2, você deveria evitar a lista abaixo e depois retomar cada item em sua dieta, um por vez, para ver se algum deles desencadeia a inflamação em você.

- Ashwagandha (uma erva)
- Batatas
- Berinjela
- Camapu
- Curry em pó
- Goji
- Golden berries
- Ketchup
- Molho apimentado
- Pimenta caiena
- Pimentas (doces e quentes)
- Pimenta vermelha em pó
- Pimenta vermelha chipotle em pó
- Tempero mexicano
- Tempero de taco
- Tomates
- Tomates, molho e pasta

## fodmaps

Os FODMAPs são uma família de carboidratos (açúcares) encontrados no trigo bem como em muitos outros alimentos. O acrônimo FODMAPs responde por oligo-di-monossacarídeos e polióis fermentáveis. Os FODMAPs são osmóticos (signficando que puxam água para dentro do trato intestinal), podem não ser bem digeridos ou absorvidos e serem fermentados por bactérias no trato intestinal, quando ingeridos em excesso ou se você tiver um microbioma desequilibrado. O excesso de fermentação pode causar distensão abdominal, gases, dor abdominal, diarreia e, às vezes, prisão de ventre. Se você for sensível a FODMAPs, é provável que tenha algumas ou muitas dessas queixas abdominais. Se for esse o caso, deveria considerar a retirada de FODMAPs durante a Transição Fase 2. É possível que isso seja mais difícil, mas pode fazer muita diferença na maneira como você se sente. Se não tiver queixas abdominais, aproveite os alimentos FODMAP sem glúten da lista abaixo.

**FRUTAS FODMAP**

- Abacate
- Ameixa
- Amora
- Boysenberries
- Caqui
- Cereja
- Damasco
- Figo
- Maçã
- Manga

- Melancia
- Nectarina
- Pera
- Pêssego
- Romã
- Toranja

**FRUTAS SECAS FODMAP**
- Ameixa seca
- Groselhas
- Oxicoco, seco
- Tâmaras
- Uvas passas

**NOZES E SEMENTES FODMAP**
- Amêndoas
- Amêndoas, farinha de
- Castanhas de caju
- Pistaches

**VEGETAIS FODMAP**
- Abóbora de pescoço (1/2 xícara ou mais)
- Aipo
- Alcachofra
- Alcachofra, fundo de
- Alho
- Alho-poró
- Aspargo
- Batata-doce e inhame
- Beterraba
- Cebolas e chalotas
- Cogumelos
- Couve-flor
- Ervilhas congeladas
- Ervilha torta
- Feijões
- Repolho crespo
- Tupinambo

## a importância de um título bem escolhido

Em 2013, um grupo de pesquisadores na Austrália tentou determinar se pessoas que se diziam sensíveis ao glúten teriam, na verdade, uma sensibilidade FODMAP que provocasse seus sintomas. Suas descobertas foram publicadas em um artigo no periódico *Gastroenterology*, intitulado "No Effects of Gluten in Patients with Self-Reported non-Celiac Gluten Sensitivity after Dietary Reduction of Fermentable, Poorly Absorbed, Short-Chain Carbohydrates" (Sem Efeitos de Glúten em Pacientes que se Diziam com Sensibilidade não Celíaca ao Glúten, após Dieta com Redução de Carboidratos Fermentáveis de Cadeia Curta, de Má Absorção). O que o estudo dizia era que existem outros componentes do trigo, além do glúten,

## alimentos que influenciam a sua saúde

Assim como os FODMAPs estão associados a queixas abdominais, eles também podem causar sensibilidades alimentares e sintomas específicos. Eis uma pequena lista:

- Se você tiver dor nas juntas, é provável que tenha anticorpos contra vegetais nightshade, e eles precisem ser eliminados da sua dieta.
- Se sofrer de enxaquecas, deveria considerar uma sensibilidade à lectina e dispensar os legumes.
- Se tiver problemas de pele, elimine os melões.
- Se tiver problemas de acne, elimine as gorduras trans.
- Se tiver qualquer sintoma de disfunção cerebral (desde névoa cerebral até autismo), evite glutamatos (como MSG), reconhecidos responsáveis por disfunções neurológicas.

que causam problemas para as pessoas. Para algumas, os responsáveis são os FODMAPs presentes no trigo e em outros alimentos.

Para focar sua pesquisa, e como estavam procurando outras causas e problemas possíveis, os cientistas excluíram pessoas com celíaca e sensibilidade não celíaca ao glúten, identificadas por elevados anticorpos contra o glúten. Mesmo com esse tipo de filtragem, 8% das pessoas no estudo ainda tinham uma reação às proteínas do glúten. O título do estudo "Sem Efeitos de Glúten..." foi apenas uma má escolha de palavras. O título deveria ser: "Efeitos Menores do Glúten..." Ainda assim, esse estudo é importante porque foi um dos primeiros a dizer que existem outros componentes no trigo, além das proteínas do glúten, que causam sintomas relacionados ao alimento: os FODMAPS podem ser o problema.

Como o título do artigo induzia ao erro, um blogueiro da Grã-Bretanha olhou-o e começou a espalhar que a sensibilidade ao glúten devia ser uma moda passageira, porque a ciência dizia que "não havia efeitos do glúten". Outros blogueiros aproveitaram a deixa, escrevendo posts em blogs e artigos em revistas. Infelizmente, os blogueiros não leram o estudo, mas reagiram ao título, criando uma reação contrária às dietas sem glúten, o que retardou a percepção do público sobre a verdadeira pesquisa científica. Seus textos, onde tentaram provar que as dietas sem glúten são uma moda, sem quaisquer benefícios à saúde, simplesmente não eram verdadeiros; eram jornalismo sensacionalista, transcrições sem que a lição de casa fosse feita, escritos para chamar atenção.

Ao longo deste livro, apresentei dezenas das últimas descobertas. Leia qualquer uma delas e ficará claro que, para algumas pessoas, a sensibilidade ao glúten sem doença celíaca é um problema verdadeiro e perigoso.

## outros suspeitos prováveis

Se depois de seis semanas (ao término das Fases 1 e 2), você ainda não se sente bem, tendo feito todo o possível com os alimentos, e por mais que você tenha se concentrado nisso, não surtiu nenhum efeito, existe um gatilho escondido que necessitará de uma abordagem "médico-investigativa" completa. A essa altura, eu sugeriria que você procurasse um profissional formado em medicina funcional. Pode ser que você descubra que sua inflamação está relacionada com um microbioma tão desequilibrado que será necessário mais do que apenas uma mudança na alimentação. Você pode ter uma exposição a bolor tóxico, candidíase, infecção viral ou doença de Lyme. Meu site <theDr.com> traz informações sobre esses gatilhos comuns, não relacionados a alimentos.

Por exemplo, você pode estar vivendo em uma casa, ou trabalhando em um escritório, com um problema de bolor tóxico que está deixando-o doente. A sensibilidade a bolor pode ser um problema irrelevante, ou uma perturbação importante que paralisa sua vida.

Eis uma boa maneira de confirmar uma suspeita de problema por exposição a bolor: quando você volta para casa, ou local de trabalho, depois de ter ficado ausente por alguns dias, você sente a necessidade de abrir as janelas para arejar o cômodo? Se a resposta for sim, é provável que seja por haver bolor, com concentrações grandes o bastante para que você reconheça o cheiro; enquanto que antes, quando estava acostumado com ele, poderia não ter reparado nisso. Assim como no caso dos alimentos, a exposição ao bolor pode ser constante e insidiosa.

A sensibilidade ao bolor pode ser determinada por um exame de sangue ou uma análise de urina, com alta concentração de metabolitos de bolor. Também descobri que pessoas com alergias ou sensibilidade ao bolor geralmente têm um brilho pastoso na pele.

## guia do protocolo de transição: fase 2

| | permitido | proibido |
|---|---|---|
| Frutas/Vegetais | Todas as frutas e todos os vegetais frescos<br>Vegetais fermentados que não sejam FODMAPS | Frutas ou vegetais enlatados<br>Vegetais *nightshade*<br>Frutas e vegetais FODMAP, se você apresentar queixas abdominais |
| Grãos | Farinha de araruta<br>Farinha de coco | Todos os grãos:<br>Amaranto, Arroz, Arroz selvagem, Aveia, Centeio, Cevada, Milho, Painço, Quinoa, Sorgo, Teff, Trigo, Trigo sarraceno |
| Proteínas | Presunto, *bacon* ou linguiça de café da manhã, orgânicos ou sem glúten.<br>Carne e frango frescos<br>Legumes, a não ser que você seja sensível à lectina.<br>Peixes e crustáceos pobres em mercúrio | Todas as nozes e sementes, mesmo que rotuladas como sem glúten<br>Ovos<br>Charque<br>Produtos de carne temperada ou curada |
| Condimentos | Óleo de coco, de abacate, azeite de oliva.<br>Mel, Sal, Vinagre | Vinagres aromatizados e de malte<br>Óleos vegetais genéricos |
| Bebidas | Kombucha<br>Chá, café (não adoçados, sem leite).<br>Leite de coco não adoçado<br>Sucos de frutas não adoçados, que não sejam FODMAPS<br>Água | Todos os refrigerantes, incluindo os diets<br>Leites bovino, caprino ou de soja<br>Substitutos do leite adoçados<br>Sucos de frutas adoçados<br>Energéticos<br>Leites de cânhamo, amêndoa ou de arroz não adoçados<br>Sucos de frutas não adoçados que seja FODMAPS, caso você tenha queixas abdominais. |

# a história de samantha: parte 6

Em 2012, a saúde de Samantha estava começando a melhorar. Ela completou as Fases 1 e 2 do Protocolo de Transição e era muito cuidadosa com sua dieta. Um dia, ela veio ao meu consultório e revimos os alimentos que estava comendo. Ela me contou que continuava sem ingerir açúcar. "Todas as vezes em que como açúcar tenho infecção na urina ou candidíase. Não estou falando só do açúcar, doutor, estou falando também de frutas. Simplesmente sei que não posso comer frutas. Quero ter saúde, quero conseguir agir, ir trabalhar e contribuir para o planeta".

Samantha tinha feito a coisa certa. De que adiantava comer uma coisa que ela sabia que a deixava doente? Perguntei se ela reagia do mesmo jeito ao vinho. Ela me disse: "Também não tomo mais vinho. Todas as vezes, acabo me dando mal, tendo que tomar antibiótico".

Sugeri que ela continuasse com o tratamento e ela concordou.

Em 2013, ela voltou, abrindo um grande sorriso. "O senhor não vai acreditar", ela disse, "mas depois de um ano no programa posso voltar a comer frutas. Ainda não como açúcar, mas isto não é problema porque nunca gostei muito. De vez em quando, a gente comia *cupcakes* sem glúten nem laticínios no trabalho, mas eu sempre me dava mal dois ou três dias depois, o que é normal para a minha reação imunológica. Mas agora que limpei o intestino, voltei a tentar algumas frutas, e a maioria delas não dá problema. Fui devagar e voltei a comer berries e por enquanto estou nisso".

A experiência de Samantha não é incomum. Depois de ela restaurar sua saúde intestinal e diminuir a inflamação geral, conseguiu retomar sem problemas alguns dos alimentos dos quais costumava gostar.

## lista de compras para refeições da transição (fases 1 e 2)

- Abacate
- Abacate, óleo de
- Abacaxi
- Abóbora do campo
- Abóbora espaguete
- Abóbora menina
- Abóbora moranga
- Abóbora de pescoço
- Abóbora, sementes de
- Açafrão
- Acelga (swiss chard)
- Aipo
- Alecrim
- Alface
- Alho
- Alho em pó
- Alho-poró
- Amarena, suco de
- Amêndoa, farinha de (sem pele)
- Amêndoa, manteiga de
- Amêndoas
- Araruta, pó de
- Arroz branco Basmati
- Arroz branco ou integral
- Azeite de oliva extravirgem
- Banana
- Batata
- Batata, amido de
- Batata-doce
- Baunilha, extrato de (puro)
- Baunilha natural em pó
- Beterraba
- Bicarbonato de sódio
- Brócolis
- Brotos de ervilha
- Cacau bruto em pó
- Caldo de carne bovina (orgânico)
- Canela
- Carne bovina de animal não confinado
- Carne para cozido (orgânica)
- Castanhas-de-caju (cruas)
- Cebola
- Cebolinha
- Cenoura
- Chalota
- Champignons
- Chocolate meio amargo (orgânico)
- Chucrute
- Coco
- Coco, água de
- Coco, aminos de
- Coco, farinha de
- Coco, leite de
- Coco, óleo de
- Coco, vinagre de
- Coco ralado (não adoçado)
- Coentro
- Cogumelos
- Couve
- Couve-china

- Couve-de-bruxelas
- Couve-flor
- Couve-nabo
- Curry em pó
- Damasco (seco)
- Dentes-de-leão, folhas
- Dill
- Erva-doce
- Erva-doce, sementes de
- Ervilha torta
- Espaguete de arroz integral
- Espinafre
- Farinha de arroz integral
- Feijão branco
- Fermento (sem glúten)
- Figo
- Framboesa
- Frango (inteiro, orgânico)
- Frango, caldo de
- Frango, coxa de (desossada, sem pele)
- Frango, fígado de
- Frango, peito de (desossado, sem pele)
- Gelatina em pó (sem sabor)
- Gengibre (fresco e ralado)
- Gergelim, óleo de, (tostado)
- Gergelim, sementes de
- Groselha
- Herbamare
- Homus (sem glúten)
- Kefir, cultura da Body Ecology
- Kimchi
- L-Glutamina em pó
- Laranja
- Levedura seca ativa
- Limão siciliano
- Limão tahiti
- Linguado
- Louro, folha de
- Maçã
- Maionese
- Manjericão
- Manjerona (seca)
- Manteiga de amendoim
- Mel natural
- Melaço
- Minifolhas (misto orgânico)
- Mirtilo
- Molho italiano
- Molho para macarrão (orgânico, sem glúten)
- Mostarda
- Orégano (seco)
- Ovos
- Oxicoco (congelado)
- Páprica
- Peixe, molho de (sem açúcar, sem glúten)
- Peixe, óleo de
- Peru, fatias de (orgânico)
- Pepino
- Picles (fermentados naturalmente)
- Pimenta olho-de-pássaro
- Pimenta em pó chipotle
- Pimenta do reino
- Pimenta do reino em grãos (inteiros)
- Pimentão vermelho
- Psyllium husks (inteiros)
- Quinoa

- Quinoa, flocos cereal quente
- Rabanete
- Repolho
- Repolho roxo
- Rúcula
- Sal marinho
- Salmão
- Sálvia
- Salsinha
- Semente de linhaça (moída)
- Tâmaras Medjool
- Tamari (sem trigo)
- Tapioca, farinha de
- Tiger nuts, farinha de
- Tomate, pasta de
- Tomate Roma
- Tomilho (seco)
- Tortilla de arroz integral (sem glúten)
- Tortilla de milho (orgânica, sem glúten)
- Vagem
- Vinagre de arroz integral
- Vinagre de champanhe
- Vinagre natural de cidra de maçã
- Vinho tinto
- Vinagre de umeboshi
- Xarope de bordo

# 10
# 7ª semana e além
## uma vida com mais saúde

Na altura da 7ª semana, é bem provável que você comece a parecer e se sentir diferente e saiba que está no caminho certo para uma saúde melhor. Espero que esteja se sentindo menos doente, menos gordo e menos cansado após essas seis semanas completas sem glúten, sem laticínios e sem açúcar, além da investigação dos outros alimentos mais comuns que provocam sensibilidade. Você pode notar que está menos inchado, que sua pele clareou um pouco e que sente mais energia. Todos esses sinais indicam que seu corpo está revertendo a cascata inflamatória e que seu sistema imunológico está voltando a uma reação mais normal e equilibrada.

Se isto for verdade, agora você pode passar para a parte de manutenção do programa. É então que você começa a expandir suas opções, reintroduzindo um alimento de cada vez – os que você estava evitando –, avaliando como seu corpo reage a cada um deles. Você começará reintroduzindo lentamente os alimentos retirados na Fase 2, listados no capítulo 9, enquanto permanece sem glúten, laticínios e açúcar.

### como reintroduzir alimentos em sua dieta

Continue comendo o máximo de alimentos permitidos que você aprendeu a gostar com esse esquema, enquanto começa a reintroduzir os alimentos que andava evitando. Comece com um de cada vez, talvez um dos vegetais *nightshade,* até ter reintroduzido todos os alimentos de que você goste. Por exemplo, acrescente um tomate em uma das refeições por um dia. No dia seguinte, coma tomate duas vezes, depois três vezes no terceiro dia. Como os *nightshades* são um grupo de alimentos que normalmente provocam reações, é bom descobrir logo se eles podem ser tolerados.

A reintrodução de alimentos exige paciência, então vá com calma. O processo levará algumas semanas, porque só é possível reintroduzir um alimento por vez. Isso se deve ao fato de poderem ocorrer reações alimentares a qualquer momento, desde imediatamente após comer até num prazo de 72 horas. Se, por exemplo, três dias depois de ter comido tomates você não notar nenhuma mudança na maneira como se sente, então é provável que os tomates não causem uma reação adversa. É claro que, se qualquer alimento provocar algum tipo de sintoma, isto é uma mensagem clara do seu corpo de que você tem uma sensibilidade àquele alimento específico. Pode ser que sua energia sofra com o alimento introduzido, ou sua capacidade de dormir, ou ainda sua atividade intestinal. Use uma tabela para se lembrar a quais alimentos você é sensível, assim pode continuar evitando-os no futuro.

Muitas pessoas sentem sintomas diferentes, ou ainda mais fortes, do que sentiam antes de experimentar o Protocolo de Transição. Se este for o seu caso, não se preocupe, é completamente normal. Quando a pessoa remove a inflamação de uma área do corpo, descobre sintomas que estavam ocorrendo simultaneamente, mas com menos intensidade, em outra área. Isto é sinal de que você está ficando mais forte e mais saudável. Seu corpo está reconhecendo as toxinas um pouco mais rápido e lhe enviando uma mensagem um pouco mais clara.

Conforme você reintroduz lentamente os alimentos eliminados nas últimas três semanas, conseguirá claramente perceber se algum deles realmente desencadeia uma reação física ou mental. De fato, é uma bênção desenvolver sintomas com a reintrodução de alimentos eliminados. Ninguém pode questionar a maneira como você se sente. Você pode escolher ignorar os sintomas, mas não foi esse o motivo de ter comprado este livro. Então você pode retomar o Teste de Sintomas Médicos do capítulo 4 para saber se fez progresso quanto ao espectro autoimune. As mudanças mais comuns que você pode sentir são aumentos ou diminuições em qualquer um dos seguintes itens:

- Digestão/ função intestinal
- Função cerebral, clareza de raciocínio
- Nível de energia
- Dor de cabeça/ pressão na cabeça
- Juntas/ músculos doloridos
- Funcionamento do rim/ bexiga/pele
- Peito e nariz congestionados

No quarto dia, passe para outro vegetal *nightshade* (talvez batata inglesa), e tente esse alimento por três dias, usando o mesmo esquema. Nenhuma reação? Vá para outro alimento no 7º dia, e assim por diante. Depois que eles estiverem completamente reintroduzidos, vá para os grãos orgânicos, sem glúten, e repita o processo, continuando com todos os alimentos eliminados na Fase 2.

A seguir, tente reintroduzir um pouquinho de açúcar, mas só se você quiser. Não é obrigatório reintroduzir alimentos que foram eliminados. Sua gulodice deve ter diminuído a tal ponto que você consegue ficar longe do açúcar tóxico tanto quanto possível. Por causa da quantidade excessiva de açúcar a que fomos expostos ao longo da vida, muitos pesquisadores dizem que a diabetes ligada ao açúcar é o problema de saúde mais premente dos dias atuais. É também importante notar que mais de 46% das 386 milhões de pessoas ao redor do mundo que têm diabetes não foram diagnosticadas. Este número alarmante sugere que, às vezes, a maneira como nos "sentimos" com a diabetes não é suficientemente debilitante para procurar um médico. Muitos diabéticos não diagnosticados sentem-se bem. Por este motivo, sugiro que espere, pelo menos de seis meses a um ano, até reintroduzir o açúcar refinado. Isto dará ao seu curso metabólico regulador do açúcar no sangue uma chance de reconstruir uma tolerância maior a ocasionais exposições ao açúcar.

Quando você achar que consegue tolerar um pouquinho de açúcar, poderá reintroduzir bebidas alcoólicas. Aconselho meus pacientes a começar com aquelas que são inerentemente sem glúten como tequila, ou então cidra sem glúten, feita de maçãs ou outras frutas. Se na manhã seguinte você acordar grogue, ou com baixa energia, depois de ter bebido apenas um drinque sem glúten, pode ser um sinal de que seja cedo demais para introduzir algo, mesmo que seja uma carga modesta de açúcar. Se for este o caso, espere mais três semanas e tente de novo.

Sugiro que você reintroduza os laticínios no final. Como você aprendeu, os laticínios são um gatilho tão comum e tão potente que podem fazê-lo ter uma recaída no caso de você ter reação. Como as moléculas proteicas do leite bovino são oito vezes maiores do que as do leite humano, os laticínios podem provocar inúmeras reações diferentes, inclusive excessiva produção de muco. Crianças com recorrentes infecções de ouvido, ou adultos com sinusites crônicas, desenvolvem um cenário onde a cabeça torna-se um disco de petri humano cheio de muco. As bactérias desenvolvem-se dentro desse ambiente não imunizado, escuro, rico em nutrientes. Não existe fluxo sanguíneo pelo muco acumulado, portanto, os glóbulos brancos não podem entrar para eliminar as bactérias.

### ○ elefante na sala: ○ dilema da dieta de eliminação○

Tenho tido dificuldade na maior parte da minha carreira com o conceito da reintrodução de alimentos na dieta. O método padrão que todo mundo segue é reintroduzir um alimento por vez e então notar como você se sente. Isto é chamado de dieta da eliminação. Grosso modo, a lógica é perfeita. O problema é que, como você aprendeu, o desenvolvimento do espectro da autoimunidade vai acontecendo no seu corpo durante anos, sem que se percebam sintomas. Quando temos anticorpos em níveis elevados para o nosso cérebro, por exemplo, não podemos "sentir" a inflamação rugindo por dentro, até que um número grande de células tenham sido danificadas e passamos a ter sintomas. Se você tiver eliminado os alimentos ofensivos e adotado a nutrição como ajuda no

## tabela de reação retardada à introdução de alimentos

nome: _____

| dia | alimento | | Digestão/ funcionamento intestinal | Função cerebral, clareza de raciocínio | Nível de energia |
|---|---|---|---|---|---|
| | hora | alimento | | | |
| | | | | | |
| | | | | | |
| | | | | | |
| | | | | | |
| | | | | | |
| | | | | | |
| | | | | | |
| | | | | | |
| | | | | | |

| dia | Dor de cabeça/ pressão na cabeça | Dor nas juntas/ músculos | Funcionamento Rim/bexiga/ pele | Congestão nasal e peito |
|---|---|---|---|---|
| | | | | |
| | | | | |
| | | | | |
| | | | | |
| | | | | |
| | | | | |
| | | | | |
| | | | | |
| | | | | |
| | | | | |

restabelecimento do intestino e no equilíbrio do seu microbioma, seu corpo está ronronando como um carro esportivo bem ajustado. Mas quando você reintroduz na dieta alimentos suspeitos, se um determinado alimento for um problema e você tiver sorte, pode ter um sintoma perceptível no lugar onde fica o elo frágil da sua cadeia.

Embora isso funcione bem para algumas pessoas, nunca houve um estudo que investigasse quantas pessoas não têm sintomas com a reintrodução alimentar, embora o corpo reative uma reação imunológica e, mais uma vez, tenha anticorpos em níveis elevados. Se você reativar a cascata imunológica sem sintomas aparentes, reativa a destruição das células teciduais por anticorpos em níveis elevados, onde quer que se encontre o elo frágil da sua cadeia. Aí está o enigma da reintrodução alimentar: a não ser que você experimente esses alimentos, nunca saberá se eles lhe fazem mal. Mas se ingeri-los e eles causarem problemas, os sintomas podem não ser relevantes por um bom tempo.

A única estratégia que conheço para ajudar a protegê-lo a longo prazo é uma atitude em duas etapas: em primeiro lugar, siga esta dieta da eliminação, reintroduzindo um alimento por vez, como enfatizei. Em segundo lugar, seis meses depois de ter completado a reintrodução e estar se sentindo ótimo, refaça os hemogramas discutidos no Capítulo 5, que identificaram os problemas iniciais. Se eles mostrarem que os anticorpos para o elo frágil da sua cadeia estão reativados, você tem uma prova de que, apesar da maneira como se "sente", o dano tecidual recomeçou e você corre sério risco de acabar desenvolvendo a doença associada com essa específica destruição tecidual. Com a minha estratégia em duas etapas, você estará mais seguro quanto a não reativar involuntariamente a cascata de destruição tecidual.

Lembre-se, a tríade necessária para o desenvolvimento da doença autoimune é: genética, gatilhos ambientais e permeabilidade intestinal. Existem muitos gatilhos ambientais para testarmos durante a fase de reintrodução, não apenas o glúten. Qualquer alimento a que você tenha uma reação adversa causará permeabilidade intestinal e representa um problema, independentemente de você "sentir" ou não o problema.

## como comer em restaurantes

Como eu viajo com muita frequência para lecionar, vejo-me o tempo todo em restaurantes. Esta não é a situação ideal que eu escolheria; sei que estou muito mais a salvo fazendo refeições que preparo em casa. Comer fora é repleto de acasos. Geralmente, muitos profissionais que lidam com alimentos – desde o pessoal que serve ao gerente do restaurante, e até os chefs – podem não estar totalmente informados sobre a melhor maneira de atender pessoas com sensibilidade alimentar. Mas graças à disponibilidade das enzimas digestivas de apoio, discutidas no Capítulo 8, tenho uma sensação incrível de alívio e me sinto seguro fora da minha própria cozinha.

As pessoas que trabalham em restaurantes são, em geral, indivíduos preocupados com o desempenho, voltados para o intuito de passar uma experiência agradável para os clientes. Infelizmente, muitos deles não aprenderam o significado de uma exposição involuntária. Além disso, existe o fato de que as pessoas são normalmente simpáticas, não querem fazer uma cena e podem até pensar: *Não quero ser chato*. Mas aprendi que manter uma boa saúde supera a gentileza.

Sou grande defensor de que, sempre que você estiver em um restaurante, precisa deixar claro suas necessidades específicas e fazer o pessoal que serve atendê-las. Não tenha medo de ser dramático; você precisa chamar a atenção de alguém. Nos restaurantes, faço questão de olhar quem me serve nos olhos, e dizer o seguinte num tom amigável, mas objetivo: "Oi, espero que você possa me ajudar. Tenho sensibilidade ao glúten. Você pode me garantir que todos os alimentos que trouxer para a nossa mesa não terão glúten?"

Na maior parte das vezes, um bom garçom entende suas preocupações e presta atenção para que tudo que venha à sua mesa seja seguro. Também descobri que quando você compromete quem está servindo ("Você pode me garantir..."), isso lhe dá uma proteção um pouco maior, porque você criou um aliado que, se Deus quiser, será seu defensor na cozinha, protegendo sua comida ao longo da perigosa jornada da tábua de cortar até seu prato. Na fase da preparação do prato pode acontecer uma exposição ao glúten em qualquer lugar. Além de fontes ocultas de glúten, laticínios ou açúcar nas receitas, é grande a preocupação com a contaminação cruzada, já que panelas, frigideiras e utensílios de cozinha são usados repetidamente sem serem totalmente lavados. Assim, mesmo que não haja glúten em nenhum dos ingredientes, você pode ser exposto, se o cozinheiro usar a mesma tábua onde foi cortado pão, misturar seu macarrão sem glúten com o mesmo garfo usado para o macarrão normal, ou fritar suas batatas no mesmo óleo onde preparou camarão empanado. Lembre-se, basta 1/8 de uma unha do polegar de glúten para ativar sua protetora reação imunológica inflamatória. Um bom serviço de garçons lembrará o pessoal da cozinha para só usar as panelas e frigideiras mais limpas, quando preparar alimentos para alguém que tenha sensibilidade.

Se não me sentir seguro com meu garçom, peço para chamar o dono ou o gerente. Não se sinta como se estivesse fazendo o pessoal abrir uma exceção. Os restaurantes fazem esse tipo de adaptação o tempo todo, pois afinal é o trabalho deles: proporcionar uma experiência incrível para que você queira voltar. Ajude-os a ajudar você para que tenha uma grande experiência, fazendo com que saibam do que você precisa. Digo gentilmente ao dono: "Tenho sensibilidade ao glúten. Então, para evitar um atendimento de emergência no seu restaurante, será que o senhor poderia garantir que tudo o que eu pedir seja completamente sem glúten?"

Também escolho pratos no menu que sei que podem ser preparados com facilidade. Fico bem longe dos molhos e peço que as proteínas ou vegetais sejam salteados apenas com um pouco de alho e azeite. Costumo voltar aos restaurantes onde tive boas experiências, de modo que o pessoal que trabalha lá já me conheça e entenda minhas necessidades. Quando estou viajando, procuro cadeias de restaurantes que tenham fama de serem acessíveis. Minhas redes favoritas incluem McCormick & Schmick's e Oceanaire Seafood Room, embora, para ser sincero, uma contaminação acidental possa ocorrer em qualquer lugar. Uma vez, minha namorada e eu estávamos jantando com um amigo meu, um gastroenterologista proeminente na medicina funcional, em um restaurante de uma das minhas redes preferidas, e o pessoal serviu-nos uma entrada que continha glúten, ainda que tenhamos sido bem específicos quanto às nossas necessidades. Minha namorada é uma celíaca suscetível. Foi sério ver que mesmo tendo nós três enfatizado a necessidade de pratos sem glúten, enganos acontecem.

Dois anos depois deste episódio, eu estava com a minha irmã em um restaurante de uma rede de alto padrão e disse ao garçom, com muita clareza, que nós dois tínhamos sensibilidade ao glúten. O garçom respondeu com segurança: "Nenhum problema. Lidamos com isso. E quase todas as entradas do menu podem ser feitas sem glúten".

Ficamos empolgados ao ouvir isso. Minha irmã e eu pedimos uma posta de salmão grelhado fácil de preparar, com arroz e folhas para acompanhar. Antes que o garçom saísse com o nosso pedido, eu disse: "Por favor, não se esqueça de dizer ao chef que tudo precisa ser sem glúten". Olhei nos olhos dele enquanto falava. Seu olhar de volta revelou seu aborrecimento, como se dissesse: "Seu idiota, eu já disse que podemos fazer tudo sem glúten", mas ele respondeu: "Sim, senhor".

No entanto, quando a comida chegou, tudo nadava num molho inidentificável. Pedi imediatamente ao garçom que fosse averiguar o que era e, como era de se esperar, continha farinha como agente espessante. Dessa vez, o garçom ficou desconcertado, levou a comida de volta para a cozinha e fez um pedido totalmente novo. Chamei o gerente e disse que ia postar nossa experiência na minha página do Facebook – o quanto tínhamos sido claros com o garçom e o resultado tinha sido infeliz –, e que dezenas de milhares de pessoas leriam sobre o erro feito pelo "seu restaurante". A expressão de choque em seu rosto foi óbvia. Então eu disse: "E aqui está meu cartão com meu email pessoal. Quando você me mandar fotos e uma explicação do treinamento adicional que fez com a sua equipe para adaptar uma alimentação sem glúten, posto uma atualização com a chamada: "Eles Pisaram na Bola e agora Estão se Esforçando para Fazer a Coisa Certa".

Usei esse método várias vezes ao longo dos anos. Na maioria delas, o gerente entra em contato comigo com a informação sobre o treinamento do pessoal. No fim, com a insistência todos saem ganhando.

## juntando tudo para entender o panorama

Neste livro, você aprendeu como identificar o ponto em que está no espectro autoimune e, acima de tudo, descobriu como chegou lá. Você também aprendeu como parar de jogar gasolina no fogo da inflamação, evitando alimentos que o deixam doente. E aprendeu como curar e selar seu intestino, a fim de poder refazer o tecido danificado e parar de desencadear a cascata autoimune de uma vez por todas.

Pode ser que você tenha notado que em meio à discussão sobre experimentar os alimentos que andou evitando, claramente deixei o glúten de fora. Esta decisão foi deliberada porque o único elemento do qual temos certeza de que você não pode reintroduzir é o glúten. Segundo pesquisa que vi, o glúten é o único alimento para o qual nosso organismo produz as células B de memória. Isso significa que depois que a sensibilidade teve início e seu sistema imunológico fabrica anticorpos contra o glúten, você ficará sensível para o resto da vida, isso nunca vai passar, o General Glúten estará sempre vigilante. Várias tentativas clínicas agora em vigor procuram uma "cura" para a sensibilidade ao glúten, mas enquanto escrevo, nenhuma delas foi confirmada.

Em meu consultório, refazemos os exames dos pacientes de seis a doze meses depois de começarem uma dieta sem glúten. Ao contrário dos exames para outros anticorpos, o período de tempo é determinado pela idade do paciente, sua resposta ao Protocolo de Transição e seu estado geral de saúde. Quanto mais avançado ele estiver no desenvolvimento do espectro autoimune, mais tempo leva para que os anticorpos autoimunes e alimentares baixem para uma faixa normal. Procuramos verificar se o sistema imunológico acalmou-se, o que é confirmado pelo hemograma.

Se o exame confirmar que você não tem mais anticorpos em níveis elevados contra o glúten, a tendência natural é perguntar: "Tudo bem se eu agora voltar a comer glúten, doutor?" Infelizmente, a resposta é não. Em primeiro lugar, mesmo quando o exame de sangue adequado volta ao normal, isso apenas significa que não houve agressão nos últimos meses, e as forças armadas voltaram à sua função de sentinela em vez de estarem em alto estado de alerta. Quando a ameaça diminui, o nível de alerta também diminui (níveis de anticorpos reduzidos). São precisos de dois a seis meses para reduzir os níveis de anticorpos depois que a ameaça é completamente removida, então tenha paciência.

Os dois culpados mais comuns por manter o sistema imunológico ativado trapaceiam em exposições involuntárias. A história que contei sobre a freira no capítulo 7 diz tudo. Apenas 1/8 da unha de um polegar de glúten por semana mantinha essa mulher doente. Assim que o bispo ordenou que ela parasse com aquele pedacinho, ela voltou à plena vitalidade. Portanto, não importa onde você esteja no espectro autoimune, você não pode voltar a ingerir glúten, nem mesmo de vez em quando. Como tenho dito durante anos aos médicos e ao público em geral, um distúrbio relacionado ao glúten – significando doença celíaca ou sensibilidade não celíaca – exige uma dieta cem por cento sem glúten pelo resto da vida.

Se você ainda não acredita em mim, ouça com cuidado a ciência. Segundo um estudo de 2009 publicado no periódico *Alimentary Pharmacology and Therapeutics*, 65% dos pacientes celíacos ainda têm inflamação nos intestinos, provocando permeabilidade intestinal, mesmo quando seguem uma dieta sem glúten há anos. Você leu corretamente. Os poucos que saram completamente (apenas 8%) só conseguem isso porque seu tapete felpudo intestinal (os microvilos) e o tecido tiveram a chance de sarar. A permeabilidade intestinal permanece para a maioria das pessoas por dois motivos: ou há exposições involuntárias que continuam alimentando o fogo ou os intestinos estão severamente danificados, pois o fogo não para e os intestinos não conseguem sarar por si só.

Então, o que isso signfica? Bom, em termos de uma saúde a longo prazo, os estudos são desanimadores. Se você tiver doença celíaca ou sensibilidade ao glúten, sua probabilidade de morrer cedo, conhecida como *taxa de mortalidade padronizada* (SMR em inglês) é alta, comparada à população em geral, por causa do avanço da permeabilidade intestinal que desencadeia em avanço da inflamação. Eis a linguagem exata usada num estudo de referência de 2001: "A morte teve um resultado mais significativo por causa de um diagnóstico tardio, pelo padrão da apresentação e a adesão à dieta sem glúten... A não adesão à dieta sem glúten, definida como ingerir glúten uma vez por mês, aumentou em seis vezes o risco de morte". Simplificando, o SMR para alguém com celíaca é de dois para um, o que inclui todos, estejam ou não seguindo uma dieta sem glúten. Isso significa que, se tenho 63 anos e doença celíaca, enquanto meu irmão tem 62 sem doença celíaca, tenho o dobro de probabilidade de morrer aos 63 por alguma doença – cardíaca, câncer, mal de Alzheimer, diabetes, acidente vascular cerebral, mal de Parkinson – do que meu irmão, quando chegar aos 63. Se eu já tiver outra doença autoimune, a probabilidade aumenta. Acrescente asma, e a SMR sobe para três em um; doença renal, seis para um; tuberculose, cinco para um; Crohn e colite, 70,9 para um; tireoidite de Hashimoto, 64,5 para um. O motivo é simples: a não ser que você permita que as felpas do seu revestimento intestinal sarem completamente, você não está cuidando da inflamação. Sem isso, a cascata autoimune continua; e mesmo que você se esforce, irá permanecer no espectro autoimune. Em um estudo chocante de 2006, a mortalidade em indivíduos com sensibilidade ao glúten sem doença celíaca mostrou-se ainda pior. Eis o que dizem os autores: "Tanto a mortalidade em geral quanto a mortalidade por neoplasmas malignos eram maiores em pacientes sensíveis ao glúten em um teste celíaco".

Mas existem boas notícias. A pesquisa mostrou que para aqueles que prosseguem com uma dieta sem glúten (significando que se esforçam nisso), o SMR era de 0,5 para um; o risco de morrer cedo é a metade em geral em vez de o dobro em geral, porque eles estão realmente se cuidando.

Minha intenção com este livro é a de ajudar você a entender que a alimentação sem glúten não é um programa de três, nem mesmo de seis semanas. Quando você liga os pontos de uma sensibilidade ao glúten para uma permeabilidade intestinal, iniciando o espectro da doença autoimune, percebe que esta é uma orientação para a vida toda, e a vigilância é um preço pequeno a ser pago para que você tenha níveis melhores de saúde e vitalidade. Mais importante, lembre-se de que não importa como você se sinta. Na verdade, a maioria das doenças autoimunes é conhecida como assassino silencioso, porque você vai se sentir bem, mesmo enquanto essas doenças avançam. Osteoporose, anemia, deficiência em vitamina B: você se sente bem. No entanto, todas são problemas de má absorção, diretamente ligadas à inflamação intestinal, quando seu corpo não absorve nutrientes importantes como cálcio, vitamina B ou magnésio. Você não tem sintomas com a má absorção até que ela piora tanto que se torna óbvia. E você não sente quando tem anticorpos em níveis elevados para a tireoide, o cérebro ou o coração. Os anticorpos elevados destruindo seu tecido são os verdadeiros "assassinos silenciosos", reduzindo lentamente o funcionamento do seu tecido e do seu órgão até que ele diminua o bastante para que você comece a ter sintomas. Então vem o diagnóstico: psoríase, artrite reumatoide, mal de Alzheimer e por aí vai; condições que afetam seu corpo e seu cérebro onde quer que o elo frágil se localize.

É por isso que é importante entender o mundo da autoimunidade previsível. Se você puder identificar doenças antes dos sintomas mais precoces e aprender como parar de atiçar o fogo, pode modificar esses números do SMR e conquistar uma recuperação ideal. Isto é verdade não apenas para você, mas para toda sua família. A genética é parte da tríade no desenvolvimento da doença autoimune. Se você tiver uma sensibilidade ao glúten, é provável que sua família vá sofrer de um dos trezentos tipos diferentes de condições autoimunes – quer saibam isto agora ou não. A saúde deles, assim como a sua, está em suas mãos. Só você pode controlar seu destino.

Lembre-se, a série de tacadas certeiras é que faz ganhar o jogo. Em praticamente todas as palestras que fiz ao longo da última década, sejam para o público, sejam para os profissionais de saúde mais sofisticados, termino minha fala com a seguinte citação do meu mentor, dr. Jeffrey Bland, porque ela sintetiza muito bem a minha mensagem:

> Ao longo da sua vida, as influências mais profundas na sua saúde, vitalidade e no seu desempenho não são os médicos que você consultou ou os remédios, cirurgias e outras terapias a que se submeteu. As influências mais profundas são os efeitos cumulativos da decisão que você faz sobre sua dieta e seu estilo de vida na expressão dos seus genes.

Obrigado, e Deus o abençoe.

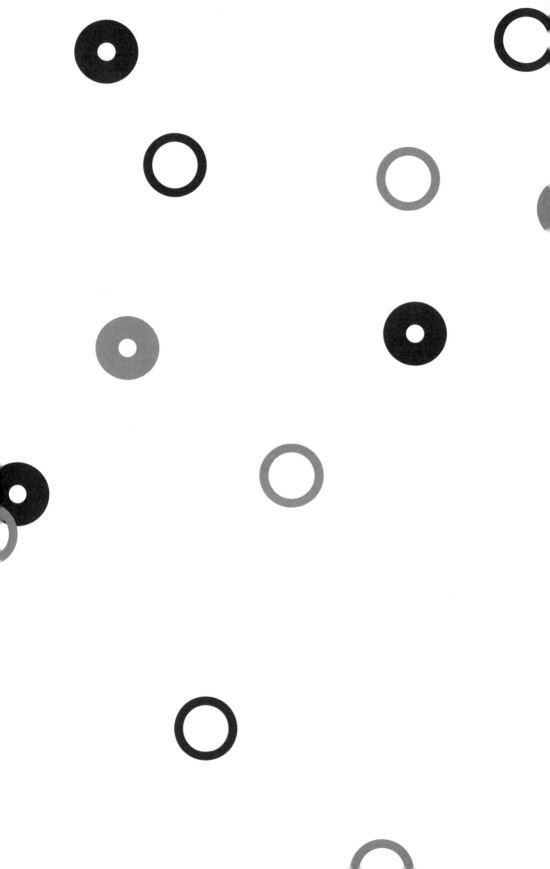